Bases da Eletrocardiografia Clínica

DA SOCIEDADE BRASILEIRA DAS LIGAS DE CARDIOLOGIA

Bases da Eletrocardiografia Clínica

DA SOCIEDADE BRASILEIRA DAS LIGAS DE CARDIOLOGIA

Carlos Gun

Miguel Antônio Moretti

José Héracles Rodrigues Ribeiro de Almeida

Lígia Diniz Pereira Andriolo

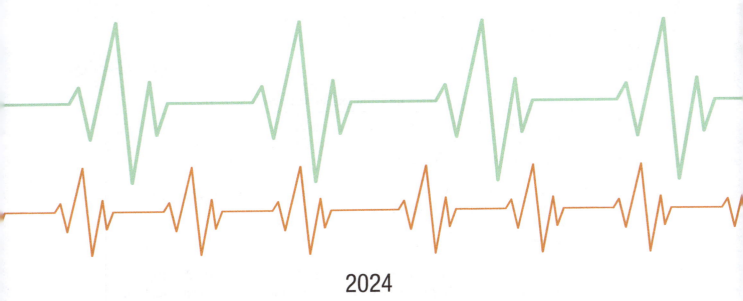

2024

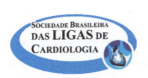

Bases da Eletrocardiografia Clínica da Sociedade Brasileira das Ligas de Cardiologia

Produção editorial, projeto gráfico, diagramação e capa: ASA Produção Gráca e Editorial

Finalização: MKX EDITORIAL

© 2024 Editora dos Editores
Todos os direitos reservados. Nenhuma parte deste livro poderá ser reproduzida, sejam quais forem os meios empregados, sem a permissão, por escrito, das editoras.
Aos infratores aplicam-se as sanções previstas nos artigos 102, 104, 106 e 107 da Lei no 9.610, de 19 de fevereiro de 998.

Editora dos Editores
São Paulo: Rua Marquês de Itu, 408 - sala 104 Centro.
(11) 2538-3117
Rio de Janeiro: Rua Visconde de Pirajá, 547 - sala 1121 Ipanema.
www.editoradoseditores.com.br

Impresso no Brasil
Printed in Brazil
1ª impressão – 2024

Este livro foi criteriosamente selecionado e aprovado por um Editor científico da área em que se inclui. A Editora dos Editores assume o compromisso de delegar a decisão da publicação de seus livros a professores e formadores de opinião com notório saber em suas respectivas áreas de atuação profissional e acadêmica, sem a interferência de seus controladores e gestores, cujo objetivo é lhe entregar o melhor conteúdo para sua formação e atualização profissional.

Desejamos-lhe uma boa leitura!

Dados Internacionais de Catalogação na Publicação (CIP)

Bases da eletrocardiografia clínica : da sociedade brasileira das ligas de cardiologia / Carlos Gun...[et al.]. -- 1. ed. -- São Paulo : Editora dos Editores : Sociedade Brasileira das Ligas de Cardiologia, 2024.

Outros autores: Miguel Antônio Moretti, José Héracles Rodrigues Ribeiro de Almeida, Lígia Diniz Pereira Andriolo.
Bibliografia.
ISBN 978-85-85162-93-1

1. Cardiologia 2. Eletrocardiografia 3. Eletrofisiologia I. Gun, Carlos. II. Moretti, Miguel Antônio. III. Almeida, José Héracles Rodrigues Ribeiro de. IV. Andriolo, Lígia Diniz Pereira.

23-171380

CDD-616.1207547076
NLM-WG-140

Índices para catálogo sistemático:
1. 1. Eletrocardiografia : Medicina 616.1207547076

Aline Graziele Benitez - Bibliotecária - CRB-1/3129

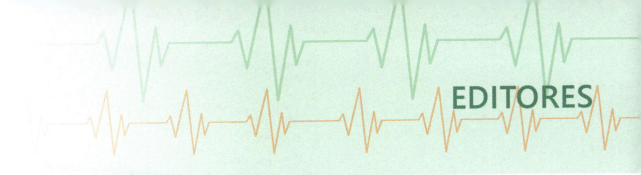

EDITORES

Carlos Gun
Doutor em Cardiologia pela Faculdade de Medicina da Universidade de São Paulo (FMUSP). Professor Titular de Cardiologia da Universidade de Santo Amaro (UNISA) Diretor da Divisão Científica do Instituto Dante Pazzanese de Cardiologia (IDPC).

Miguel Antônio Moretti
Professor Assistente de Cardiologia da Faculdade de Medicina do ABC (FMABC). Doutor em Cardiologia Instituto de Cardiologia do Hospital das Clínicas da Faculdade de Medicina da Universidade de São Paulo (InCor-HCFMUSP). *Fellow* ACC, AHA e ESC.

José Héracles Rodrigues Ribeiro de Almeida
Residente de Clínica Médica do Hospital Militar de Área de São Paulo (HMASP). Médico pela Universidade de Santo Amaro (UNISA) em 2022. Diretor Científico da Sociedade Brasileira das Ligas de Cardiologia (SBLC) na Gestão 2020-2021.

Lígia Diniz Pereira Andriolo
Médica pela Faculdade de Ciências Médicas da Santa Casa de São Paulo (FCMSCSP) em 2022. Presidente da Sociedade Brasileira das Ligas de Cardiologia (SBLC) na Gestão 2020-2021.

COLABORADORES

Alexia Pinto Martins

Acadêmica do 11º período de Medicina da Universidade Federal de Campina Grande (UFCG), campus Cajazeiras, Cajazeiras - PB.

Alexia Soares Vidigal

Acadêmica da Fundação Técnico-Educacional Souza Marques (FTESM), Rio de Janeiro - RJ.

Aloisio Marchi da Rocha

Professor Titular de Cardiologia da Pontifícia Universidade Católica de Campinas (PUC-Campinas). Doutor em Ciências pela Universidade de São Paulo (USP). Professor Orientador da Liga de Cardiologia da Pontifícia Universidade Católica de Campinas (PUC-Campinas).

Amália Fávero

Médica pela Pontifícia Universidade Católica de Campinas (PUC-Campinas) em 2020. Presidente da Sociedade Brasileira das Ligas de Cardiologia na Gestão 2019-2020.

Amanda Pereira Matos

Médica graduada pela Faculdade de Ciências Médicas da Santa Casa de São Paulo (FCMSCSP) em 2022. Secretária da Sociedade Brasileira das Ligas de Cardiologia (SBLC) na Gestão 2020-2021.

André Cintra Bachega

Médico pela Universidade Santo Amaro em 2022. Diretor Financeiro da Sociedade Brasileira das Ligas de Cardiologia (SBLC) na Gestão 2020-2021.

Argemiro Scatolini Neto

Coordenador do Serviço de Arritmias Cardíacas da Santa Casa de São Paulo (SCSP). Coordenador da Disciplina de Cardiologia da Faculdade de Ciência Médicas da Santa Casa de São Paulo (FCMSCSP). Mestre em Ciências da Saúde pela FCMSCSP.

Arthur de Avila Praciano Pereira

Acadêmico de Medicina da Universidade FEEVALE em Novo Hamburgo/RS. Presidente da Sociedade Brasileira de Ligas de Cardiologia (SBLC) da Gestão 2022.

Augusto Scalabrini

Professor Associado da Faculdade de Medicina da Universidade de São Paulo (FMUSP). Supervisor do Programa de Residência em Cardiologia do Hospital Sírio-Libanês.

Braian Valério Cassiano de Castro

Especialista em Medicina de Emergência pelo Hospital das Clínicas da Faculdade de Medicina da Universidade de São Paulo (HCFMUSP). Professor da Disciplina de Emergências Clínicas da Faculdade de Ciências Médicas da Santa Casa de São Paulo (FCMSCSP). Mestre em Ciências Médicas pelo Programa de Pós-Graduação em Saúde Baseada em Evidências da Escola Paulista de Medicina da Universidade Federal de São Paulo (EPM/Unifesp). Especialista em Educação Médica pelo Centro de Desenvolvimento de Educação Médica (CEDEM) da FMUSP. Membro da Diretoria da Sociedade Brasileira de Simulação na Saúde (SOBRASSIM).

Brenda Tayrine Tavares Souza

Residente Multiprofissional em Oncologia no Instituto de Gestão Estratégica de Saúde do Distrito Federal (IGESDF).

Bruna Vendrasco

Acadêmica do 10º período de Medicina da Universidade Municipal de São Caetano do Sul (USCS), campus Centro, São Caetano do Sul - SP.

Bruno Henrique Pazza Pereira

Acadêmico de Medicina da Universidade Federal do Paraná (UFPR), campus Toledo - PR. Diretor de Marketing da Sociedade Brasileira das Ligas de Cardiologia (SBLC) na Gestão 2021-2022.

Camila Assis Guedes

Acadêmica de Medicina da Universidade Federal do Sul da Bahia (UFSB).

Carlos Alberto Pastore

Diretor da Unidade de Eletrocardiografia do Instituto de Cardiologia do Hospital das Clínicas da Faculdade de Medicina da Universidade de São Paulo (InCor-HCFMUSP). Professor Livre Docente da FMUSP. Ex-Presidente da International Society of Electrocardiology.

Carolina de Moraes Gebran Lucenti

Acadêmica do 6° ano de Medicina da Universidade São Francisco (USF), Bragança Paulista - SP.

Carolina Pinheiro Gonçalves Gomes

Acadêmica de Medicina da Pontifícia Universidade Católica de Campinas (PUC-Campinas).

Carolina Teixeira Pinto

Acadêmica de Medicina da Faculdade de Medicina de Marília (FAMEMA), Marília - SP. Presidente da Liga Acadêmica da Sociedade Científica do Coração (SOCICOR FAMEMA) na Gestão 2021-2022.

Cauê Augusto Sauer

Médico pela Universidade de Santo Amaro (UNISA). Cardiologista pela Escola Paulista de Medicina da Universidade Federal de São Paulo (EPM/Unifesp).

Daniel Soares Sousa

Especialista em Cardiologia pela Sociedade Brasileira de Cardiologia (SBC) e Estimulação Cardíaca Eletrônica Implantável pela SBC e Sociedade Brasileira de Arritmias Cardíacas (SBC/SOBRAC). Eletrofisiologia Clínica Invasiva pela SOBRAC. Arritmologista do Complexo de Saúde São João de Deus (CSSJD) em Divinópolis e Eletrofisiologista do Hospital Madre Teresa em Belo Horizonte - MG. Preceptor da Residência de Cardiologia do CSSJD.

Dariana Viegas Penteado

Especialista em Eletrofisiologia Invasiva pela Sociedade Brasileira de Arritmias Cardíacas (SOBRAC). Especialista em Estimulação Cardíaca Artificial pelo DECA. Mestre em Ciências da Saúde pela Unimontes. Professora da Disciplina de Cardiologia da Universidade Estadual do Sudoeste da Bahia (UESB). Coordenadora da Residência de Cardiologia do IBR Hospital.

Decarthon Vitor Dantas Targino

Médico Cardiologista e Arritmologista Clínico, com formação pelo Instituto Dante Pazzanese de Cardiologia (IDPC). Atua no Hospital Israelita Albert Einstein (HIAE) e no Hospital do Coração (HCor).

Enrico Manfredini

Acadêmico de Medicina da Faculdade de Ciências Médicas da Santa Casa de São Paulo (FCMSCSP).

Everhton Paulo de Freitas Primo

Acadêmico de Medicina da Universidade Brasil (UB), campus Fernandópolis - SP.

Fernanda M. Consolim-Colombo

Livre Docente em Cardiologia Instituto de Cardiologia do Hospital das Clínicas da Faculdade de Medicina da Universidade de São Paulo (InCor-HCFMUSP). Assistente Unidade de Hipertensão InCor-HCFMUSP. Coordenadora de Pesquisa no Instituto Dante Pazzanese de Cardiologia (IDPC). Docente PPG UNINOVE.

Gabriela Fernandes Resende

Médica pela Universidade de Uberaba em 2022. Presidente da Liga Acadêmica de Cardiologia do Triângulo Mineiro na Gestão 2021-2022.

Gabriela Ferraz de Araujo

Acadêmica do 10° período de Medicina da Universidade Anhembi Morumbi, Campus São José dos Campos - SP.

Gabriela Saldes Campos Pereira

Acadêmica do 11° período de Medicina da Pontifícia Universidade Católica de Campinas (PUC-Campinas), campus 2, Campinas-SP.

Heron Alves Vale

Médico pela Escola Multicampi de Ciências Médicas da Universidade Federal do Rio Grande do Norte (UFRN) em 2023. Presidente da Liga Acadêmica Seridoense de Cardiologia Clínica e Cirurgia (LASCCC) Gestão 2021-2022.

Heron Rhydan Saad Rached

Doutor de Cardiologia pela Universidade de São Paulo (USP). Especialista em Cardiologia pela Sociedade Brasileira de Cardiologia (SBC). Especialista em Imaginologia Cardiovascular. Membro Titular do Colégio Brasileiro de Radiologia e Diagnóstico por Imagem (CBR).

Horácio Gomes Pereira Filho

Médico Cardiologista especialista em Métodos Gráficos. Doutor em Medicina pela Faculdade de Medicina da Universidade de São Paulo (HCFMUSP). Médico Assistente do Serviço de Eletrocardiografia de Repouso do Instituto do Coração do HCFMUSP (InCor-HCFMUSP).

Isabela de Andrade Cassandre

Médica pela Universidade Municipal de São Caetano do Sul - SP. Vice-Presidente da Sociedade Brasileira das Ligas de Cardiologia (SBLC) na Gestão 2020-2021.

João Inácio Migliorini Silva

Acadêmico de Medicina da Universidade do Vale do Sapucaí (UNIVÁS), Unidade Central, Pouso Alegre - MG. Presidente da Liga Acadêmica de Cardiologia de Pouso Alegre (LACPA) na Gestão 2021.

João Ricardo Cambruzzi Zimmer

Acadêmico de Medicina do 6° Ano da Universidade Luterana do Brasil (ULBRA), Canoas - RS.

João Victor Silva Souza

Acadêmico de Medicina da Universidade Estadual do Sudoeste da Bahia (UESB), campus Vitória da Conquista. Diretor Secretário da Sociedade Brasileira das Ligas de Cardiologia (SBLC) na Gestão 2020-2021. Presidente da Liga Acadêmica de Clínica e Cirurgia Cardiovascular da UESB (LACC) na Gestão 2019-2020.

Jobert Mitson Silva dos Santos

Médico Emergencista. Preceptor da Residência de Medicina de Emergência da Escola de Saúde Pública do Ceará/Instituto Dr. José Frota (ESP-CE/IJF).

José Geanderson Claudino dos Santos

Acadêmico de Medicina do Centro Universitário Cesmac.

Juliana Louise Dias Lima

Acadêmica de Medicina da Universidade Federal de Alagoas (FAMED), campus A.C. Simões, Maceió - AL.

Lara Bianca Soares Brandão

Acadêmica do 10° período de Medicina da Universidade Federal de Campina Grande (UFCG), campus Cajazeiras, Cajazeiras - PB.

Lara Viana de Paula Cabral

Acadêmica do 12° semestre da Universidade Federal do Ceará (UFC), campus Sobral.

Larissa Gonçalves
Acadêmica de Medicina da Pontifícia Universidade Católica de Minas Gerais (PUC-Minas), campus Poços de Caldas.

Letícia Kunst
Acadêmica da Universidade Luterana do Brasil.

Letícia Rodrigues Gatti Perez
Médica pela Universidade Municipal de São Caetano do Sul em 2023, campus São Caetano. Diretora Científica da Sociedade Brasileira das Ligas de Cardiologia (SBLC) na Gestão 2020-2021.

Letícia Santos Moraes
Acadêmica de Medicina do Centro Universitário Alfredo Nasser (UNIFAN), Campus Aparecida de Goiânia, Goiás. Presidente da Liga Acadêmica do Coração (LACORE) na Gestão 2021-2022. Diretora da Associação Brasileira de Cirurgia- Capítulo Goiás (ABLAC-GO) na Gestão 2021-2022.

Liamara Fatima Scrovonski
Acadêmica de Medicina da Universidade FEEVALE em Novo Hamburgo/RS.

Lorena Guerra Gonçalves
Médica pela Universidade Federal de Alagoas (UFAL). Diretora de Marketing da Sociedade Brasileira das Ligas de Cardiologia (SBLC) na Gestão 2020-2021.

Luísa do Couto Sponchiado
Médica pela Universidade Federal do Rio Grande. Diretora de Comunicação da Sociedade Brasileira das Ligas de Cardiologia Gestão 2020-2021.

Manuela Maria Villela de Medeiros Costa
Acadêmica de Medicina da Universidade Federal de Alagoas (FAMED), campus A.C. Simões, Maceió - AL.

Maria Isabella Machado Arruda
Acadêmica de Medicina do 6º ano na Faculdade de Ciências Médicas da Paraíba. Diretora Científica da Sociedade Brasileira das Ligas de Cardiologia (SBLC) na Gestão 2023.

Matheus Toscano Paffer
Acadêmico da Faculdade de Medicina de Olinda (FMO), Olinda - PE. Presidente da Liga Acadêmica de Cardiologia de Olinda (LIACO).

Maurício Luís Spessatto
Graduado em Medicina pela Universidade do Extremo Sul Catarinense. Especialista em Cardiologia pela Sociedade Brasileira de Cardiologia/Associação Médica Brasileira (SBC/AMB). Especialização em Eletrofisiologia Cardíaca Invasiva e Estimulação Cardíaca Artificial no Hospital São Lucas da Pontifícia Universidade Católica do Rio Grande do Sul (PUCRS). Eletrofisiologista no Hospital SOS Cardio em Florianópolis - SC e do Instituto de Cardiologia de Santa Catarina em São José - SC.

Monizze Victória Rocha Sentalin
Acadêmica de Medicina da Universidade Estadual de Campinas - SP (Unicamp). Presidente da Liga Acadêmica de Cardiologia da UNICAMP na Gestão 2022-2023.

Monteiro Pires Bastos Junior
Acadêmico de Medicina do Centro Universitário Cesmac.

Murilo Moreira Gomes
Acadêmico de Medicina da Faculdade de Ciências da Saúde de Barretos. Diretor de Comunicação da Sociedade Brasileira das Ligas de Cardiologia (SBLC) na Gestão 2020-2021.

Nara Alves Buriti
Cardiologia e Arritmologia Clínica pelo Instituto do Coração (HCFMUSP). Título de Especialista em Cardiologia pela Sociedade Brasileira de Cardiologia (SBC). Professora da Disciplina de Cardiologia da Faculdade de Medicina do ABC (FMABC).

Nayara Freitas Siqueira

Médica pela Faculdade de Medicina de Ribeirão Preto (UNAERP), em 2023.

Raphael da Rocha Carvalho

Médico formado pela da Faculdade de Medicina da Universidade Federal de Alagoas (UFAL), Campus A. C. Simões, Maceió -AL.

Rayra Bruno Moura

Médica pela Universidade Cidade de São Paulo (UNICID) em 2022. Vice-presidente da Liga de Cardiologia da UNICID em 2019-2020. Secretaria da Sociedade Brasileira das Ligas de Cardiologia (SBLC) na Gestão de 2019-2020.

Renata Corrêa Vasconcellos

Acadêmica do 12° período de Medicina da Universidade Federal de São João del Rei (UFSJ), campus Dom Bosco, São João del Rei - MG.

Ronaldo de Ataide Nicacio Silva

Acadêmico da Universidade Federal de Alagoas.

Samuel Marques dos Reis

Acadêmico do 12° período de Medicina da Universidade Federal de São João del Rei (UFSJ), campus Dom Bosco, São João del Rei - MG.

Sarah de Farias Lelis

Acadêmica de Medicina da Universidade Federal de São João Del-Rei, Campus Centro Oeste em Divinópolis - MG. Presidente da Liga Acadêmica de Cardiologia (LACORDIS) 2020-2021. Membro da Equipe da Secretaria da Sociedade Brasileira de Ligas Acadêmicas de Cardiologia na Gestão 2020-2021.

Suian Sávia Nunes Santos

Enfermeira graduada pela Faculdade Unirb Arapiraca (Unirb Arapiraca), Arapiraca - AL (2018-2023).

Victória Dourado Martins

Acadêmica de Medicina da Universidade Federal do Sul da Bahia. Presidente da Liga Acadêmica de Cardiologia, Cirurgia Cardiovascular e Hemodinâmica (LACardio-UFSB) na gestão 2020-2021.

Vitor Rossi Santos

Formado pela Faculdade de Medicina na Universidade Mogi das Cruzes em 2021. Ex vice-presidente da Sociedade Brasileira das Ligas de Cardiologia na Gestão 2019-2020. Atualmente residente de Clínica Médica no Hospital do Servidor Público Municipal de São Paulo.

Weverton Lopes Candido

Médico pela Faculdade de Medicina da Universidade Federal de Alagoas (UFAL), Campus A. C. Simões, Maceió - AL em 2023.

Yoná Karine Kramer

Acadêmica de Medicina da Universidade Federal do Paraná (UFPR), campus Toledo - PR.

DEDICATÓRIA

Dedicamos este livro a todos os alunos dos cursos da saúde que queiram acrescentar ao cuidado do paciente o conhecimento de eletrocardiografia clínica.

AGRADECIMENTOS

Agradecemos a todos os alunos das Ligas Acadêmicas vinculadas à Sociedade Brasileira das Ligas de Cardiologia por sempre se esforçaram para termos um cuidado mais acolhedor aos pacientes. E também aos professores orientadores, por estarem sempre conosco nos ensinando e tornando a saúde melhor no Brasil.

PREFÁCIO

A construção deste livro era um sonho desde a fundação da Sociedade Brasileira das Ligas de Cardiologia (SBLC) e, por isso, agradecemos a todos os acadêmicos e professores pela dedicação e pelo estudo que permitiram que se tornasse realidade. Este livro foi escrito por acadêmicos, médicos e professores renomados das mais variadas faculdades de Medicina por todo o Brasil. É uma honra ter escrito este livro em âmbito nacional, refletindo o crescimento exponencial da SBLC nos últimos anos.

De modo a contextualizar, historicamente, a SBLC foi fundada em 28 de junho de 2000, na cidade de São Paulo, por acadêmicos do curso de Medicina. Os fundadores começaram a Sociedade antes de sua fundação, com o intuito de unir acadêmicos de diversas faculdades por todo o Brasil em eventos científicos para troca de conhecimentos e experiências. A partir dessa iniciativa, teve-se a ideia de fundar a SBLC que hoje é a maior sociedade exclusivamente acadêmica de cardiologia de nosso país e uma das mais atuantes.

Atualmente, conta com a participação de acadêmicos de mais de 100 faculdades, totalizando mais de 200 ligas filiadas e atingindo mais de 2.000 acadêmicos de cursos da área da saúde, além do histórico didático e de representatividade na publicação de livros e e-books no contexto da cardiologia atual.

Em nossa jornada, estar entre os representantes da SBLC sempre foi um objetivo. Conhecemos a SBLC através de seus gloriosos eventos, onde indubitavelmente tivemos o contato próximo com referências da cardiologia que permaneceram como nossos mentores até os dias de hoje. A respeito da escalada até a diretoria, permanecemos mediante o protocolo: fomos diretores das Ligas de Cardiologia de nossas respectivas faculdades e, posteriormente, fomos convidados para compor a diretoria da SBLC.

Com a SBLC, tivemos a oportunidade de organizar Congressos, Cursos, Jornadas e Webmeetings, de escrever livros e artigos e de participar de eventos em conjunto com a Sociedade de Cardiologia do Estado de São Paulo (SOCESP) e com a Sociedade Brasileira de Cardiologia (SBC). Isso tudo regado a muito respeito e determinação conjunta das mais diversas diretorias. Além de, é claro, as inúmeras e incontáveis reuniões estabelecidas online ou até das confraternizações nas grandes pizzarias da cidade sede da Sociedade, São Paulo.

Fazer parte da história da SBLC não só contribuiu para a nossa formação profissional, mas também como seres humanos que olham os pacientes como um todo, valorizam e respeitam a vida.

Por fim, gostaríamos de agradecer e parabenizar a todos que participaram deste livro, pois sem a colaboração de todas as Ligas de Cardiologia da SBLC, seus ligantes e coordenadores, tal edição não seria possível. Agradecimento em especial também aos nossos familiares e colegas que sempre estiveram conosco nessa jornada além de, é claro, aos nossos Mentores e autores deste livro: Dr. Miguel Moretti e Dr. Carlos Gun, por sempre estarem à frente no comando das empreitadas da nossa Sociedade.

Temos certeza de que este livro será um instrumento útil para a formação acadêmica de todos que tenham interesse.

Até breve.

Lígia Diniz Pereira Andriolo
Graduada pela Faculdade de Ciências Médicas da Santa Casa de São Paulo (FCMSCSP) em 2022
Presidente da Sociedade Brasileira das Ligas de Cardiologia (SBLC) – Gestão de 2020-2021
Secretária da Sociedade Brasileira das Ligas de Cardiologia (SBLC) – Gestão de 2019-2020

José Héracles Rodrigues Ribeiro de Almeida
Residente de Clínica Médica do Hospital Militar de Área de São Paulo (HMASP)
Graduado pela Universidade de Santo Amaro (UNISA) em 2022
Diretor Científico da Sociedade Brasileira das Ligas de Cardiologia (SBLC) – Gestão 2020-2021
Diretor Externo da Sociedade Brasileira das Ligas de Cardiologia (SBLC) - Gestão 2019-2020

SUMÁRIO

CAPÍTULO 1
Eletrofisiologia 1
Lígia Diniz Pereira Andriolo
Miguel Antonio Moretti
Carolina Teixeira Pinto
Alexia Soares Vidigal

CAPÍTULO 2
Eletrocardiograma Normal 7
Murilo Moreira Gomes
Miguel Antônio Moretti
Letícia Kunst
Ronaldo de Ataide Nicacio Silva

CAPÍTULO 3
Vetorcardiograma 17
Letícia Rodrigues Gatti Perez
Manuela Maria Villela de Medeiros Costa
Juliana Louise Dias Lima
Carlos Alberto Pastore

CAPÍTULO 4
Sobrecargas Atriais e Ventriculares 25
Larissa Gonçalves
Aloisio Marchi da Rocha
Amália Fávero
Carolina Pinheiro Gonçalves Gomes

CAPÍTULO 5
Isquemia, Lesão e Necrose 39
Amanda Pereira Matos
Maria Isabella Machado Arruda
Nayara Freitas Siqueira
Jobert Mitson Silva dos Santos

CAPÍTULO 6
Bloqueios Sinoatriais 51
Arthur de Avila Praciano Pereira
Lara Viana de Paula Cabral
Liamara Fatima Scrovonski
Miguel Antonio Moretti

CAPÍTULO 7
Bloqueios Atrioventriculares 55
Bruno Henrique Pazza Pereira
Yoná Karine Kramer
Carolina de Moraes Gebran Lucenti
Dariana Viegas Penteado

CAPÍTULO 8
Bloqueios de Ramo e Fasciculares 73
Gabriela Saldes Campos Pereira
Bruna Vendrasco
Alexia Pinto Martins
Nara Alves Buriti

CAPÍTULO 9
Infarto Agudo do Miocárdio Associado a Bloqueios Interventriculares...................... 85
Raphael da Rocha Carvalho
Suian Sávia Nunes Santos
Gabriela Ferraz de Araujo
Heron Rhydan Saad Rached

CAPÍTULO 10
Arritmogênese e Batimentos Prematuros.................. 93
Daniel Soares Sousa
Sarah de Farias Lelis
Gabriela Fernandes Resende
Brenda Tayrine Tavares Souza

CAPÍTULO 11
Taquicardia Reentrante Nodal Atrioventricular 111
Argemiro Scatolini Neto
João Ricardo Cambruzzi Zimmer
Vitor Rossi Santos
Weverton Lopes Candido

CAPÍTULO 12
Flutter atrial 119
Rayra Bruno Moura
Renata Corrêa Vasconcellos
Samuel Marques dos Reis
Horácio Gomes Pereira Filho

CAPÍTULO 13
Fibrilação Atrial 131
André Cintra Bachega
José Geanderson Claudino dos Santos
Monteiro Pires Bastos Junior
Horácio Gomes Pereira Filho

CAPÍTULO 14
Pré-Excitação Ventricular........145
Everhton Paulo de Freitas Primo
Heron Alves Vale
Luísa do Couto Sponchiado
Maurício Luís Spessatto

CAPÍTULO 15
Taquiarritmias Ventriculares ...155
João Victor Silva Souza
João Inácio Migliorini Silva
Letícia Santos Moraes
Fernanda M. Consolim-Colombo

CAPÍTULO 16
Ritmos Chocáveis e Ritmos Não Chocáveis 167
Isabela de Andrade Cassandre
Enrico Manfredini
Lara Bianca Soares Brandão
Braian Valério Cassiano de Castro

CAPÍTULO 17
Distúrbios Hidreletrolíticos.....177
Lorena Guerra Gonçalves
Camila Assis Guedes
Victória Dourado Martins
Augusto Scalabrini

CAPÍTULO 18
Miscelânea 185
José Héracles Rodrigues Ribeiro de Almeida
Lígia Diniz Pereira Andriolo
Decarthon Vitor Dantas Targino

CAPÍTULO 19
Casos Clínicos e Resolução Comentada..............................193
Carlos Gun
Cauê Augusto Sauer
Matheus Toscano Paffer
Monizze Victória Rocha Sentalin

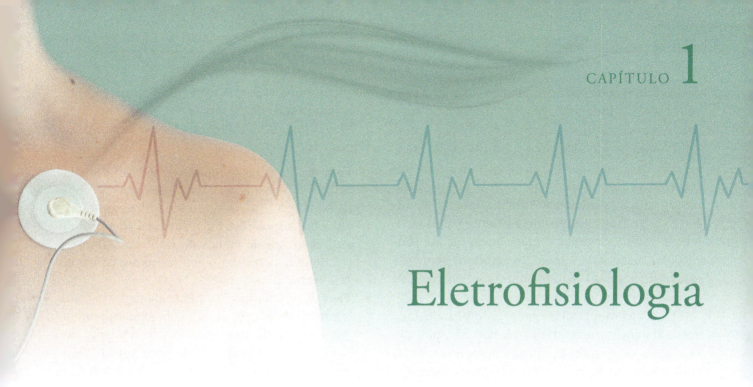

CAPÍTULO 1

Eletrofisiologia

Lígia Diniz Pereira Andriolo
Miguel Antonio Moretti
Carolina Teixeira Pinto
Alexia Soares Vidigal

■ INTRODUÇÃO

O eletrocardiograma (ECG) é o exame de diagnóstico cardíaco mais utilizado no mundo,[1] sobretudo por ser um exame barato, simples, não invasivo e de fácil execução.[2]

O ECG é um exame que avalia a atividade elétrica do coração[1] e é capaz de registrar as diferenças de potenciais elétricos entre eletrodos metálicos colocados na superfície corporal, que são amplificadas, filtradas e registradas pelo eletrocardiógrafo. Para a sua efetiva interpretação, deve-se considerar a história clínica do paciente.[2] Além disso, é importante conhecermos um pouco de como essa atividade elétrica (observada e interpretada no ECG) é gerada e difundida pelo tecido cardíaco, pois, com certeza, facilitará a interpretação dele.

■ PRINCÍPIOS DA ELETROFISIOLOGIA

Em geral, o estímulo elétrico do coração se inicia em um grupo de células que formam o nó sinoatrial (nó SA) e que estão localizadas superiormente ao átrio direito. Essas células, conhecidas como células marca-passo, despolarizam-se de forma espontânea, regular e intrínseca, estabelecendo uma frequência cardíaca (FC) que varia normalmente entre 60 a 100 batimentos por minuto. Essa capacidade, chamada de automatismo, pode ser modulada pelo sistema nervoso autônomo. Após ser gerado, o estímulo se propaga de forma ordenada e veloz pelas células cardíacas por causa da existência de junções comunicantes entre elas. Isso permite a sincronia e uma resposta global (do coração) ao estímulo criado pelas células marca-passo.[3]

O nó sinoatrial é o marca-passo principal do coração. Geralmente, é sua espontaneidade que define a FC, mas as células do nó atrioventricular e das fibras de Purkinje também têm capacidade marca-passo, ou seja, de deflagar estímulos elétricos, porém com frequência menor. A importância de termos células que deflagram o estímulo elétrico com frequências diferentes, está no fato de que quando uma célula recebe um estímulo elétrico ela se despolariza e precisa reiniciar todo o processo de novo para gerar um estímulo. Na prática significa que as células que geram estímulos com maior frequência inibem a geração de novos estímulos por outras células.[3] Isso impede que o músculo cardíaco receba vários estímulos ao mesmo tempo, favorecendo a contração uniforme, eficiente e evitando, por exemplo, arritmias e ineficiência da sua função. Por outro lado, quando o principal grupo de células marca-passo falham, outras podem assumir o papel de estimular o músculo cardíaco.

O nó atrioventricular que está localizado logo acima do anel atrioventricular é, por exemplo, um marca-passo secundário, já que consegue estabelecer uma FC próxima a 40 batimentos por minuto. Ele assume a função de marca-passo quando o nó SA falha. Essa FC é suficiente para a manutenção das necessidades fisiológicas. Já as células das fibras do sistema His-Purkinje têm menor FC intrínseca, aproximadamente 20 batimentos por minuto, por isso, são o marca-passo terciário e assumem no caso de falha dos MPs secundário e primário.

Potencial de ação

As membranas plasmáticas da maioria das células normalmente são eletricamente polarizadas e possuem uma voltagem transmembrana que confirma isso e é o potencial de membrana. Os miócitos cardíacos, por serem eletricamente excitáveis, podem sofrer variações do potencial de membrana devido a estímulos elétricos breves, os chamados potenciais de ação.[1]

O potencial de membrana se estabelece por causa de um gradiente iônico entre o meio intracelular e o meio extracelular. Esse gradiente define a célula como polarizada e deve-se à ação de transportadores, como a bomba iônica dependente de adenosina trifosfato (ATP), canais proteicos e à difusão passiva dos íons. Normalmente, o meio intracelular é mais negativo do que o meio extracelular. Dessa forma, a chegada de um potencial de ação capaz de promover correntes transportadas por íons através das membranas depende da concentração dos íons em ambos os lados da membrana, do potencial de membrana inicial e da permeabilidade da membrana para cada íon. Superando esses fatores e conseguindo gerar movimentação dos íons entre os meios, o potencial de ação pode alterar o potencial de membrana de forma transitória, estabelecendo a despolarização da membrana.[1]

A seguir, as fases do PA das células marca-passo (Figura 1.1):

- **Fase 4:** Potencial de repouso transitório/repolarização rápida – hiperpolarização abre os canais de Na^+ tipo F, permitindo seu influxo gradual.
- **Fase 0:** Despolarização, influxo de Na^+ promove a abertura de canais de Ca^{2+} voltagem-dependentes, permitindo seu influxo e os canais F se fecham;
- **Fase 3:** Repolarização, a entrada de Ca^{2+} causa abertura de canais de K^+ voltagem-dependentes, permitindo seu efluxo e o fechamento dos canais de Ca^{2+}. Os canais de K^+ têm fechamento lento, portanto, ocorre uma hiperpolarização, que abre os canais F (fase 4 se inicia).

A modulação do automatismo pelo sistema nervoso autônomo pode tanto aumentar a FC quanto diminuir, já que cada potencial de ação promove um estímulo e, portanto, a ocorrência de um batimento cardíaco. A acetilcolina, liberada pelo sistema nervoso autônomo parassimpático por meio do nervo vago, retarda o automatismo dos nós SA e AV por prolongar a fase de repolarização rápida e por diminuir sua inclinação. As catecolaminas, oriundas da inervação simpática do coração e da liberação pelas glândulas adrenais, atuam em receptores beta-1-adrenérgicos aumentando a FC e diminuindo a inclinação da fase de repolarização rápida e diminuindo o tempo do PA.[3]

A despolarização dos miócitos cardíacos é um fenômeno essencialmente elétrico decorrente do PA criado nas células marca-passo e dependente da passagem de íons através da membrana celular.[3] A seguir, as fases do PA nos miócitos cujo

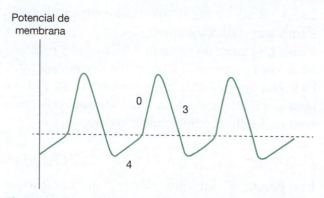

Figura 1.1 Potencial de ação das células marca-passo.
Fonte: Autora.

potencial de repouso é de −90 mV, momento em que estão polarizados (Figura 1.2):

- **Fase 0:** Potencial de repouso e deflagração do PA – miócito recebe um estímulo acima do seu limiar de excitabilidade, que leva ao influxo de Na+ pelos canais rápidos de Na+, causando despolarização, que deixa menos negativo o meio intracelular;
- **Fase 1:** Repolarização transitória, a entrada de Na+ e o fechamento de seus canais causou uma despolarização que abriu os canais de K+ voltagem-dependentes, os quais permitiram o efluxo do íon;
- **Fase 2:** Platô, equilíbrio elétrico pela entrada de Ca^{2+} pelos canais de Ca^{2+} voltagem dependentes e saída de K+;
- **Fase 3:** Repolarização, ocorre fechamento dos canais de Ca^{2+} e se mantém a saída de K+;
- **Fase 4:** Retorno ao equilíbrio elétrico, o equilíbrio iônico é restabelecido durante a fase 4 pela Bomba de Na+/K+ ATPase, que capta 2K+ para dentro da célula e promove o efluxo de 3Na+ para o extracelular e pela Bomba de Ca^{2+}.

Uma vez que o miócito é ativado, ele fica refratário a responder a um novo estímulo, pois as correntes de influxo ficam inativadas com a despolarização até o PA alcançar a fase 4, em que voltam a se ativar gradualmente e a poder responder a estímulos. Até a fase 4, os miócitos encontram-se em período refratário absoluto, a partir dela, em período refratário relativo. A refratariedade é um mecanismo de proteção do coração, já que impede que estímulos diferentes do PA do MP produzam batimentos ectópicos.[3]

O sistema de condução cardíaco

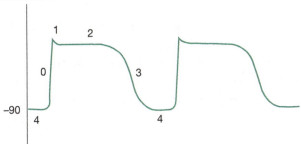

Figura 1.2 Potencial de membrana nos miócitos. Fonte: Autora.

O sistema de condução cardíaco tem a função de garantir que o trabalho cardíaco de sístole e diástole das quatro câmaras seja o mais sincronizado possível, por isso suas células têm maior condutância do potencial de ação em comparação aos miócitos. O tempo entre a produção do estímulo no nó sinoatrial e a contração do último miócito deve ser mínimo de modo que seja possível estabelecer uma frequência cardíaca e um ciclo cardíaco eficientes e compatíveis com as necessidades de perfusão sistêmica.[1]

A atividade elétrica inicia-se no nó sinoatrial. A partir dele, o estímulo elétrico é propagado rapidamente pelos feixes internodais: anterior, médio e posterior, sendo que o anterior se ramifica no Feixe de Bachmann, que se dirige ao átrio esquerdo (AE). O estímulo então chega ao nó atrioventricular (NAV), onde sofre um "atraso" de condução, em torno de 0,10 s, devido a maior período refratário das células MP do nó AV, suficiente para permitir a sincronização da contração (sístole) atrial com o final do relaxamento (diástole) ventricular, o que favorece um enchimento adequado.[3]

O estímulo percorre o Feixe His-Purkinje e segue pelos seus ramos direito e esquerdo, sendo este último dividido em três: anterossuperior, septal e posteroinferior. Continua pelas fibras de Purkinje e miócitos, despolarizando toda a parede livre dos ventrículos, permitindo a sístole ventricular.[3]

■ O CICLO CARDÍACO
Conceitos iniciais

Quando o estímulo elétrico percorre o coração, são desencadeados vários eventos mecânicos. Chamamos de Ciclo Cardíaco o conjunto desses fenômenos que ocorrem entre uma sístole e o início da próxima.[4] Neste capítulo, daremos enfoque aos eventos correspondentes às câmaras esquerdas, entretanto, eles ocorrem de forma similar nas câmaras direitas, diferindo basicamente nas pressões entre as cavidades, que são menores nas câmaras direitas.

O ciclo divide-se em duas grandes fases, a sístole ventricular que compõe 40% do ciclo cardíaco e a diástole ventricular que representa os outros 60%.[5] A sístole subdivide-se em contração isovolumétrica, ejeção rápida e ejeção lenta, enquanto a diástole subdivide-se em relaxamento isovolumétrico, enchimento rápido, enchimento lento e contração atrial.[1,4-6]

Cada ciclo, em situações fisiológicas, tem início a partir de um evento elétrico gerado pelo nó sinusa (NSA)l.[4,5] Dessa forma, é importante destacar que todos os fenômenos mecânicos são precedidos por um fenômeno elétrico (p. ex., a despolarização atrial precede a contração atrial e a despolarização ventricular precede a repolarização ventricular).[6]

As fases do ciclo cardíaco

Sístole

- **Contração isovolumétrica:** representa a primeira fase da contração ventricular. O evento que marca o início desta fase é a primeira bulha (B1), representando o fechamento da valva mitral e que ocorre quando a pressão atrial cai e se torna inferior à pressão no VE. Nesse momento, ambas as valvas atrioventriculares (AV) e semilunares encontram-se fechadas, de forma que não haja alteração no volume de sangue dentro do ventrículo. O que de fato está acontecendo é uma ativação e contração progressiva das fibras miocárdicas ventriculares, similar a uma contração isométrica, ou seja, as fibras geram força sem produzir movimento. Devido a esse recrutamento progressivo dos miócitos, a pressão dentro do VE aumenta, a fim de alcançar a próxima fase do ciclo, a ejeção.[4,6]
- **Ejeção rápida:** Quando a pressão no VE ultrapassa a pressão dentro da aorta, a valva aórtica se abre e dá início à fase de ejeção rápida. Devido à alta pressão ventricular gerada pela contração miocárdica, atrelada a uma valva AV aberta, o sangue começa a ser ejetado em direção a circulação sistêmica de forma rápida e com pressões elevadas. Nesta fase há uma grande variação do volume ventricular que está sendo ejetado.[4-6]
- **Ejeção lenta:** A pressão no VE sobe até um pico e, então, começa a cair de forma que o fluxo sanguíneo para a aorta comece a diminuir.[1]

Diástole

- **Relaxamento isovolumétrico:** Primeira fase da diástole e é demarcada pela segunda bulha (B2), representando o fechamento da valva aórtica. Isto ocorre quando a pressão no VE começa a cair, devido ao relaxamento dos miócitos, tornando-se inferior à pressão aórtica. Ambas as valvas AV e semilunares encontram-se, então, fechadas, de forma que não haja alteração no volume ventricular. Ocorre apenas um relaxamento progressivo das fibras miocárdicas, devido à repolarização ventricular.[1,4,6]

- **Enchimento rápido:** À medida que o VE relaxa e sua pressão se torna inferior à pressão no átrio esquerdo (AE), ocorre a abertura da valva mitral, permitindo o rápido influxo de sangue do átrio em direção ao ventrículo. Essa fase é responsável pela maior parte do enchimento ventricular e, bem como a fase de enchimento lento, ocorre puramente pela diferença de pressão entre as duas cavidades.[1,6]
- **Enchimento lento:** À medida que o AE vai se esvaziando e sua pressão vai caindo, o fluxo sanguíneo para o VE torna-se mais lento.
- **Contração atrial:** A última fase do enchimento ventricular e responsável pelos 20% restantes do volume diastólico final (VDF) corresponde à contração atrial. A pressão atrial aumentada, devido à contração, empurra o sangue para dentro do VE.[1,6]

Correlacionando o ciclo cardíaco ao eletrocardiograma

De maneira a tornar a explicação mais didática, iniciaremos pela última fase da diástole, a contração atrial.

Antes de qualquer evento mecânico, faz-se necessário que um evento elétrico o preceda. Dessa forma, já no final da fase de enchimento lento, o NSA dispara e dá início à despolarização atrial (representada pela onda P) para que, na sequência, o átrio contraia e finalize a fase de diástole ventricular.[1,4,6]

Após a contração atrial, o VE está completamente cheio e, em sequência, iniciará a sístole. Assim, já no final da fase de contração atrial inicia-se simultaneamente a repolarização atrial (não registrada no ECG) e a despolarização ventricular (complexo QRS). Após a despolarização do VE, inicia-se então a Sístole.[1,4,6]

Por fim, a onda T no ECG representa o estágio de repolarização ventricular, que precede o relaxamento das fibras miocárdicas ventriculares, surgindo pouco antes do início da diástole, na fase de ejeção lenta.[1]

Referências bibliográficas

1. Mann DL, Zipes DP, Libby P, Bonow RO. Braunwald Tratado de Doenças Cardiovasculares. 10 ed. Rio de Janeiro: Elsevier; 2018.
2. Junior CVS, Timerman A, Stefanini E. Tratado de Cardiologia SOCESP. 2 ed. São Paulo: Manole; 2009.
3. Boron WF, Boulpaep EL. Fisiologia Médica. 2 ed. Rio de Janeiro: Elsevier; 2015.
4. Hall JE, Hall ME. Guyton & Hall - Tratado de Fisiologia Médica. 14 ed. Rio de Janeiro: Grupo GEN; 2021.
5. Celeno PC. Semiologia Médica. 8 ed. Rio de Janeiro: Grupo GEN; 2019.
6. Silverthorn DU. Fisiologia Humana. 7 ed. Porto Alegre: Grupo A; 2017.

CAPÍTULO 2

Eletrocardiograma Normal

Murilo Moreira Gomes
Miguel Antônio Moretti
Letícia Kunst
Ronaldo de Ataide Nicacio Silva

■ INTRODUÇÃO

O Eletrocardiograma é um exame complementar gráfico comumente utilizado na prática médica para avaliar a atividade elétrica do coração. Sua avaliação e realização necessitam de alguns conhecimentos técnicos sobre o funcionamento do eletrocardiógrafo e sua interpretação deve ser correlacionada aos achados clínicos do paciente.[1]

Veremos neste capítulo a composição de um eletrocardiograma normal e as possíveis variações da normalidade.

■ PRINCÍPIOS BÁSICOS DA ELETROCARDIOGRAFIA

Por volta do final do século XIX, depois de alguns anos estudando o galvanômetro de corda, Einthoven desenvolveu o método que permitiu registrar a diferença de potencial entre dois pontos e isso começou a ser utilizado para registrar a atividade elétrica cardíaca.[1]

Os potenciais de ação geram uma corrente elétrica que vai ativando as fibras cardíacas e as múltiplas fibras que vão se ativando, formam uma frente de onda de ativação. Essa frente de onda gera o campo elétrico que pode ser detectado por esses eletrodos devido aos diferentes potenciais elétricos – esse processo é caracterizado didaticamente como vetor cardíaco e representa a despolarização ou a repolarização das fibras miocárdicas. O vetor é tridimensional e possui sentido, direção, duração e intensidade – assunto que será abordado Capítulo 3.[1]

Eletrodos e derivações

Eletrodos são sensores capazes de detectar pequenas perturbações elétricas geradas por uma fonte orgânica ou não. Derivações são traçados gráficos obtidos a partir de eletrodos posicionados em lugares estratégicos para obtenção da atividade elétrica do coração. Assim o coração é monitorado ou

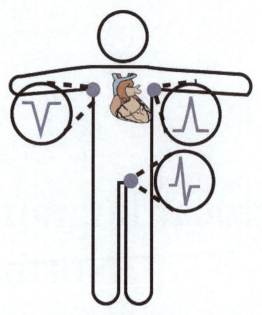

Figura 2.1. Representação gráfica do complexo QRS visto a partir de diferentes ângulos. Fonte: LAPA, E. Guia Básico de Eletrocardiografia Cardiopapers. 1 ed. pt 7. 2014.

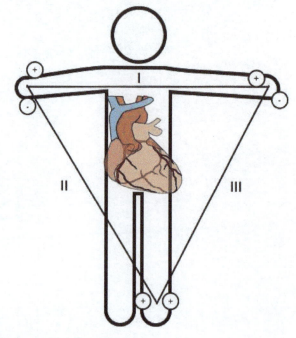

Figura 2.2. Triângulo de Einthoven. Fonte: https://www.researchgate.net/figure/Figura-2-Triangulo-de-Einthoven_fig2_316981885.

"visto" de vários ângulos diferentes, como mostra a Figura 2.1 o que traz mais acurácia ao exame. Portanto, o ECG mostra graficamente a atividade elétrica do coração sob vários pontos de interesse e cada derivação dessas terá um traçado ou padrão diferente.[2-4]

Os primeiros registros eletrocardiográficos foram posicionados no braço esquerdo, no braço direito e na perna esquerda. Esse padrão levou o nome e ficou conhecido pelo seu idealizador como triângulo de Einthoven, exemplificado na Figura 2.2, a união de cada vértice do triângulo forma os lados do triângulo e são nomeados derivações – D (essas são as derivações bipolares, pois captam os potenciais elétricos em dois pontos). O plano do triângulo de Einthoven está inscrito no plano frontal do corpo, logo essas derivações remetem ao plano frontal tendo como centro o coração.[2-4]

Uma vez que o coração está ao centro do triângulo de Einthoven ele foi denominado como centro elétrico, e, obviamente, de onde partem todos os vetores da atividade elétrica aqui estudados. Usando esse artifício foi possível obter as derivações aVR, aVL e aVF (derivações unipolares) por meio da projeção das derivações inseridas no plano frontal, conforme a Figura 2.3, originados do centro elétrico, o coração. As mudanças de orientação dos vetores são facilmente observadas no plano

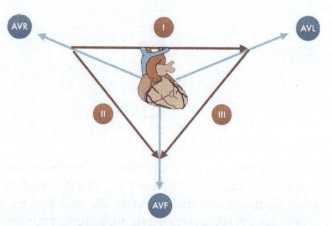

Figura 2.3. Visualização das derivações do plano frontal. Fonte: https://pt.my-ekg.com/generalidades-ecg/derivacoes-ecg.html.

frontal, o que permite medir e observar alterações e auxiliar no diagnóstico de anormalidades.[3-5]

Contudo, percebeu-se que essas derivações eram insuficientes para se observar as atividades elétricas do coração, uma vez que essa é uma estrutura tridimensional e que apenas um plano de estudo é incapaz de traduzir toda a sua complexidade. Logo, para contrapor o plano frontal/vertical foi projetado um plano horizontal e nele foram alocadas as derivações unipolares precordiais: V1 fica no quarto espaço intercostal direito, junto ao esterno; V2 é posicionado no quarto espaço intercostal esquerdo, junto ao esterno; coloca-se V3 no ponto intermediário entre V2 e V4; e V4 é colocado no quinto espaço intercostal esquerdo, na linha hemiclavicular; já V5 está no ponto na mesma altura que V4, na linha axilar anterior; e, por último, V6 é colocado no ponto na mesma altura que V4, na linha axilar média, o posicionamento é mais bem visualizado na Figura 2.4.[3,5]

A junção das derivações frontais e precordiais compõe o ECG de 12 perspectivas características do coração.[3,5]

Em algumas situações, é necessário obter algumas derivações adicionais para melhor estudo do ventrículo direito, V3R, V4R, V5R e V6R são posicionados no mesmo local que V3, V4, V5 e V6, no entanto, no hemitórax contralateral, conforme Figura 2.5A. Para o estudo da parede posterior do coração, adota-se o eletrodo V7 no mesmo nível de V6, na linha axilar posterior; V8 no mesmo nível de V7, na linha hemiclavicular posterior, abaixo da escápula; e V9 no mesmo nível de V7, à esquerda do corpo vertebral, ilustrado na Figura 2.5B.[3,5]

■ TRAÇADOS DO ECG

Ao analisar o ECG, devemos nos atentar para a presença de ondas, segmentos e intervalos. Um segmento é a linha, normalmente isoelétrica, que une duas ondas; já um intervalo é a porção do ECG que inclui um segmento e uma ou mais ondas, conforme observado na Figura 2.6.

Papel do ECG

O traçado eletrocardiográfico ocorre em um papel milimetrado, no qual o eixo horizontal representa o tempo e o vertical a amplitude. Cada

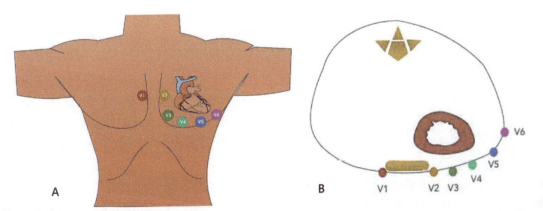

Figura 2.4. A e B. Posicionamento dos eletrodos e visualização das derivações do plano horizontal. Fonte: https://cardiopapers.com.br/cursoasico-de-eletrocardiograma-parte-04/.

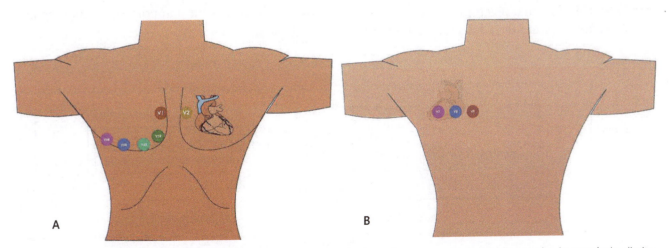

Figura 2.5. A e B. Posicionamento dos eletrodos das derivações horizontais em casos especiais de estudo do ventrículo direito. Fonte: https://en.my-ekg.com/basic-principles/right-side-posterior-leads.html.

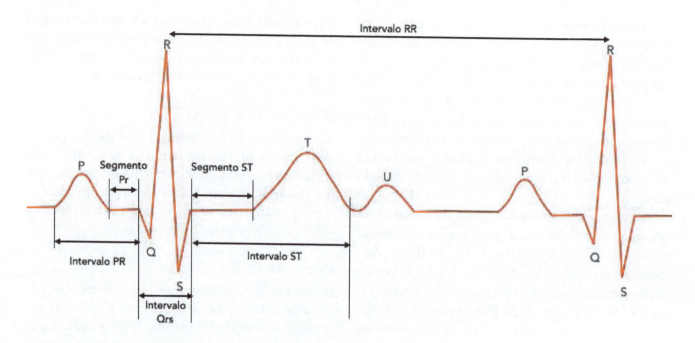

Figura 2.6. Visualização gráfica dos traçados do eletrocardiograma normal. Fonte: https://www.msdmanuals.com/pt/profissional/doen%C3%A7as-cardiovasculares/exames-e-procedimentos-cardiovasculares/eletrocardiografia.

quadrado pequeno equivale a 0,04 segundos (s), horizontalmente, e 0,1 milivolt (mV), verticalmente. A junção de 5 quadrículos forma o lado quadrado grande – correspondente a 0,2 s ou 0,5 mV.

Vale ressaltar que cinco quadrados grandes equivalem a 1 segundo, informação importante para o cálculo da frequência cardíaca.

A onda P representa a despolarização atrial, que inicia pelo átrio direito devido à presença do nó sinoatrial (SA) no topo dessa câmara; logo em seguida ocorre a despolarização atrial esquerda (Figura 2.8). Dessa forma, o vetor de fluxo de corrente para o átrio aponta da direita para a esquerda e discretamente para baixo, conceito base para a visualização da onda P nas diferentes derivações (Figura 2.9). Ao avaliar a onda P é importante atentar-se para sua localização, configuração e deflexão.

Intervalo PR

O intervalo PR representa a condução do impulso através do nó atrioventricular (AV), do feixe de His e dos ramos direito e esquerdo. Ele se estende do início da onda P até o início do complexo QRS. Ao avaliar o intervalo PR é importante atentar-se para sua duração.

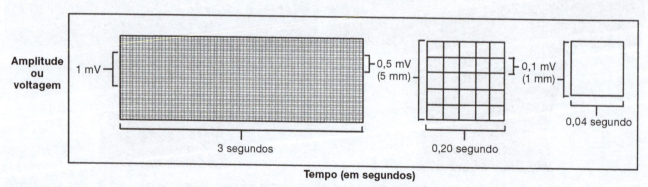

Figura 2.7. Papel quadriculado do ECG com suas respectivas medidas e variáveis correspondentes. Fonte: Allen. Interpretação do ECG – Série Incrivelmente Fácil. 5 ed. Rio de Janeiro: Grupo GEN; 2012.

CAPÍTULO 2 ■ Eletrocardiograma Normal

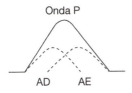

Figura 2.8. Caracterização esquemática da onda P. Fonte: Autor.

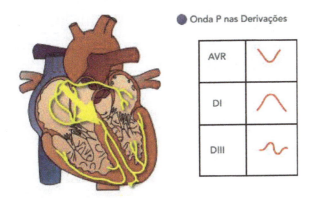

Figura 2.9. Visualização da onda P nas derivações AVR, DI e DIII. Fonte: Thaler MS. ECG Essencial. 7 ed. Porto Alegre: Grupo A; 2015.

Tabela 2.1. Representação da Despolarização Atrial no traçado de eletrocardiograma

Representação	Despolarização atrial
Morfologia	Arredondada; em geral monofásica, ocasionalmente com pequenos entalhes
Duração	< 0,11 m/s
Amplitude	Máximo 2,5 mm
Polaridade	Positiva em D1, D2, aVL, V5 e V6 Negativa em aVR Bifásica em V1 Variável em D3, V2, V3 e V4

Tabela 2.2. Representação da Despolarização Atrial no traçado de eletrocardiograma

Representação	Tempo desde o início da despolarização atrial até o início da despolarização ventricular.
Duração	entre 0,12 e 0,20 s

Complexo QRS

O complexo QRS é a junção de três ondas que correspondem ao sinal elétrico emitido pela despolarização dos ventrículos e repolarização dos átrios. Em razão da maior massa de miocárdio dos ventrículos e, consequentemente, maior geração de potencial de ação produzido, o complexo QRS normalmente apresenta a maior amplitude ou voltagem visualizada no traçado do ECG.[2,3,5]

A onda Q, primeira deflexão negativa, é resultado da despolarização septal, enquanto a onda R, primeira deflexão positiva, corresponde à despolarização da parede livre do ventrículo direito e da parede livre do ventrículo esquerdo. Por fim, a onda S é a deflexão que segue a onda R e representa a despolarização das regiões basais dos ventrículos e região basal do septo.[2,3]

O QRS pode assumir diversas configurações que dependem da derivação visualizada. A fim de padronizar essas variações, usualmente empregam-se letras maiúsculas para indicar ondas de alta intensidade/voltagem e letras minúsculas para indicar ondas de baixa intensidade/voltagem (Figura 2.10).[2,3,5]

A orientação normal do eixo elétrico do complexo QRS está entre $-30°$ e $+90°$, portanto, cada eletrodo capta o sinal a depender do seu posicionamento e o traduz com uma polaridade condizente. Dessa forma, um fenômeno curioso pode ser percebido nas derivações precordiais, a onda R torna-se progressivamente positiva nas derivações V1 a V6, conforme mostra a Figura 2.11. Esse traçado gráfico só é possível devido ao posicionamento desses eletrodos que, de forma crescente, se alinham ao eixo elétrico do coração e mostram um desenho característico. As demais derivações seguem uma polaridade própria condizente com o posicionamento de seus respectivos eletrodos, logo é importante conhecer bem o traçado normal, pois traçados diferentes podem significar variações da normalidade ou possíveis patologias.[3,5]

Segmento ST

O segmento ST representa o tempo entre o final da despolarização ventricular até o início da repolarização ventricular. Em geral, é horizontal – isoelétrico – ou levemente ascendente em todas as derivações. No final do complexo QRS e no início do segmento ST, marca-se o ponto J, cuja importância

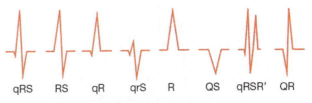

Figura 2.10. Representação das diferentes configurações do complexo QRS e suas respectivas grafias. Fonte: https://cardcurso.com.br/nocoes-basicas/complexo-qrs/

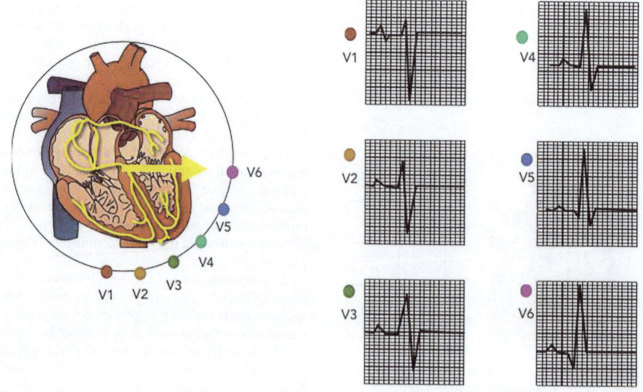

Figura 2.11. Visualização do complexo QRS nas derivações V1, V2, V3, V4, V5 e V6. Fonte: Thaler MS. ECG Essencial. 7 ed. Porto Alegre: Grupo A; 2015.

Tabela 2.3. Representação da Despolarização Ventricular no traçado de eletrocardiograma

Representação	Despolarização ventricular
Morfologia	Varia conforme a derivação que se inscreve
Duração	entre 0,08 e 0,11 s
Amplitude	Varia conforme a derivação que se inscreve
Polaridade	rS em V1 a V3 RS em V4 qRs em V5 a V6l

clínica se dá na medida de supradesnivelamento de ST (Figura 2.12).

Onda T

A onda T representa a repolarização ventricular. Em geral, ela tem início lento e término rápido, com duração variada (Figura 2.13). O pico da onda T representa o período refratário da repolarização ventricular, neste momento as células ficam muito sensíveis a estímulos. Mudanças na morfologia dessa onda podem indicar alguma patologia ou distúrbio, o apicoamento da onda T sugere lesão miocárdica ou hiperpotassemia e a inversão dela pode indicar isquemia miocárdica.

Intervalo QT

O intervalo QT se estende do início do complexo QRS até o final da onda T e representa o tempo necessário ao ciclo de despolarização-repolarização

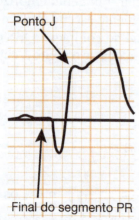

Figura 2.12. Identificação do Ponto J em caso de supradesnivelamento de segmento ST. Fonte: Autor.

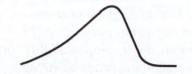

Figura 2.13. Morfologia da onda T. Fonte: Autor.

CAPÍTULO 2 ■ Eletrocardiograma Normal

Tabela 2.4. Representação da Repolarização Ventricular no traçado de eletrocardiograma

Representação	Repolarização ventricular
Morfologia	Geralmente arredondada e lisa
Duração	Variada
Amplitude	Entre 1 e 2 terços da onda R correspondente
Polaridade	Positiva em DI, DII, V3, V4, V5 e V6 Negativa em aVR e V1 Variável nas demais derivações

ventricular. Sua duração é inversamente proporcional à frequência cardíaca.

Ao medir o intervalo QT, seleciona-se a derivação onde o QT é mais prolongado – geralmente V2 e V3 –, após é necessário corrigi-lo pela frequência cardíaca, pois a sístole elétrica aumenta com o aumento do intervalo PR. Para calcular o QT corrigido (QTc), utiliza-se a fórmula de Bazett, por meio daqual se divide o QT medido pela raiz quadrada do intervalo PR (Fórmula de Bazett, a seguir).

Tabela 2.5. Representação da Onda U no Traçado de eletrocardiograma

Representação	Despolarização e repolarização ventriculares
Duração (QTc)	0,46 s para homens 0,50 s para mulheres

Tabela 2.6. Representação da Onda U no Traçado de Eletrocardiograma

Representação	Período de recuperação das fibras de Purkinje
Morfologia	Voltada para cima (positiva) e arredondada

$$QTc = \sqrt{\frac{QT}{\text{Intervalo RR}}}$$

Onda U

A onda U, embora nem sempre presente nos traçados de ritmo, faz parte da repolarização ventricular e representa o período de recuperação das fibras de Purkinje. Ela se localiza logo após a onda T. Uma onda U proeminente pode ser causada por hipercalcemia, hipopotassemia ou intoxicação digitálica.

■ FREQUÊNCIA CARDÍACA

A frequência cardíaca é a relação entre a quantidade de batimentos cardíacos que ocorrem em um minuto. No eletrocardiograma sabemos que cada complexo PQRST representa um ciclo cardíaco e o tempo pode ser calculado por meio do eixo horizontal do papel milimetrado. Sabemos que o exame é realizado em 10 s e registrado normalmente em uma velocidade de 25 mm/s. Dessa forma, podemos criar formas práticas para se calcular a frequência como:

- *Cálculo a partir do intervalo RR* – Um ciclo cardíaco ocorre a cada intervalo RR. A duração de um quadrado grande é de 0,20 s, portanto se o intervalo entre as ondas Rs for de 1 quadrado grande, saberemos que a cada 0,20 s ocorre um batimento.
- *Cálculo a partir do DII prolongado*: Alguns eletrocardiogramas possuem uma derivação DII que dura os 10 s do exame inteiro. Dessa forma, contamos a quantidade de ondas R que estão presentes em todo o papel milimetrado e descobriremos a quantidade de batimentos que ocorrem

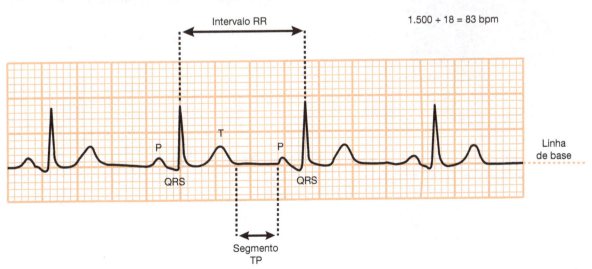

Figura 2.14. Identificação do intervalo RR, do segmento TP e da linha de base. Fonte: Sukienik B. Atlas de Eletrocardiografia. Rio de Janeiro: Grupo GEN; 2015.

em 10 s. Para descobrirmos a frequência cardíaca multiplicamos o número obtido por 6.

O intervalo de normalidade da frequência cardíaca é entre 50 bpm até 100 bpm. Em alguns casos a frequência cardíaca pode estar fora do intervalo e não indicam patologia como nas bradicardias de atletas.[3,6]

▪ RITMO CARDÍACO

O único ritmo normal do coração é o ritmo sinusal. Ele é definido como todo o ritmo cardíaco que surge no nó sinusal e percorre por todo o coração pelos ramos elétricos.[3,6]

A avaliação do ritmo cardíaco no eletrocardiograma faz parte da observação da presença, positividade e morfologia da onda P e o tamanho do segmento PR nas derivações precordiais.[3,6]

A arritmia sinusal é uma alteração fisiológica que pode cursar em um aumento ou diminuição do intervalo RR que pode ser observado no traçado de ECG. Ele ocorre devido a nossa respiração e por isso pode deixar o intervalo RR irregular.

▪ EIXO CARDÍACO

O eixo do complexo QRS é normalmente avaliado para saber onde está a maior quantidade de células do miocárdio no tórax. Ele é formado pelas retas que são traçadas a partir das derivações DI, DII, DIII, AvF, AvL, AvR, como observado na Figura 2.15.[6]

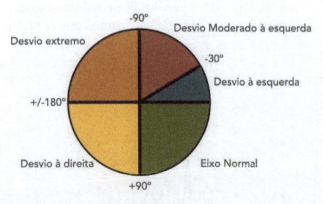

Figura 2.15. Representação gráfica do eixo cardíaco. Fonte: Sukienik B. Atlas de Eletrocardiografia. Rio de Janeiro: Grupo GEN; 2015.

O círculo formado pela interseção das retas, forma um plano no qual podemos analisar a posição aproximada anatômica. No exame sem alterações, o coração estará no espaço dimensional entre −30° e +90°.[3,5,6]

O eixo cardíaco estará desviado para a esquerda, quando o coração está entre −30° e −90°. Isso ocorre em algumas doenças do coração que veremos em breve. O eixo cardíaco pode estar desviado para a direita e estará como mostra a Figura 2.16, entre +180° e +90°. Essa alteração também pode estar relacionada com doenças do coração, como veremos nos próximos capítulos.[3,5,6]

Artefato

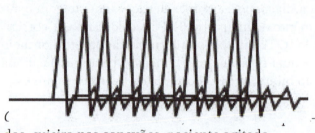

dos, sujeira nas conexões, paciente agitado.

Oscilação da linha de base

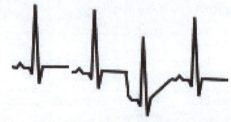

Causas: movimentos da parede torácica, paciente inquieto, eletrodos mal posicionados.

Linha de base encrespada

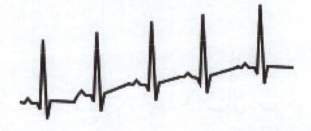

Causas: interferência elétrica, eletrodos defeituosos.

Traçado isoelétrico

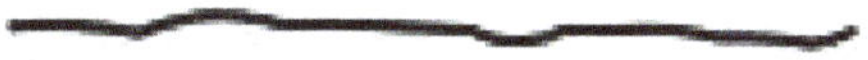

Causas: eletrodos desconectados ou mal aplicados, fio defeituoso, gel do eletrodo ressecado.

Figura 2.16. Alterações da normalidade no eletrocardiograma. Fonte: Allen. Interpretação do ECG – Série Incrivelmente Fácil. 5 ed. Rio de Janeiro: Grupo GEN; 2012.

Referências bibliográficas

1. Bonow Bonow. Braunwald: Tratado de Doenças Cardiovasculares. 10 ed. Rio de Janeiro: Grupo GEN; 2017. p.117-131.
2. Moreira MDCV, Montenegro ST, Paola AAVD. Livro-texto da Sociedade Brasileira de Cardiologia. 2 ed. Barueri, SP: Manole; 2015.
3. Thaler MS. ECG Essencial. 7 ed. Porto Alegre: Grupo A; 2015.
4. Pastore CA. Moffa PJ, Grupi CJ. Eletrocardiologia atual: curso do serviço de eletrocardiologia do InCor. In: Eletrocardiologia atual: Curso do serviço de eletrocardiologia do Incor. São Paulo: Atheneu; 2008. p. 1-8.
5. Reis HJL, Guimarães HP, Zazula AD, Vasque RG, Lopes RD. ECG manual prático de eletrocardiograma. In: ECG manual prático de eletrocardiograma. São Paulo: Atheneu, 2013. p. 1-32.
6. Sukienik B. Atlas de Eletrocardiografia. Rio de Janeiro: Grupo GEN; 2015. p.1-41.
7. Azevedo DF. Iniciação a eletrocardiografia. Porto Alegre: ArtMed; 1999.
8. Allen. Interpretação do ECG – Série Incrivelmente Fácil. 5 ed. Rio de Janeiro: Grupo GEN; 2012. p.19-49.

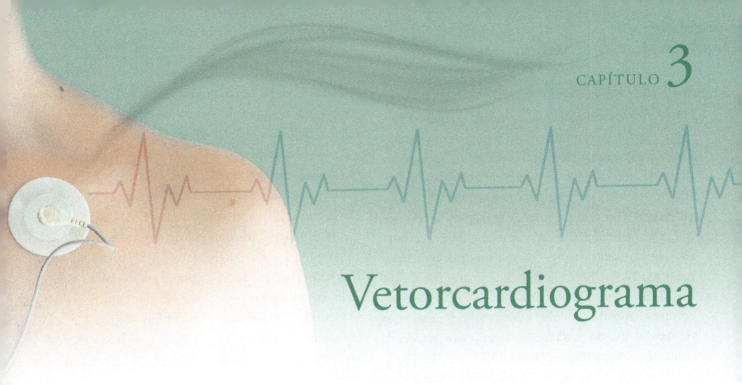

CAPÍTULO 3

Vetorcardiograma

Letícia Rodrigues Gatti Perez
Manuela Maria Villela de Medeiros Costa
Juliana Louise Dias Lima
Carlos Alberto Pastore

■ INTRODUÇÃO

O Vetorcardiograma (VCG) trata-se de um exame com metodologia tridimensional, não invasiva, de análise elétrica cardíaca que, juntamente ao método linear eletrocardiográfico (binômio VCG/ECG), analisa patologias sob um caráter particular.[1] Doenças como distúrbios elétricos sofisticados de condução, alteração dimensional de câmeras, regiões inativas cardíacas e canalopatias tiveram sua elucidação diagnóstica aprimorada por intermédio dessa associação e refinamento.[1,2]

A investigação cardíaca pelo VCG iniciou-se na década de 1970 e devido às suas limitações, como dificuldade de transporte do aparelho e poucos aparelhos disponíveis mundialmente, sua utilização perdeu espaço para análises mais invasivas, como a tomografia computadorizada, ressonância magnética cardíaca e mapeamento invasivo elétrico.[1,2] Em contrapartida, a análise vetorial pelo VCG possui inúmeras vantagens, entre elas, observa-se uma visão espacial melhor em razão de sua tridimensionalidade e do mecanismo didático de estudo acadêmico.[1,2]

É possível ressaltar que as maneiras de compreender a atividade elétrica cardíaca evoluem juntamente com o progresso da tecnologia computacional utilizada.[1,2] A progressão e otimização de eletrodos que mapeiam o coração, aumenta a acurácia metodológica e especifica melhor as áreas estudadas, trazendo benefícios científicos capazes de impactar complicações patológicas, como a morte súbita (MS).[1,2]

O VCG em comparação ao ECG demonstra-se não sensível para eventos regionais e concentra todas as forças em um dos três vetores, enfatizando o sentido e a direção das forças elétricas.[1] Na eletrocardiografia, o método fica limitado a eventos regionais além de que a intensidade vetorial é priorizada em vez de direção e sentido.[1]

■ MÉTODO DE ANÁLISE DO VCG

O vetorcardiograma consiste em um método de registro das forças eletromotrizes do coração no tempo e no espaço, que permite que a magnitude e a direção dessas forças consigam ser representadas por uma sucessão de vetores instantâneos.[2] A expressão é realizada em planos (frontal, transversal e sagital), tendo em vista que o fenômeno elétrico relacionado com a atividade elétrica cardíaca acontece de um modo tridimensional (eixos X, Y e Z).[2,3] Sendo assim, a partir da combinação das amplitudes XY, XZ, YZ e XYZ, é possível construir os padrões bidimensionais e tridimensionais de movimento do vetor do coração (loops vetoriais), conforme demonstrado na Figura 3.1.[3]

Entre os diversos sistemas para eletrocardiografia, os mais conhecidos foram propostos por Burger *et al.*, Mc-Fee *et al.*, Schmitt *et al.* e Frank; no entanto, dentre esses sistema, foi o de Frank (Figura 3.1) que prevaleceu.[3]

Nesse sistema, há sete eletrodos e uma rede de resistores, constituindo, assim, um sistema de derivação "corrigido", ou seja, vetores de derivação com forças iguais e apontando na direção dos eixos principais do corpo.[3] O eletrodo "cabeça" (representado por "H" na Figura 3.2) é usado exclusivamente para a derivação da derivação Y, enquanto os demais eletrodos (F, A, C, E, I e M) contribuem para cada uma das derivações X, Y e Z.[3]

As posições dos eletrodos segundo o sistema de Frank são padrões dispostos ao longo do quinto espaço intercostal com o paciente em decúbito dorsal.[2,3] O eletrodo "terra" corresponde a F na Figura 3.2 fica posicionado na perna esquerda. Já o eletrodo H, fica posicionado na face posterior do pescoço, do todos os outros.[2,3]

As curvas chamadas de "alças" no VCG são representadas em três eixos horizontal (X), vertical (Y) e anteroposterior (AP) (Z), determinando componentes

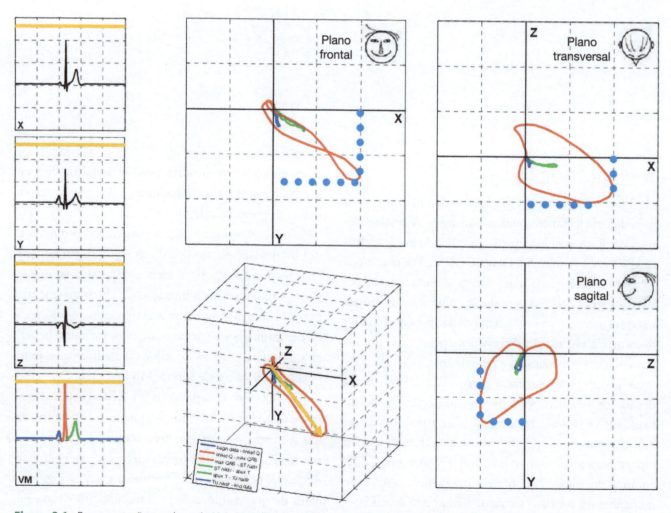

Figura 3.1. Representação escalar e de Lissajous do vetorcardiograma. Fonte: Vectorcardiographic diagnostic & prognostic information derived from the 12-lead electrocardiogram; Sum-Che Man, 2016.

CAPÍTULO 3 ■ Vetorcardiograma

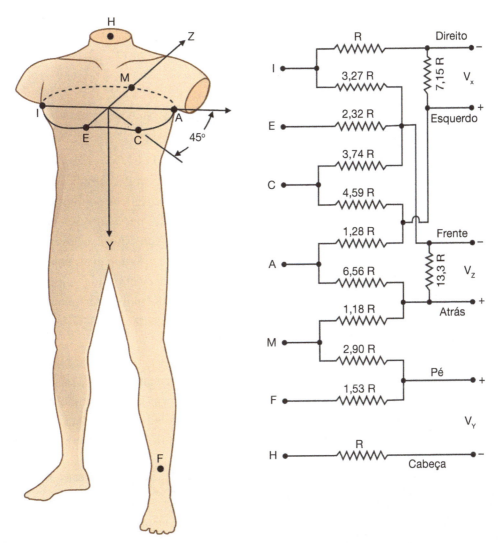

Figura 3.2. Posição dos eletrodos no sistema de derivações ortogonais segundo Frank. Fonte: Vectorcardiographic diagnostic & prognostic information derived from the 12-lead electrocardiogram; Sum-Che Man, 2016.

ortogonais como demonstrado na Figura 3.1. As curvas representadas em cada um dos planos representam o somatório dos potenciais captados a partir dos eletrodos dispostos no sistema de Frank.[3-5] Esses três eixos são capazes de minimizar a heterogeneidade da superfície corpórea e de posicionar o coração como gerador elétrico, diminuindo eventuais formações de segmentos minimizados os exagerados. O eixo horizontal ou X representa uma visualização transversal, o eixo de Y, representa uma abordagem crânio caudal e o ou eixo de Z, ântero-posterior.[5] Os eixos e suas representações cartográficas serão juntos, os componentes dos planos, como demonstram as equações abaixo.[5]

- X + Z = Plano Horizontal.
- X + Y = PLano Frontal.
- Z + Y = Plano Sagital.

■ VCG NORMAL

Nos planos horizontal, vertical e AP, é possível identificar três diferentes alças: uma menor, que representa a despolarização atrial (alça de P), a qual é mais bem estudada nos planos frontal e sagital; uma de tamanho mediano, que representa a repolarização ventricular (alça de T); e uma maior, que diz respeito à despolarização ventricular (alça de QRS).[5]

Para que sejam adequadamente interpretadas, é fundamental que essas alças sejam avaliadas nos três planos mencionados, atentando-se a sua forma, tipo de rotação e orientação média.[3-5] Uma outra variável passível de interpretação pelo vetorcardiograma é o vetor máximo de cada uma dessas alças.[5] Ele corresponde à distância do ponto de origem aparente de forças elétricas cardíacas (denominado ponto E) e a parte mais distante da alça em análise.[5]

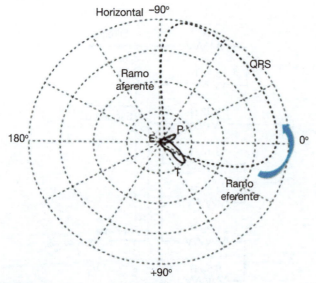

Figura 3.3. Representação de alças vetorcardiográficas no plano horizontal.[5]

A magnitude do vetor máximo das alças do VCG é medida em milímetros e posteriormente analisada em milivolts, conforme a calibração do aparelho vetorcardiográfico.[5] Um outro componente do vetorcardiograma é o ramo da alça vetorcardiográfica, curvas traçejadas que se unem em uma só, sendo classificadas como eferentes, quando partem do ponto E e se afastam dele, ou aferentes, quando aproximam-se do ponto E.[5]

■ ELETROVETORCARDIOGRAMA (ECG/VCG): APLICABILIDADE CLÍNICA

O binômio ECG/VCG, por intermédio de uma forma matemática descomplicada, permitiu a aquisição de sinais eletrônicos conjuntos provenientes dos eletrodos, sendo necessário apenas um software adicional apropriado para processar o sinal de ECG junto ao VCG.[3] A orientação espacial tridimensional da atividade atrial e ventricular cardíaca obtidas a partir do VCG resulta em uma ferramenta de análise ampliada e mais completa do que o modo linear do ECG[1] (Figura 3.4).

As áreas eletricamente inativas (AEI) visualizadas no ECG principalmente a partir da presença de ondas Q patológicas ficam prejudicadas sob o ponto de vista bidimensional devido a fatores como, interferência e calibração do aparelho de eletrocardiograma. Assim,

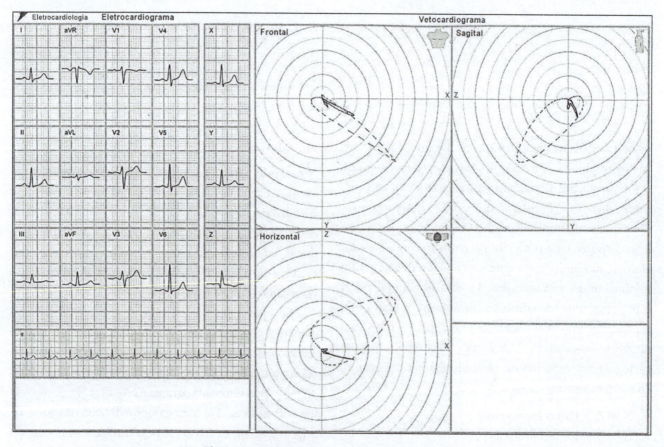

Figura 3.4. Eletrocardiograma X Vetorcardiograma.[1]

a interpretação de AEI, em especial aquelas associadas a distúrbios de condução de ramos, é visualizada de maneira mais clara no ECG/VCG, tendo em vista que as alças de AEI no VCG são bem características[1] (Figura 3.5). É possível identificar área elétrica inativa na parede inferior, com alça vetorcardiográfica do QRS, o que evidencia sua saída para cima e para a esquerda.

No diagnóstico dos bloqueios completos e divisionais, o ECG/VCG é considerado padrão-ouro, conseguindo identificá-los isoladamente ou associados a outros tipos de bloqueio, graças ao traçado elétrico formado pelas alças de ativação ventricular e à orientação do vetor septal no VCG que permitem caracterizar de maneira precisa as posições dos bloqueios, sua via de saída e de chegada. Isso demonstra alta acurácia na trajetória elétrica.[1]

O ECG/VCG também é útil na análise de infartos agudos do miocárdio e ajuda no diagnóstico diferencial de associações dessa patologia a bloqueios e sobrecargas ventriculares.[1] Outras situações comuns na prática clínica e na análise de ECGs, como a inexistência ou mesmo a amplitude exagerada de ondas R em derivações precordiais, carecem de processamento e análise mais refinada, que poderia ser alcançada mediante uso do ECG/VCG (Figuras 2.6 e 2.7).[1] Esse método se mostra nomeadamente vantajoso na identificação de: a) bloqueio divisional anteromedial (BDAM) esquerdo; b) sobrecarga ventricular direita (SVD); c) infarto lateral; d) pré-excitação ventricular (WPW); e) síndrome de Brugada (BrS).[1]

Finalmente, há informações até hoje não completamente exploradas e compreendidas a partir do VCG, como a integral de QRS, a integral de onda T, a integral de QRS-T ou gradiente ventricular e o ângulo QRS-T, que podem ajudar a gerar novos conhecimentos sobre diagnósticos de afecções cardiovasculares e estratificação de risco.[3] A denominação eletrovetorcardiografia tem potencial para levar a eletrocardiografia simples a um patamar mais alto. Essas expectativas são a principal força motriz para as atuais e novas pesquisas voltadas à aplicação clínica do VCG.[3]

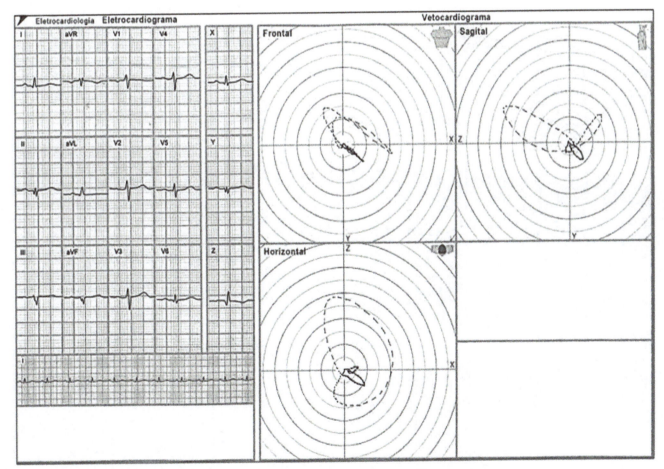

Figura 3.5. Eletrovetorcardiograma representando uma área inativa inferior.[1]

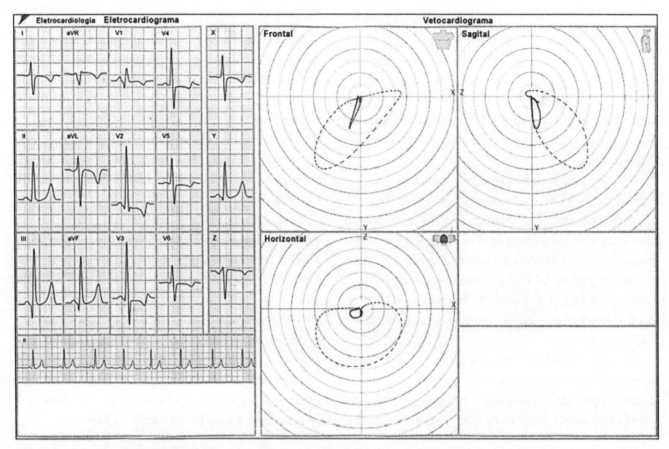

Figura 3.6. Eletrovetorcardiograma representando bloqueio divisional posteroinferior.[1]

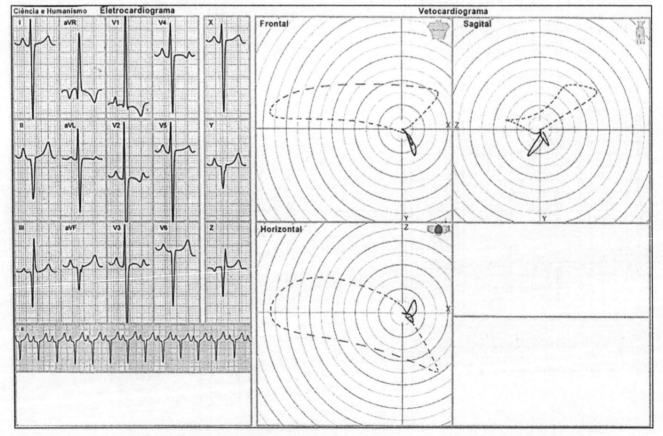

Figura 3.7. Eletrovetorcardiograma representando sobrecarga do ventrículo direito.[1]

Referências bibliográficas

1. Pastore CA, Samesima N, Pereira Filho HG, Tobias NMM de O, Madaloso BA, Facin ME. Applicability of the Electro-Vectorcardiogram in Current Clinical Practice. Arquivos Brasileiros de Cardiologia [Internet]. 2019 [citado em 28 de outubro de 2021]; Disponível em: https://www.scielo.br/scielo.php?script=sci_arttext&pid=S0066-782X2019000700087;

2. EletroVetorcardiograma E-VCG | Call ECG - Serviços de Telemedicina [Internet]. 2018 [citado em 28 de outubro de 2021]. Disponível em: https://www.callecg.com.br/arquivos/equipamentos/eletroencefalograma;

3. Man S, Maan A, Schalij M, Swenne C. Vectorcardiographic diagnostic and prognostic information derived from the 12-lead electrocardiogram: Historical review and clinical perspective. Journal of Electrocardiology. 2015; 48(4): 463-475.

4. Lyon AF, Belletti DA. The Frank vectorcardiogram in normal men. Norms derived from visual and manual measurement of 300 records. Heart. 1º de março de 1968; 30(2):172-81.

5. Pastore CA, Samesima N, Tobias NMM de O, Filho HGP. Eletrocardiografia Atual - Curso do Serviço de Eletrocardiografia do InCor. 3 ed. São Paulo: Atheneu; 2016. 432 p.

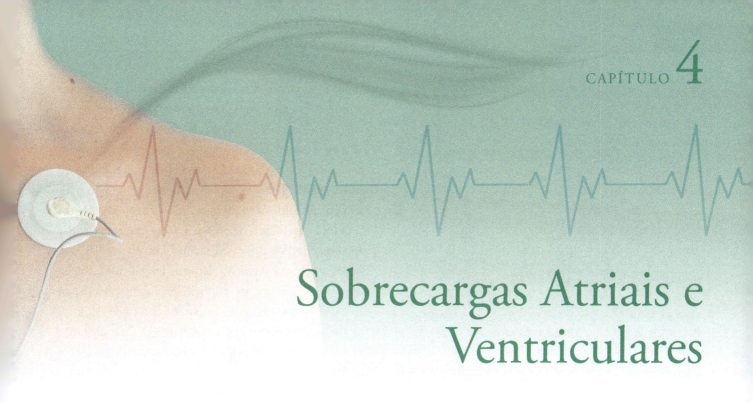

CAPÍTULO 4

Sobrecargas Atriais e Ventriculares

Larissa Gonçalves
Aloisio Marchi da Rocha
Amália Fávero
Carolina Pinheiro Gonçalves Gomes

■ INTRODUÇÃO

A sobrecarga atrial está presente em doenças cardíacas cujas alterações eletrocardiográficas se caracterizam por mudanças na morfologia, voltagem e duração da onda P. O termo "hipertrofia atrial" não deve ser utilizado para denominar as sobrecargas direita, esquerda ou biatrial, uma vez que a hipertrofia atrial não possui expressão eletrocardiográfica.[1]

A sobrecarga ventricular, por sua vez, é caracterizada por alterações no complexo QRS. Este complexo sofre alterações normais de acordo com a disposição dos eletrodos, conforme demonstra a Figura 4.1.[1]

■ ETIOLOGIA E EPIDEMIOLOGIA

A contribuição do ECG nos casos de doenças que cursam com sobrecarga é de extrema importância. O estudo Framingham demonstrou um risco de morbimortalidade por eventos de 3 a 8 vezes maior em adultos com sobrecarga ventricular esquerda no ECG, quando comparados com adultos sadios, sendo que a epidemiologia é variável de acordo com a etiologia da sobrecarga.

São inúmeras as causas que podem cursar com os vários tipos de sobrecargas, sejam as atriais ou ventriculares. A seguir, serão vistos exemplos de cada uma delas com suas respectivas etiologias.

Na *sobrecarga atrial direita*, haverá um aumento da amplitude do vetor médio do átrio direito, que se deslocará mais para frente e para direita. Sendo assim, as principais patologias nas quais poderão ser observadas essa alteração são as lesões valvares múltiplas com hipertensão pulmonar, as lesões tricúspides, a miocardiopatia dilatada e o cor pulmonale agudo e crônico.[1]

Na *sobrecarga atrial esquerda*, ocorrerá um direcionamento do seu vetor médio para trás, para cima e para a esquerda. As principais patologias que poderão ser observadas com essa alteração são a insuficiência e estenose mitrais, a miocardiopatia dilatada e as cardiopatias

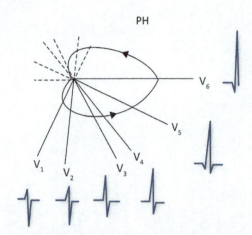

Figura 4.1. Morfologia normal do QRS no plano horizontal.[1] Fonte: Pastore CA, Grupi CJ, Moffa PJ. Eletrocardiologia Atual: curso do Serviço de Eletrocardiologia do Incor. 2 ed. São Paulo: Atheneu; 2008.

hipertensivas.[1] A estenose mitral é rara em países desenvolvidos, nos quais a incidência de febre reumática aguda é pequena, porém ainda é endêmica nos países em desenvolvimento. Dois terços dos pacientes com estenose mitral reumática são mulheres. Já a insuficiência mitral afeta cerca de 2 milhões de pessoas nos Estados Unidos. A etiologia reumática predomina como a principal causa das valvopatias no Brasil. Além disso, o envelhecimento da população aumentou o diagnóstico de doenças valvares de etiologia degenerativa.[2-5]

Na *sobrecarga biatrial*, há um crescimento de ambos os átrios, podendo ser observada na dupla lesão mitral, assim como na insuficiência cardíaca.[1]

Entrando nas sobrecargas ventriculares nas quais haverá um aumento da amplitude do QRS, podem-se observar diversas patologias que cursam com esse achado. No entanto, o QRS poderá estar aumentado também em indivíduos normais com as seguintes características: crianças, adolescentes, adultos jovens, longilíneos, atletas, vagotonia e mulheres mastectomizadas.[1]

As causas da *sobrecarga ventricular direita* poderão ser a estenose valvar pulmonar, a insuficiência pulmonar, a hipertensão pulmonar, a insuficiência tricúspide, a comunicação interatrial e a drenagem anômala das veias pulmonares.[1]

Já na *sobrecarga ventricular esquerda*, a hipertensão arterial, a insuficiência mitral, a persistência do canal arterial, a miocardiopatia dilatada idiopática, a estenose aórtica e a miocardiopatia hipertrófica poderão ser suas principais causas.[1] A estenose aórtica é uma valvopatia prevalente, ocorrendo em até 3% da população acima dos 65 anos, por causas associadas a doenças aórticas, mais comum entre homens, e se manifesta precocemente entre 40 e 60 anos de idade. Já as por calcificação se apresentam mais tardiamente entre 60 e 80 anos. Além disso, o eletrocardiograma possibilita a detecção de sobrecarga ventricular esquerda em 85% dos casos, assim como na insuficiência aórtica, em que a alteração eletrocardiográfica é bastante comum. Por sua vez, na insuficiência mitral, pode haver alteração eletrocardiográfica, porém esta pode demorar mais a surgir e não necessariamente será uma alteração de sobrecarga atrial, podendo ocorrer como alterações rítmicas como fibrilação atrial.[2-5]

■ FISIOPATOLOGIA E QUADRO CLÍNICO

As sobrecargas no eletrocardiograma ocorrem quando a câmara cardíaca é submetida a maior sobrecarga de volume ou a maior sobrecarga de pressão. Sobrecargas sistólicas provocam hipertrofias concêntricas, enquanto sobrecargas volumétricas provocam hipertrofia excêntrica que geram uma dilatação. Ambas as formas irão gerar alterações eletrocardiográficas. A fisiopatologia varia de acordo com a etiologia da sobrecarga.[2-5]

Conforme dito anteriormente, as etiologias de sobrecarga atrial direita podem ser disfunções da valva pulmonar, da valva tricúspide, da valva mitral em estágio avançado, hipertensão pulmonar, forame oval patente, tetralogia de Fallot, atresia tricúspide, persistência do canal arterial e anomalia de Ebstein. As etiologias de sobrecarga atrial esquerda podem ser hipertensão arterial sistêmica, estenose aórtica, estenose mitral, miocardiopatia hipertrófica, persistência do canal arterial e coarctação da aorta. As causas de sobrecarga ventricular direita são patologias da valva tricúspide e da pulmonar, comunicação interatrial e interventricular, tetralogia de Fallot e hipertensão pulmonar. Já as causas de sobrecarga de ventrículo esquerdo são miocardiopatia hipertrófica, hipertensão arterial sistêmica, estenose aórtica, coarctação de aorta, insuficiência aórtica e insuficiência mitral.[2-5]

A valva tricúspide fica entre o átrio e ventrículo direitos. Ela pode se tornar insuficiente secundária a uma sobrecarga hemodinâmica sobre o ventrículo direito, a qual pode ser gerada por doenças que causam hipertensão pulmonar e levam à dilatação do ventrículo direito ou por disfunções no ventrículo esquerdo que provocam pressões de enchimento elevadas nessa cavidade. Essa sobrecarga sobre o ventrículo direito gera consequentemente uma sobrecarga no átrio direito por contiguidade.[2-5]

A valva pulmonar regula a passagem de sangue do ventrículo direito para o tronco da artéria pulmonar. Ela pode sofrer estenose de causa congênita. Isso gera uma sobrecarga de pressão sobre o átrio direito.[2-5]

Na estenose mitral, temos uma diminuição da área valvar, com consequente diminuição do fluxo do átrio para o ventrículo esquerdos. É gerado um gradiente de pressão persistente entre as câmaras esquerdas. Isso leva a um aumento da pressão atrial média acarretando graus variáveis de dilatação e hipertrofia do átrio que gerarão alterações nas propriedades elétricas. Em longo prazo, essa pressão é transmitida pela veia pulmonar para o pulmão, aumentando a pressão pulmonar e consequentemente, essa sobrecarga reflete nas câmaras direitas do coração.[2-5]

Na insuficiência mitral temos uma regurgitação de sangue do ventrículo para o átrio esquerdo, com isso, o átrio receberá, além do sangue vindo das veias pulmonares, sangue vindo do ventrículo durante a diástole. Isso irá gerar uma sobrecarga de volume gerando dilatação e hipertrofia. Também será gerada uma sobrecarga de volume no ventrículo direito na sístole seguinte.[2-5]

A estenose aórtica corresponde à dificuldade de abertura da válvula por perda de mobilidade das válvulas. A valva aórtica normal não gera um gradiente de pressão entre o ventrículo esquerdo e a aorta, sendo a pressão nessas duas cavidades igual durante a sístole. Na situação de estenose, ocorre um aumento da pressão no ventrículo esquerdo, a fim de vencer a estenose

e impulsionar o sangue para a aorta, gerando hipertrofia ventricular inicialmente concêntrica e posteriormente excêntrica. Além disso, o aumento de pressão também é transmitido para o átrio esquerdo, que sofre uma dilatação. Isso justifica a sobrecarga em átrio e ventrículo esquerdo por essa causa.[2-5]

A insuficiência aórtica corresponde ao fechamento incompleto da válvula levando à regurgitação do sangue para o ventrículo esquerdo durante a diástole. Isso gera uma sobrecarga de volume no ventrículo esquerdo causando a uma hipertrofia excêntrica. Com a evolução da doença, esse volume excessivo é transmitido para o átrio e para os pulmões o que leva à sobrecarga para o lado direito do coração.[2-5]

A hipertensão arterial sistêmica causa um aumento da pós-carga no ventrículo esquerdo, gerando maior estresse parietal, aumento da deposição de colágeno extracelular, ativação neuro-humoral que estimula o sistema renina-angiotensina-aldosterona e causa consequentemente hipertrofia ventricular que se manifesta no eletrocardiograma como uma sobrecarga.[2-5]

O quadro clínico também varia de acordo com a etiologia da sobrecarga. Em casos de insuficiência tricúspide, temos os mesmos sintomas da insuficiência cardíaca direita; observa-se turgência jugular significativa, pode haver hepatomegalia, sopro holossistólico. Em casos de estenose pulmonar, os sintomas incluem angina e síncope devido à restrição da circulação sanguínea. Nos casos de estenose aórtica, o principal sintoma é a dispneia aos esforços, porém, o quadro é geralmente composto por uma tríade formada por angina, síncope e insuficiência cardíaca. Os casos de insuficiência aórtica cursam com dispneia, ortopneia, dispneia paroxística noturna, congestão sistêmica, enquanto os de estenose mitral normalmente cursam com dispneia aos esforços, fadiga, ortopneia, dispneia paroxística noturna, edema agudo de pulmão, palpitação, fibrilação atrial e os de insuficiência mitral normalmente são assintomáticos, mas podem cursam com palpitações. Em casos graves, pode haver dispneia, ortopneia devido ao aumento da pressão pulmonar.[2-5]

DIAGNÓSTICO ELETROCARDIOGRÁFICO

Sobrecargas atriais

Sobrecarga atrial direita

A aplicabilidade do ECG para detectar a sobrecarga atrial direita (SAD) já foi muito testada. De acordo com pesquisadores, o eixo do QRS > +90°, a amplitude da onda P em V2 > 1,5 mm e a razão R/S > 1 em V1 na ausência de bloqueio de ramo direito são grandes preditores de SAD, tendo sensibilidade de 49% e especificidade de 100%.[6]

A SAD no eletrocardiograma apresenta-se com as seguintes características:[6-7]

1. onda P apiculada com amplitude maior que 2,5 mm ou 0,25 mV nas derivações D2, D3 e aVF (plano frontal), sendo a duração normal;
2. onda P com amplitude maior que 1,5 mm ou 0,15 mV em V1, V2 e V4R;
3. eixo de P desviado para direita, entre +60° e +90°;
4. onda P em D3 maior que onda P em D1 (P *pulmonale*);
5. alterações do complexo QRS:
   5.1. sinal de Sodi-Pallares: complexos QR, Qr, qR ou qRS em V1;
   5.2. sinal de Peñaloza e Tranchesi: mudança da amplitude do QRS de V1 para V2, no qual a amplitude de V2 é cerca de três vezes maior que em V1.[6-7]

A Figura 4.2 exemplifica o traçado correspondente a essa sobrecarga.

Sobrecarga atrial esquerda

Alguns pesquisadores avaliaram que a duração da onda P > 110 ms; onda P entalhada com intervalo entre os ápices > 40 ms; e fase negativa da onda P em V1 > 40 ms mostraram respectivamente sensibilidade de 62%, 20% e 56% e especificidade de 86%, 98% e 95%.[6]

A sobrecarga atrial esquerda (SAE) no eletrocardiograma apresenta-se com as seguintes características:[6-7]

1. onda P com duração maior que 120 ms;
2. aparecimento de entalhe na onda P (onda P *mitrale*) em D2, com intervalo > 40 ms entre seus ápices, ou seja, entre os componentes atriais direito e esquerdo;
3. onda P com componente negativo em V1, com duração > 0,04 s e amplitude maior que 1 mm (Índice de Morris);
4. eixo elétrico de P desviado para esquerda;
5. duração total da onda P dividida pelo intervalo PR > 1,7 (Índice de Macruz).[6-7]

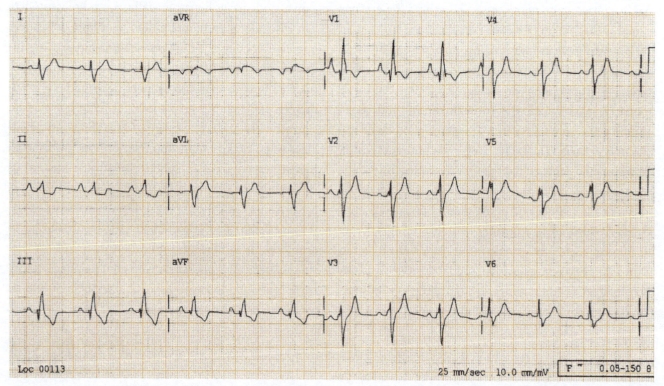

Figura 4.2. Ondas P pontiagudas com 3 mm de amplitude em DII, DIII e aVF (SAD).[6] Fonte: Pastore CA, Grupi CJ, Moffa PJ. Eletrocardiologia Atual: curso do Serviço de Eletrocardiologia do Incor. 2 ed. São Paulo: Atheneu; 2008.

CAPÍTULO 4 ■ Sobrecargas Atriais e Ventriculares

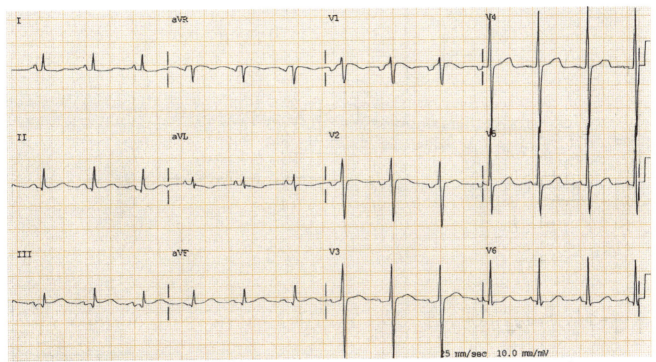

Figura 4.3. Ondas P com duração de 120 ms em DII e DIII e aVF. Fase negativa da onda P em V1 de 2 mm (SAE).[6] Fonte: Pastore CA, Grupi CJ, Moffa PJ. Eletrocardiologia Atual: curso do Serviço de Eletrocardiologia do Incor. 2 ed. São Paulo: Atheneu; 2008.

A Figura 4.3 traz um traçado correspondente a essa sobrecarga.

Sobrecarga biatrial

A sobrecarga biatrial no eletrocardiograma apresenta-se com as seguintes características:[6-7]

1. onda P com amplitude maior que 2,5 mm;
2. onda P com duração maior que 0,12 s;
3. onda P ampla e pontiaguda em V1 e V2.[6-7]

A Figura 4.4 representa o traçado correspondente a essa sobrecarga, além da sobrecarga ventricular direita, que veremos a seguir.

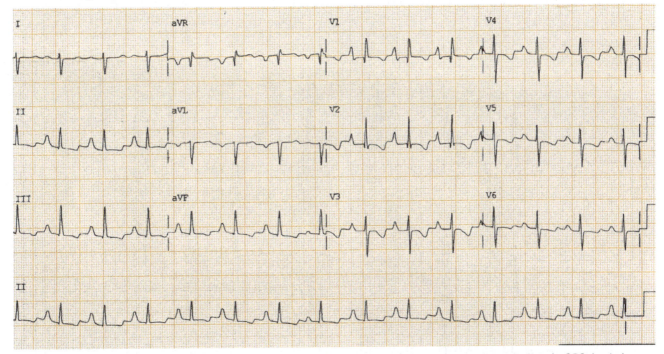

Figura 4.4. Ondas P de 3 mm de amplitude e 120 ms de duração em DII, DIII e aVF (sobrecarga biatrial). Eixo do QRS desviado para direita. Morfologia qR em V, e rS em V5 e V6 (SVD).[6] Fonte: Pastore CA, Grupi CJ, Moffa PJ. Eletrocardiologia Atual: curso do Serviço de Eletrocardiologia do Incor. 2 ed. São Paulo: Atheneu; 2008.

Sobrecargas ventriculares
Sobrecarga ventricular direita

Sabe-se que o ventrículo esquerdo possui massa aproximadamente três vezes maior do que a massa do ventrículo direito. Devido a essa diferença, é necessário que o ventrículo direito aumente seu tamanho em duas vezes ou seu peso em três vezes para que haja expressão eletrocardiográfica. Por conta deste fator, é possível verificar maior especificidade e menor sensibilidade dos critérios eletrocardiográficos para SVD com relação à SVE.[6]

Os critérios para o diagnóstico eletrocardiográfico da SVD são os seguintes:[6-7]

1. eixo elétrico de QRS desviado para direita, maior que +110°;
2. onda R ampla (qR, rR, rsR') em V1 e V2 e ondas S profundas em V5 e V6;
3. padrão *strain* de repolarização em D2, D3, aVF e/ou em V1 e V2;
4. soma de R de V1 + S em V5-V6 > 10,5 mm.[6-7]

Essa sobrecarga está exemplificada na Figura 4.5.

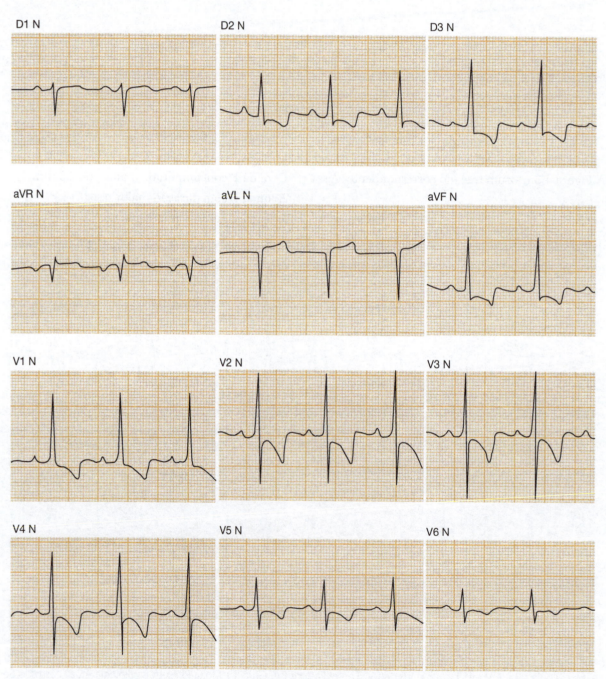

Figura 4.5. Sobrecarga ventricular direita. Fonte: Prof. Claudio Pinho (PUCC).

Sobrecarga ventricular esquerda

A definição da sobrecarga ventricular esquerda (SVE) por meio do ECG já foi muito estudada por diversos pesquisadores. Sokolow-Lyon evidenciou sensibilidade de 56,3% e especificidade de 12,5% pelo critério de voltagem no ECG para o diagnóstico da SVE. Já Cornell constatou sensibilidade de 42% e especificidade de 96% pelo mesmo critério. Romhilt *et al.* desenvolveram um sistema de pontuação que avalia diversos critérios os quais atingiram sensibilidade de 54% e especificidade de 93%.[6]

Existem algumas situações que limitam a avaliação da voltagem para o diagnóstico da SVE, entre elas estão mamas volumosas, derrame pericárdico, doença pulmonar obstrutiva crônica (DPOC), hipotireoidismo e obesidade, sendo que esta última diminui drasticamente a sensibilidade do ECG para a detecção da SVE.[6]

Há três critérios eletrocardiográficos que podem auxiliar no diagnóstico da SVE:[6-7]

1. **Índice de Sokolow-Lyon:** soma da amplitude da onda S em V1 com a amplitude da onda R em V5 ou V6 que seja maior ou igual a 35 mm;
2. **Índice de Cornell:** soma da amplitude da onda R em aVL com a amplitude da onda S em V3, seja maior ou igual a 28 mm em homens e 20 mm em mulheres;
3. **Índice de Romhilt-Estes:** 5 (cinco) pontos ou mais de:
   - **3.1. 3 pontos:** aumento da amplitude do QRS;
   - **3.2. 3 pontos:** padrão *strain*: infradesnivelamento de segmento ST de convexidade superior e onda T negativa assimétrica (se em uso de digitálico, adquire-se apenas 1 ponto);
   - **3.3. 3 pontos:** índice de Morris;
   - **3.4. 2 pontos:** desvio do eixo elétrico de QRS maior que −30°;
   - **3.5. 1 ponto:** aumento da duração do QRS acima de 90 ms em V5 e V6;
   - **3.6. 1 ponto:** aumento discreto da duração do complexo QRS devido ao maior tempo de aparecimento do ápice da onda R em V5 ou V6.[6-7]

Nota: caso a soma seja igual a 4, será sugestivo de SVE.[6-7]

A Figura 4.6 exemplifica o eletrocardiograma correspondente a essa sobrecarga.

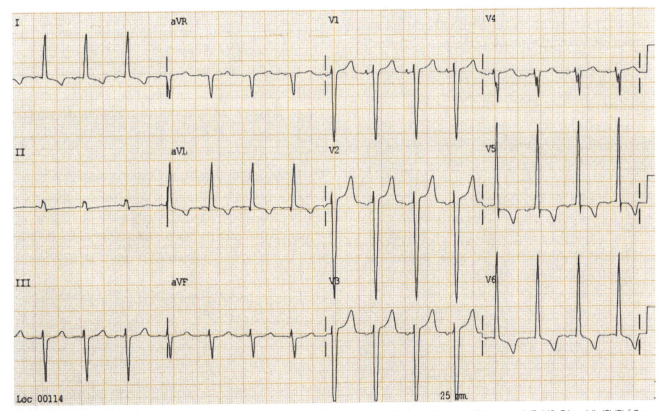

Figura 4.6. Eixo do QRS para esquerda, onda S em V1 + R V5 = 57 mm. Ondas T invertidas, assimétricas em V5, V6, DI e aVL (SVE).[6] Fonte: Pastore CA, Grupi CJ, Moffa PJ. Eletrocardiologia Atual: curso do Serviço de Eletrocardiologia do Incor. 2 ed. São Paulo: Atheneu; 2008.

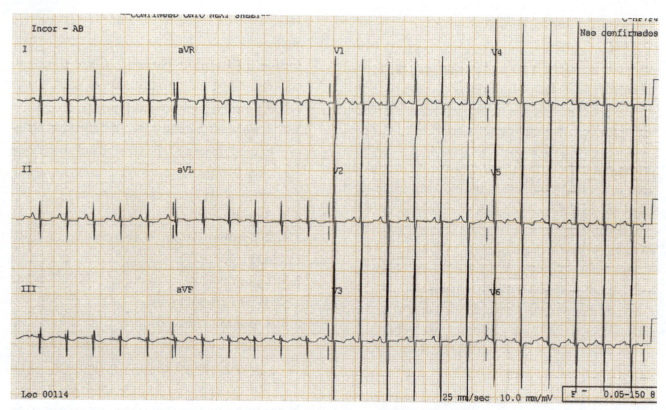

Figura 4.7. Eixo do QRS para esquerda. Morfologia RS em V1, V2, V5 e V6. Sobrecarga biventricular.6 Fonte: Pastore CA, Grupi CJ, Moffa PJ. Eletrocardiologia Atual: curso do Serviço de Eletrocardiologia do Incor. 2 ed. São Paulo: Atheneu; 2008.

Sobrecarga biventricular

A sobrecarga biventricular é caracterizada pela sobreposição dos sinais de SVD e SVE nos achados eletrocardiográficos, conforme segue:[6-7]

1. QRS com eixo elétrico no plano frontal desviado para direita;
2. sobrecarga ventricular direita associada a um ou mais achados de:
    2.1. ondas Q profundas em V5, V6 e derivações inferiores;
    2.2. voltagem da onda R aumentada em V5 e V6;
    2.3. onda S de V1 e V2 somada à onda R de V5 e V6 positiva para o Índice de Sokolow-Lyon;
3. complexos QRS isodifásicos em V2-V4, associados a ondas R amplas nas derivações precordiais esquerdas (sinal de Katz-Wachtel).[6-7]

■ TRATAMENTO

As sobrecargas atriais e ventriculares são diagnósticos eletrocardiográficos, característicos do aumento das câmaras cardíacas no ECG.[8]

Para determinar o tratamento, é necessário definir a etiologia da sobrecarga, correlacionando os achados do ECG ao quadro clínico do paciente, achados propedêuticos (p. ex., sopros cardíacos, alterações em pulso etc.), histórico familiar (morte súbita), além de outros exames complementares, como o ecocardiograma (hipertrofia miocárdica, alterações morfológicas, valvopatias etc.), e a ressonância magnética (cardiomiopatia por depósito), entre outros que corroboram para o diagnóstico etiológico.[8]

CAPÍTULO 4 ■ Sobrecargas Atriais e Ventriculares

■ CASOS CLÍNICOS E SUA RESOLUÇÃO COMENTADA

Caso clínico 1

Homem jovem com 17 anos, assintomático, comparece ao consultório para exame para liberação de atividade física competitiva. Paciente relata que pai faleceu com 38 anos de morte súbita. Apresenta no ECG (Figura 4.9):

No Ecocardiograma (Figura 4.10) apresenta sinais de hipertrofia miocárdica com aumento septal e da parede posterior do VE.

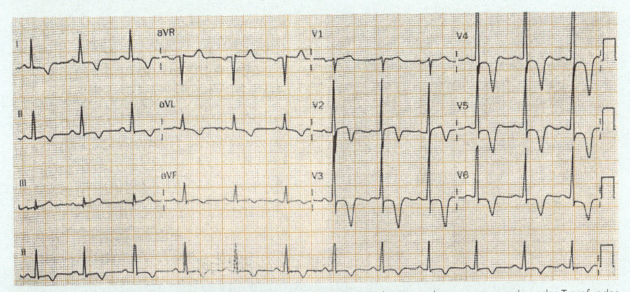

Figura 4.8. FC: 72 bpm, ritmo sinusal, eixo preservado, sobrecarga ventricular esquerda com presença de ondas T profundas em parede anterior.[8] Fonte: Tratado de cardiologia SOCESP. 4 ed. São Paulo: Manole; 2019.

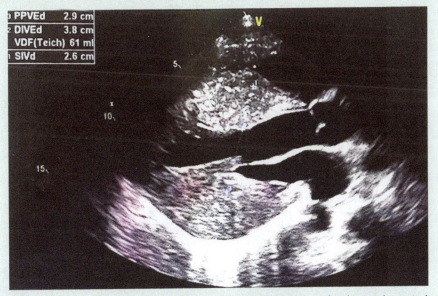

Figura 4.9. Ecocardiograma com sinais de hipertrofia miocárdica, aumento septal e da parede posterior do VE.[8] Fonte: Tratado de cardiologia SOCESP. 4 ed. São Paulo: Manole; 2019.

Conclusão: Sobrecarga Ventricular Esquerda secundária a quadro sugestivo de cardiomiopatia hipertrófica (CMH). Neste caso, é importante estratificar o risco para morte súbita e o exercício físico de alta intensidade deve ser contraindicado.

Caso clínico 2

Mulher de 60 anos, PA: 160 × 90 mmHg, tabagista, IMC: 37, refere diagnóstico há 15 anos de HAS, com uso irregular de losartana 50 mg e hidroclorotiazida 25 mg.

No ECG (Figura 4.10).

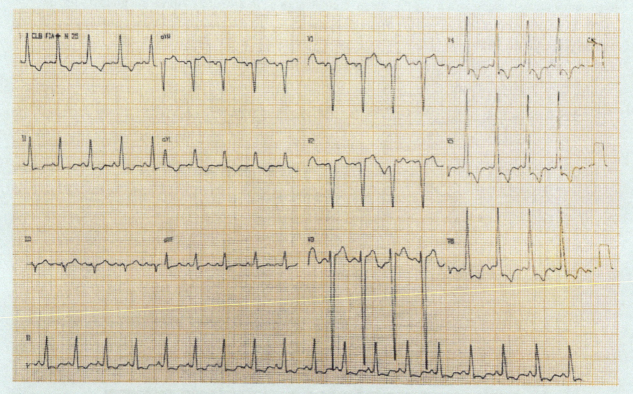

Figura 4.10. FC: 108 bpm, ritmo sinusal, eixo sem desvio, sobrecarga atrial e ventricular esquerda, com padrão *strain* e presença de índice de Morris. Fonte: acervo CardioFlix.

Conclusão: Paciente com sobrecarga ventricular esquerda secundária a HAS não controlada.

Caso clínico 3

Mulher de 40 anos, apresentando queixa de dispneia aos esforços e no exame físico sopro diastólico em ruflar e hiperfonese de B1. No ECG:

No ecocardiograma transtorácico (Figura 4.12) apresenta estenose mitral, com área valvar 1,4 cm².

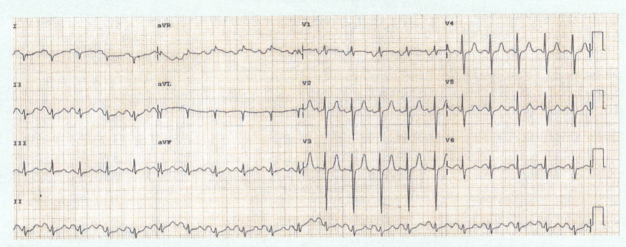

Figura 4.11. Sobrecarga atrial esquerda.[9] Fonte: Arquivos Brasileiros de Cardiologia. 2018; 111(2): 215-222.

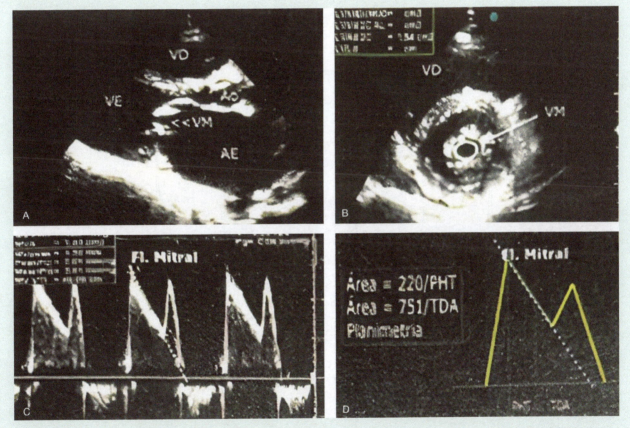

Figura 4.12. Ecocardiograma transtorácico.[8] Fonte: Tratado de cardiologia SOCESP. 4 ed. São Paulo: Manole; 2019.

Conclusão: Sobrecarga atrial esquerda secundária a valvopatia, estenose mitral, com indicação de tratamento intervencionista.

Caso clínico 4

Homem com 56 anos, tabagista de longa data (1 maço/dia há 40 anos), apresenta queixa de tosse crônica e dispneia aos esforços. Apresenta no exame físico aumento do diâmetro anteroposterior do tórax, diminuição do murmúrio vesicular à ausculta pulmonar, presença de hiperfonese de B2 à ausculta cardíaca, estase jugular e edema de membros inferiores. No ECG (Ver Figura 4.13).

Na radiografia torácica apresenta sinais de hiperinsuflação difusa, retificação da cúpula diafragmática, aumento dos espaços intercostais e cardiomegalia. No Ecocardiograma apresentava hipertensão pulmonar e dilatação do ventrículo direito (*cor pulmonale*).

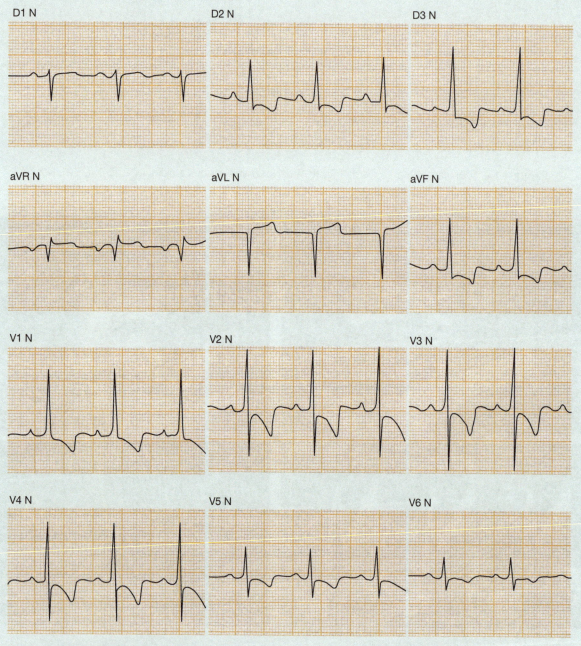

Figura 4.13. Sobrecarga ventricular direita. Fonte: Prof. Claudio Pinho (PUCC).

Conclusão: Sobrecarga de VD no ECG secundária a quadro de pneumopatia (DPOC).

■ CONCLUSÃO

Existem diversas etiologias que podem cursar com as sobrecargas atriais e ventriculares, sendo que as principais são as relacionadas com as patologias valvares. O quadro clínico de cada tipo de sobrecarga varia de acordo com essas etiologias, havendo sinais e sintomas específicos para cada uma delas. Além disso, existe para cada sobrecarga uma forma de ser avaliada e diagnosticada por meio do eletrocardiograma, exame que nem sempre terá elevada sensibilidade e especificidade para isso. Por fim, o tratamento também segue de acordo com as respectivas etiologias de cada sobrecarga, devendo individualizá-las e tratá-las da melhor forma.

■ PONTOS-CHAVE

- As sobrecargas atriais são caracterizadas por alterações na onda P.
- As sobrecargas ventriculares são caracterizadas por alterações no complexo QRS.
- A epidemiologia é variável, de acordo com a etiologia da sobrecarga.
- As patologias valvares estão entre as principais etiologias das sobrecargas atriais e ventriculares.

- O eletrocardiograma nem sempre possuirá alta sensibilidade e especificidade para o diagnóstico das sobrecargas.
- O tratamento das sobrecargas deve ser realizado de acordo com a etiologia da sobrecarga.

Referências bibliográficas

1. Reis HJL, Guimarães HP, Zazula AD, Vasque RG, Lopes RD. ECG: Manual Prático de Eletrocardiograma. São Paulo: Atheneu; 2013.
2. Atualização das Diretrizes Brasileiras de Valvopatias: abordagem das lesões anatomicamente importantes. Arquivos Brasileiros de Cardiologia 2017; 109 (6 Supl.2): 1-34.
3. Diretriz Brasileira de Valvopatias – SBC 2011 / I Diretriz Interamericana de Valvopatias – SIAC 2011. Arquivos Brasileiros de Cardiologia 2011; 97 (5 supl. 1): 1-67.
4. Goldman L, Schafer AL et al. Goldman-Cecil. Medicina. 25 ed. Rio de Janeiro: Elsevier; 2018.
5. de Luna B. Clinical Electrocardiography; 2012, p. 110. In: Morris JJ et al. P-wave analysis in valvular heart disease. Circulation; 1964.
6. Pastore CA, Grupi CJ, Moffa PJ. Eletrocardiologia Atual: curso do Serviço de Eletrocardiologia do Incor. 2 ed. São Paulo: Atheneu; 2008.
7. Pastore CA, Pinho JA, Pinho C, Samesima N, Pereira-Filho HG, Kruse JCL et al. III Diretriz da Sociedade Brasileira de Cardiologia sobre Análise e Emissão de Laudos Eletrocardiográficos. Revista da Sociedade Brasileira de Cardiologia; 2016. 106(4):1-23.
8. Tratado de cardiologia SOCESP. 4 ed. São Paulo: Manole; 2019.
9. Arquivos Brasileiros de Cardiologia. 2018; 111(2): 215-222.

CAPÍTULO 5

Isquemia, Lesão e Necrose

Amanda Pereira Matos
Maria Isabella Machado Arruda
Nayara Freitas Siqueira
Jobert Mitson Silva dos Santos

■ INTRODUÇÃO

A doença isquêmica cardíaca é a causa mais comum de morte no mundo, de acordo com a Organização Mundial da Saúde (OMS), em razão da alta frequência dos *fatores de risco* e ao envelhecimento da população. Esses fatores podem ser *não modificáveis* ou *modificáveis* (Tabela 5.1). São fatores não modificáveis: sexo masculino, idade (o risco aumenta com o envelhecimento), histórico familiar e comorbidades (doença renal, doença da tireoide, terapia hormonal, hipercolesterolemia, diabetes e condições inflamatórias crônicas). Os fatores modificáveis são aqueles que podem ser eliminados ou minimizados por meio de mudança de estilo de vida. São eles: tabagismo, alto consumo de álcool, falta de atividade física, dieta prejudicial à saúde, estresse, falta de sono e síndrome metabólica (glicose sérica elevada, hipertensão, obesidade, distúrbios lipídicos e condições trombóticas).[1]

Tabela 5.1. Fatores de risco modificáveis e não modificáveis para doença isquêmica cardíaca.

Fatores de risco não modificáveis	Fatores de risco modificáveis
Sexo masculino	Tabagismo
Aumento da idade	Alto consumo de álcool
Histórico familiar	Falta de atividade física
Doença renal	Dieta prejudicial à saúde
Doença de tireoide	Estresse
Terapia hormonal	Falta de sono
Hipercolesterolemia	Síndrome metabólica

A *isquemia* é causada por uma desproporção entre demanda e oferta de nutrientes para o músculo cardíaco. Acontece quando há demanda do miocárdio por oxigênio e ocorre espasmo da artéria coronária ou coágulo intravascular proveniente de ruptura de placa aterosclerótica que limita o fluxo nessa artéria e *diminui a oferta de oxigênio*. Em mais de 95% dos casos, a doença isquêmica do coração ocorre devido à aterosclerose arterial coronariana (Doença Arterial Coronariana). Em geral, a estenose na parede arterial reduz a luz do vaso de acordo com o grau de vasoconstrição e a ruptura de placas ateroscleróticas frequentemente causa a formação de coágulos intravasculares que levam a *eventos coronarianos agudos*.[1]

SÍNDROME CORONARIANA AGUDA

O termo Síndrome Coronariana Aguda (SCA) é utilizado em casos nos quais há suspeita ou confirmação de isquemia miocárdica aguda ou infarto. É classificada em três tipos: angina instável, infarto agudo do miocárdio (IAM) sem elevação do segmento ST e IAM com elevação do segmento ST (Figura 5.1). Tradicionalmente, a angina instável é definida por achados clínicos na ausência de troponina elevada. O infarto é caracterizado, além dos achados clínicos e eletrocardiográficos, por valores anormalmente elevados desse biomarcador, que representam lesão miocárdica aguda.[2]

Quadro clínico

O sintoma clássico da SCA é a dor retroesternal, frequentemente descrita como sensação de esmagamento ou pressão, com irradiação para mandíbula e/ou para o braço esquerdo. Entretanto, no lugar dessa *apresentação clássica* podem haver queixas sutis, como dificuldade para respirar, tontura, dor isolada em mandíbula ou em braço esquerdo, náusea, dor epigástrica, diaforese e fraqueza.

Ao *exame físico*, é comum verificar angústia e diaforese. A *ausculta cardíaca* frequentemente é normal, mas pode haver ritmo em galope e sopro. A presença de *pulsos* assimétricos deve levar à consideração de dissecção aórtica. O exame do *aparelho respiratório* é normal, porém pode haver crepitação associada à insuficiência cardíaca congestiva (ICC). Edema bilateral em membros inferiores pode estar presente e também indicar ICC.

O restante dos sistemas mantém-se tipicamente dentro dos padrões normais, exceto quando há outras patologias presentes. O *abdome* doloroso à palpação, por exemplo, pode ser devido a outras patologias, como pancreatite e gastrite. A presença de edema unilateral em membro inferior pode ser devida a embolismo pulmonar.

Portanto, um exame físico detalhado é importante para descartar outros diagnósticos diferenciais de dor torácica, entre eles: pericardite aguda, transtornos de ansiedade, estenose aórtica, asma, cardiomiopatia dilatada, gastroenterite, esofagite, emergências hipertensivas e miocardite.[3] Atentando também para causas críticas de dor torácica como dissecção aórtica, tromboembolismo pulmonar, pneumotórax hipertensivo etc.

ELETROFISIOLOGIA DAS ALTERAÇÕES ISQUÊMICAS

Quando em repouso, a célula do músculo cardíaco encontra-se polarizada, com alta concentração de íons potássio em seu interior. Nessa situação, a bomba de sódio e potássio mantém o meio extracelular mais positivo, passando três íons de sódio para o meio extracelular e dois íons de potássio (K^+) para o meio intracelular. A hipóxia tecidual causada em condições de isquemia reduz a oferta de oxigênio para as células do miocárdio, o que reduz a produção de ATP pelo metabolismo celular. Dessa forma, o funcionamento da bomba de sódio e potássio é prejudicado e ocorre acúmulo de K^+ no meio externo, o que altera o processo de despolarização e repolarização celular. Essas modificações são responsáveis por alterações elétricas observadas no ECG.

Conforme ilustrado na Figura 5.2, em um momento isquêmico inicial, a alteração será observada na curva de repolarização ventricular (onda T). Então, o tecido miocárdico passa a sofrer lesão, quando ocorrem mudanças no traçado do segmento ST. Com o prolongamento do tempo de lesão, ocorre necrose tecidual, que é representada por modificações na onda Q no ECG.

Essas alterações serão abordadas com mais detalhes adiante.

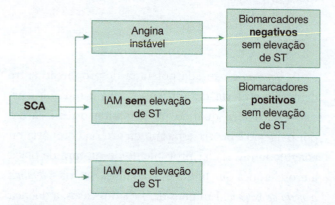

Figura 5.1. Classificação da síndrome coronariana aguda.

CAPÍTULO 5 ■ Isquemia, Lesão e Necrose

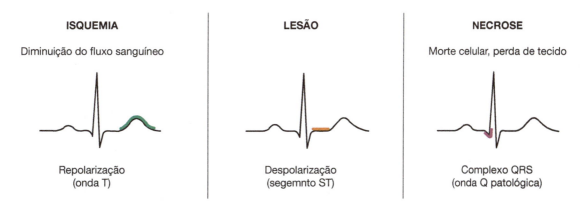

Figura 5.2. Região do traçado eletrocardiográfico em que ocorrerá alteração de acordo com a evolução do processo isquêmico.

■ ISQUEMIA

O processo isquêmico é caracterizado pela redução ou cessação do aporte do oxigênio para o tecido cardíaco em um intervalo inferior a 20 minutos. No ECG, vemos esse dano que se manifesta em alterações no padrão da *onda T*.[4]

A onda T no traçado eletrocardiográfico traduz a repolarização ventricular. Geralmente, é assimétrica e possui porção ascendente lenta e porção descendente com maior inclinação. A hipóxia causada pela isquemia afeta o funcionamento da bomba de sódio e potássio, o que altera a permeabilidade da membrana celular. Assim, a repolarização sofre um atraso, o que modifica o padrão da onda T.[5]

Após um evento isquêmico no músculo cardíaco, as ondas T são as primeiras a sofrerem alteração, visto que tornam-se apiculadas com amplitude positiva e evoluem para uma inversão da amplitude, conforme o decorrer do tempo e da progressão da área da lesão: em um primeiro momento (apiculadas), essas ondas evidenciam uma isquemia subendocárdica e, em seguida, (inversão) demonstram lesão subepicárdica, em decorrência do comprometimento de toda a parede miocárdica.[5-6]

Isquemia subendocárdica

O coração é irrigado pelas artérias coronárias, que se localizam em sua superfície externa. A área *mais distante* do leito coronário é o *tecido endocárdico*. Portanto, ele é o primeiro a sofrer o impacto da redução de fluxo de oxigênio. A alteração no ECG se caracteriza por onda T simétrica e apiculada, que permanece positiva nesse momento, pois o tecido endocárdico não interfere no sentido fisiológico da repolarização ventricular, que ocorre de fora para dentro (do epicárdio para o endocárdio).[7-8]

Isquemia subepicárdica

Conforme a isquemia progride e atinge toda a parede miocárdica em direção ao epicárdio, ocorre simetria e inversão da onda T. Essa onda torna-se negativa devido à mudança no sentido da repolarização na área afetada, que passa a ser do endocárdio para o epicárdio.[7-8]

É possível que ocorra uma normalização do padrão da onda T, caso ocorra restauração do fluxo sanguíneo. Porém, em situações onde exista morte de células cardíacas, o padrão de alteração da onda pode persistir por meses ou anos.[6]

■ LESÃO

Quando o processo isquêmico não é rapidamente revertido e a insuficiência coronariana se agrava, observa-se uma alteração do *segmento ST* do ECG, o que evidencia a instalação de uma lesão miocárdica. Esse processo surge algumas horas após a interrupção ou diminuição do suprimento sanguíneo e corresponde a um edema intersticial, rico em K^+ e infiltrado leucocitário.

A lesão altera a permeabilidade da membrana celular, o que promove a *perda de potássio* para o meio extracelular, além de retardar o seu influxo em grau mais acentuado com relação ao início da isquemia. Como consequência, há uma redução importante do potássio intracelular, de tal modo que as células lesadas não são capazes de manter uma voltagem normal de polarização durante a repolarização ventricular. O potencial de repouso passa de -90 mV (condição fisiológica normal) a -65 mV. Ou seja, devido ao *meio extracelular mais positivo* que o normal, ocorre uma repolarização incompleta no local em sofrimento.[9]

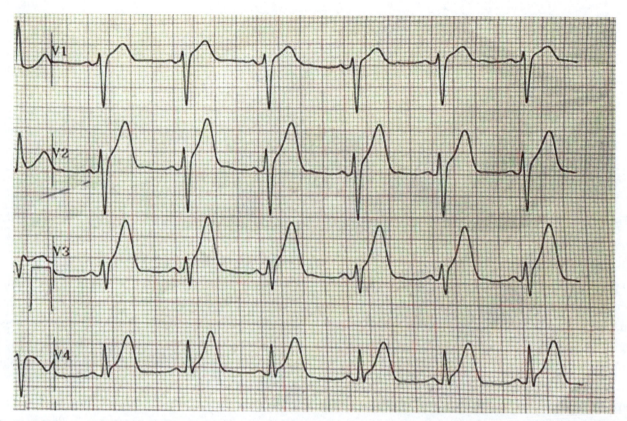

Figura 5.3. Isquemia subendocárdica em parede anterior extensa, com onda T apiculada e simétrica de V1 a V4. Fonte: arquivo pessoal do Dr. Jobert Mitson.

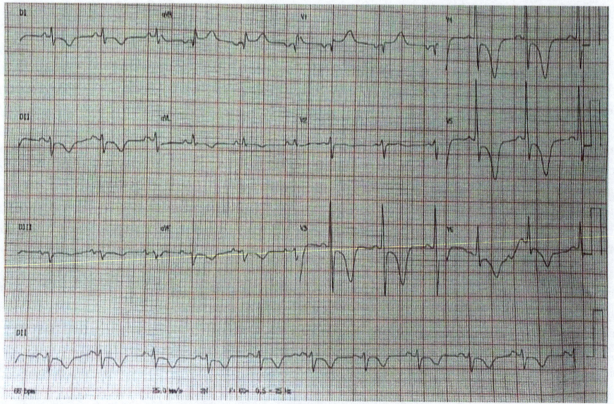

Figura 5.4. Isquemia subepicárdica, com onda T negativa e simétrica de V1 a V6, com DI e aVL envolvidos. Fonte: arquivo pessoal do Dr. Jobert Mitson.

Em decorrência desse desequilíbrio iônico, essa área torna-se eletricamente mais positiva do que a área sadia, estabelecendo-se um gradiente de voltagem entre elas. Esse estado eletrofisiológico é conhecido como *corrente de lesão*, cujo vetor resultante orienta-se no sentido da região em estresse.

Em condições fisiológicas, não há corrente elétrica entre a despolarização ventricular e a repolarização. Sendo assim, o segmento ST é isoelétrico (nivelado com a linha de base do eletrocardiograma). A lesão dos miócitos causa como manifestação eletrocardiográfica o desnivelamento do segmento ST, com *vetor orientado em direção à superfície da lesão* (área mais positiva).[7]

Lesão subendocárdica

No acometimento subendocárdico, o vetor da lesão irá se dirigir em direção ao endocárdio lesado, resultando na manifestação de um *infradesnivelamento de ST*.

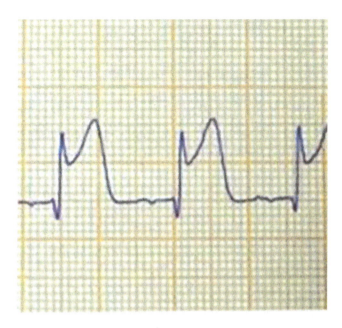

Figura 5.6. Supradesnivelamento do segmento ST em aVF. Fonte: arquivo pessoal do Dr. Jobert Mitson.

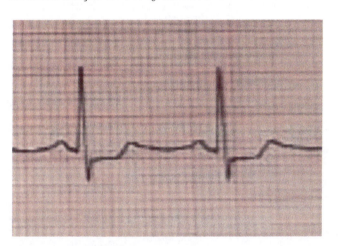

Figura 5.5. Infradesnivelamento do segmento ST. Fonte: arquivo pessoal do Dr. Jobert Mitson.

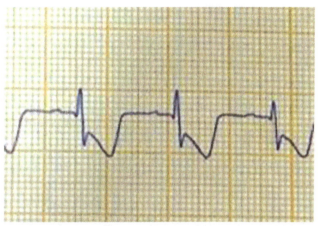

Figura 5.7. Infradesnivelamento de ST em aVL, recíproco à lesão em aVF. Fonte: arquivo pessoal do Dr. Jobert Mitson.

Lesão subepicárdica

Diante de uma lesão subepicárdica, o vetor resultante da corrente de lesão gerada aponta em direção ao epicárdio comprometido.

Dessa forma, um eletrodo explorador situado na região da lesão irá registrar um *supradesnivelamento de ST*. Conforme representado na Figura 5.7, derivações opostas costumam registrar um *infradesnivelamento de ST recíproco*. Ou seja, um infradesnivelamento pode ser uma "imagem em espelho" de um supradesnivelamento em derivações diametralmente opostas.

Em resumo, diante de uma lesão por isquemia, observamos supra ou infradesnivelamento de ST, conforme a região da lesão, em *pelo menos duas derivações contíguas*.[9]

Ponto J

O supradesnível de ST deve ser medido pelo *ponto J*, tendo como referência a linha de base (linha horizontal que conecta um início do QRS ao outro). Considera-se anormal a elevação de ST ≥ 2 mm em V1 a V3 e ≥ 1 mm nas demais derivações. Para o infradesnivelamento de ST, considera-se uma depressão (horizontal ou descendente) ≥ 0,5 mm do ponto J com relação à linha de base.[4]

Infarto agudo do miocárdio

Essas manifestações eletrocardiográficas permitem diferenciar o infarto agudo do miocárdio (IAM) em infarto com supra de ST e sem supra de ST. A diferenciação é importante para a prática clínica, já que norteia a conduta terapêutica, sendo os trombolíticos contraindicados nos casos de IAM sem supra de ST.[4]

Corrente de lesão sistólica e diastólica

Visando à elucidação dos mecanismos fisiopatológicos envolvidos no desnivelamento do segmento ST, foram propostas duas hipóteses: a corrente de lesão diastólica e a corrente de lesão sistólica.

A corrente de lesão diastólica se manifesta quando o músculo lesado em repouso parcialmente repolarizado e relativamente com cargas negativas determina um gradiente de voltagem entre a área lesada do miocárdio e a área circunvizinha íntegra durante a diástole elétrica (segmento TQ). Essa corrente gera um vetor que se dirige para a área sadia mais positiva. Assim, as derivações orientadas para a área lesada registram um infradesnivelamento do segmento TQ. Mas, como os eletrocardiógrafos clássicos utilizam amplificadores de corrente de lesão alternada, esses aparelhos compensam o infra do segmento TQ com um supradesnivelamento do segmento ST.[9]

Já a hipótese da corrente de lesão sistólica pressupõe que, durante a sístole elétrica (intervalo QT), a zona isquêmica será relativamente mais positiva do que a área normal, criando uma corrente de lesão em direção à área comprometida, o que resultará em uma elevação verdadeira do segmento ST no ECG.[9]

Causas de infra e de supradesnivelamento do segmento ST

O infradesnivelamento poderá ser observado em qualquer acometimento que cause má perfusão endocárdica, como os seguintes (Figuras 5.8 e 5.9):

■ NECROSE

A fase final da evolução de um infarto ocorre com o aparecimento de ondas Q patológicas que indicam a ocorrência de necrose. A necrose é um processo de destruição das células com perda da integridade da membrana celular e liberação de substâncias intracelulares na corrente sanguínea. Entre essas substâncias, como já dito, o potássio possui maior importância. Quando a perda do íon potássio intracelular é tão intensa que leva a uma alteração do potencial

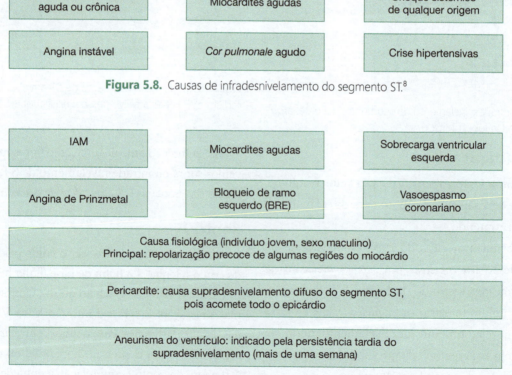

Figura 5.8. Causas de infradesnivelamento do segmento ST.[8]

Figura 5.9. Causas de supradesnivelamento do segmento ST.[8]

de repouso na ordem de 50% do seu valor normal, os miócitos perdem sua capacidade de sofrerem despolarização.[9] No ECG, esse processo fisiopatológico se manifesta por perda das forças elétricas, ou seja, a área necrosada é eletricamente inativa e incapaz de ser despolarizada, o que é evidenciado pelo aparecimento das ondas Q patológicas de grande magnitude. Ondas Q de pequena amplitude são habitualmente encontradas no ECG normal e correspondem à ativação do septo interventricular. Já as ondas Q com amplitude aumentada são quase sempre indicativas de um processo patológico.[4] Para se considerar a onda Q patológica, alguns critérios precisam ser preenchidos:

- duração ≥ 0,04 s;
- a amplitude deve ser ≥ 25% do complexo QRS;
- é necessário que as ondas Q sejam encontradas em duas derivações contíguas.

Além do infarto agudo do miocárdio, outras condições podem gerar esse padrão de alteração na onda Q, sendo eles (Figura 5.10):

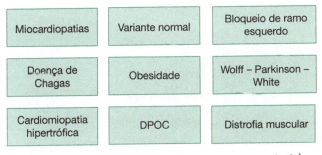

Figura 5.10. Possíveis causas de alterações na onda Q.[4]

É importante destacar que, embora a onda Q seja a manifestação mais comum de necrose, ela não é a única. No caso de um infarto antigo na parede anterior, a necrose será demonstrada pela falha de progressão da onda R nas derivações precordiais (V1–V6), dependendo da extensão do IAM. Já no caso de um infarto antigo na parede posterior do coração, a necrose pode ser demonstrada pelo aumento da onda R em V1.[4]

■ CORRELAÇÃO ENTRE O ECG E A ANATOMIA DO CORAÇÃO

Parede anterior	V1 a V4
Parede lateral	V5 e V6
Parede lateral alta	DI e aVL
Parede inferior	DII, DIII e aVF

■ DIAGNÓSTICO DO INFARTO AGUDO DO MIOCÁRDIO

Em decorrência da morte das células miocárdicas, seu conteúdo é despejado no meio e alcança a corrente sanguínea. Assim, é observada a elevação dos níveis de creatinoquinase (CK) e troponina (I ou II).

- *Nível de CK:* eleva-se cerca de 6 horas a partir do evento isquêmico e tende a permanecer elevado por 48 horas.
- *Nível de troponina:* encontra-se alterado previamente à CK, elevando-se entre 2 a 3 horas após o infarto e permanecendo alterado por dias.

A avaliação das enzimas cardíacas é essencial no momento de definir o diagnóstico entre angina instável e IAM sem supra de segmento ST, uma vez que apenas este último apresentará morte tecidual, cursando assim com alterações nos níveis de marcadores de necrose miocárdica.[6]

O ECG se configura como a melhor ferramenta para o diagnóstico do IAM, uma vez que as alterações surgem logo após o início do evento isquêmico e o exame pode ser realizado facilmente em qualquer paciente que apresente suspeita. Porém, é válido ressaltar que o ECG inicial nem sempre indica alterações, desse modo é indicado que sejam obtidos exames seriados. Durante o infarto, são observados três estágios de alterações no traçado eletrocardiográfico condizentes com a fisiopatologia deste.

1. *Isquemia*: onda T se torna apiculada e logo em seguida se inverte;
2. *Lesão miocárdica*: alterações no segmento ST, podendo estar elevado;
3. *Necrose tecidual*: surgimento de ondas Q patológicas.[6]

Sendo assim, o diagnóstico do IAM é feito com base em três critérios:

- exame físico e história clínica característicos;
- eletrocardiograma com alterações indicativas de lesão do miocárdio;
- elevação dos níveis sanguíneos de marcadores de necrose miocárdica, como troponina e enzima CK-MB.

■ CASOS CLÍNICOS E SUA RESOLUÇÃO COMENTADA

Caso clínico 1

R.K., 71 anos, masculino, branco, deu entrada no pronto-socorro com queixa de dor precordial há 2 horas. Referiu que a dor foi intensa, irradiou para o membro superior esquerdo e que chegou a ter um episódio de vômito e sudorese fria. Relatou ainda que já vinha sentindo dor torácica aos esforços. Foi ao médico dois dias antes e realizou um ECG (Figura 5.11), sendo dispensado com a orientação de procurar um cardiologista.

Antecedentes: hipertenso e diabético. Negou histórico familiar de doenças cardiovasculares. Alegou que faz uso irregular de losartana (50 mg), anlodipino (5 mg) e metformina (850 mg).

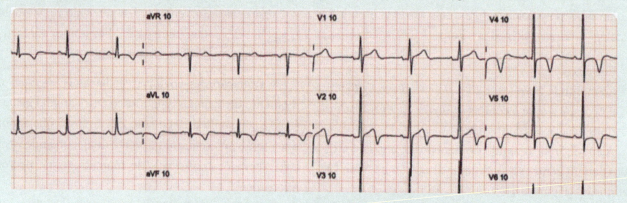

Figura 5.11. ECG ambulatorial dois dias antes *(Síndrome de Wellens)*.

Exame Físico

PA 160 × 90 mmHg | FC 120 bpm | FR 28 irpm | SatO$_2$ 96%

Estado geral regular, descorado 2+/4+, hidratado, acianótico, anictérico, afebril ao toque. IMC 32 kg/m².

- Ritmo cardíaco regular, taquicárdico. Bulhas rítmicas normofonéticas, em dois tempos, sem sopros;
- Tórax simétrico, com expansibilidade preservada. Murmúrios vesiculares presentes bilateralmente, sem ruídos adventícios;
- Abdome plano, com ruídos hidroaéreos normais, flácido, indolor à palpação superficial e profunda;
- Extremidades: pulsos palpáveis e simétricos. Edema 2+/4+ em membros inferiores. Tempo de enchimento capilar < 2 segundos.

CAPÍTULO 5 ■ Isquemia, Lesão e Necrose

Em menos de 10 minutos, paciente recebeu um novo ECG no pronto-socorro (Figura 5.12).

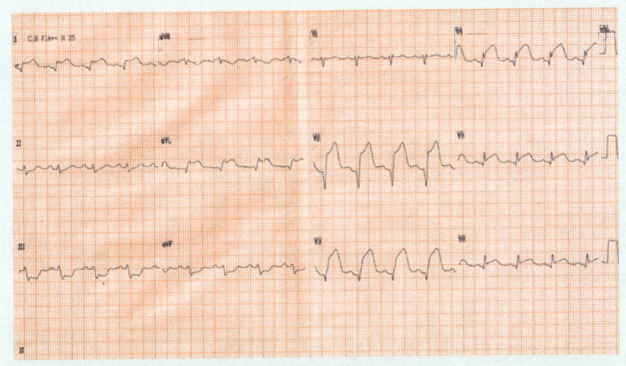

Figura 5.12. ECG de entrada no pronto-socorro.

Comentário: Paciente com fatores de risco para doença cardiovascular, compareceu ao PS com queixa de dor precordial compatível com isquemia miocárdica. O ECG rodado em 10 min mostra um padrão com supra de ST anterior extenso (V1-V6 + D1 e aVL), que demanda CATE nas primeiras duas horas.

No ECG rodado dois dias antes, conseguimos ver em parede anterior um padrão de ondas T bifásicas! Um padrão presente na chamada Síndrome de Wellens, que tem relação com suboclusão da artéria descendente anterior, e onde o primeiro estudo mostrou uma progressão de 75% dos pacientes para um IAM anterior extenso, sendo o padrão de Wellens considerado um padrão de alto risco.

Caso clínico 2

Homem de 66 anos procurou atendimento médico no hospital em razão de dor precordial intensa de 24 horas de duração.

Antecedentes pessoais: hipertensão arterial e tabagismo.

Exame físico revelou frequência cardíaca de 90 bpm e pressão arterial de 110/70 mmHg. Aparelho pulmonar: sem alterações. Aparelho cardiovascular: 2 bulhas normorrítmicas e normofonéticas, com sopro sistólico em borda esternal esquerda baixa.

Eletrocardiograma inicial demonstrou frequência de 100 bpm, ritmo sinusal, baixa voltagem dos complexos QRS no plano frontal, alternância elétrica de complexos QRS e infarto anterior extenso em evolução (QS V1 a V6, ST supra nas mesmas derivações e QS em parede inferior, II, III e aVF), (Figura 5.13).

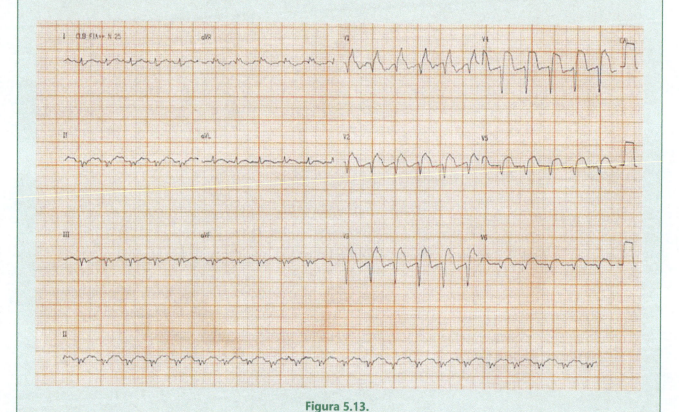

Figura 5.13.

Comentário: Vemos no eletrocardiograma sinais de IAM já em fase avançada de evolução (presença de ondas Q patológicas em várias derivações). Nessa fase, existe uma alta predisposição a complicações mecânicas. O ECG da Figura 5.13 demanda um ecocardiograma de urgência para avaliação de: tamponamento cardíaco (sugerido pela presença de taquicardia + baixa voltagem + alternância elétrica) e detecção de outras complicações, como a rotura de parede livre, CIV e rotura de cordoalha.

Referências bibliográficas

1. Kasprzyk M, Wudarczyk B, Czyz R, Szarpak L, Jankowska-Polanska B. Ischemic heart disease - definition, epidemiology, pathogenesis, risk factors and treatment. Post N Med. 2018; DOI: 10.25121/PNM.2018.31.6.358.
2. Simons M, Alpert JS, Cannon CP. Acute coronary syndrome: terminology and classification. UpToDate; 2020.
3. Singh A, Museedi AS, Grossman, SA. Acute Coronary Syndrome. StatPearls Publishing LLC. 2021; PMID: 29083796.
4. Pastore CA, Grupi CJ, Moffa PJ. Eletrocardiografia Atual. Incor. Pastore. 3 e. São Paulo: Atheneu; 2016. 432 p. ISBN 9788538807001.
5. Feitosa-Filho GS. ECG Simples, Fácil e Prático. Barueri (SP): Manole; 2019. 176 p. ISBN 9788520461082.
6. Thaler MS. ECG Essencial: Eletrocardiograma na Prática Diária. 7 ed. Porto Alegre: Artmed; 2013. 344 p. ISBN 9788565852715.
7. Sukienik B. Atlas de Eletrocardiografia. Rio de Janeiro: Elsevier; 2015. 272 p. ISBN 9788535278514.
8. Friedmann AA. Eletrocardiograma em 7 aulas: temas avançados e outros métodos. 2 ed. Barueri (SP): Manole; 2016. 336 p. ISBN 9788520451489.
9. Carneiro EF. O Eletrocardiograma 10 Anos Depois. Rio de Janeiro: Editora Enéas Ferreira Carneiro; 1997. 622 p. ISBN 9789765031924.
10. Ribeiro WN, Yamada AT, Benvenuti LA. Case 4/2014 - A 66-Year-Old Man with Acute Myocardial Infarction and Death in Asystole after Primary Coronary Angioplasty. Arq Bras Cardiol. 2014 Sep; 103 (3). DOI: 10.5935/abc.20140129. PMID: 25317943.

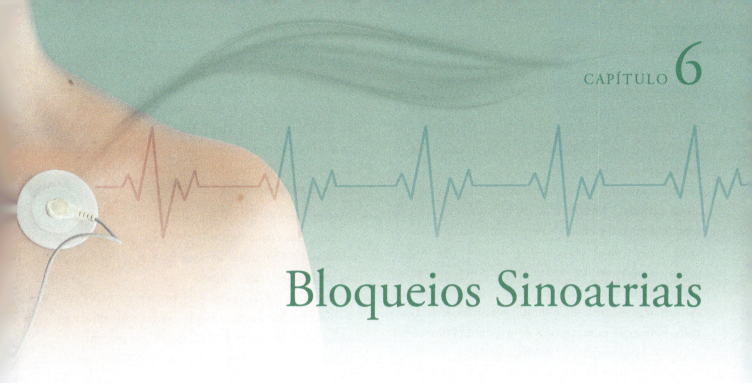

CAPÍTULO 6

Bloqueios Sinoatriais

Arthur de Avila Praciano Pereira
Lara Viana de Paula Cabral
Liamara Fatima Scrovonski
Miguel Antonio Moretti

■ INTRODUÇÃO

Neste capítulo, revisaremos as peculiaridades da estrutura responsável pela geração do estímulo elétrico dominante do ritmo cardíaco, o nodo sinoatrial. Descreveremos a anatomia e a fisiologia dessa região, bem como suas principais formas de disfunção: as falhas na formação do impulso e os bloqueios na condução deste para o tecido atrial adjacente. Por fim, detalharemos a classificação dos bloqueios sinoatriais e as características eletrocardiográficas de cada um de seus tipos.

O coração, principal órgão do sistema cardiovascular, é capaz de autogerar potenciais de ação celular, que se propagam pelo miocárdio por trajetos e velocidades específicas, levando à contração das quatro câmaras cardíacas de forma organizada e regular.[1] Virtualmente, todas as células cardíacas são capazes de originar potenciais elétricos. Porém, as células do nodo sinusal, por se despolarizarem em frequência mais elevada do que as demais, normalmente constituem o marca-passo dominante do coração.[2]

■ ANATOMIA E FISIOLOGIA DO NODO SINUSAL

Descrito por Keith e Flack em 1907, o nodo sinoatrial é uma estrutura fusiforme de 3 mm × 1,5 mm × 1,0 mm, localizada na junção da veia cava superior com a parede posterior do átrio direito.[3] Essa região compacta, irrigada pela artéria do nodo sinusal em geral ramo da artéria coronária direita ou da artéria circunflexa (55% e 45% das pessoas, respectivamente), é o sítio da atividade integrada de células do tipo marca-passo, que se despolarizam de forma espontânea, gerando um potencial de ação para comandar o ritmo cardíaco.[3]

O nodo sinusal é composto de dois grupos celulares com propriedades fisiológicas distintas: 1) as células P (*pacemaker cells*), ricas em canais de sódio do tipo *funny* com capacidade aumentada de despolarização espontânea e geração do potencial de ação; e 2) as células T (*transitional cells*), de composição mais parecida com as demais fibras cardíacas e especializadas na condução do impulso elétrico.[3] A geração do estímulo no nodo sinusal, sua transmissão ao tecido atrial circunjacente e a consequente despolarização dos átrios direito e esquerdo se traduzem na onda P do eletrocardiograma de superfície.

Diferentes fatores, muitos deles fisiológicos, podem afetar a função sinusal, levando ao aumento ou à diminuição da frequência de despolarização das suas células, à ausência de geração de potencial e/ou ao bloqueio na saída do impulso elétrico do nodo sinoatrial que se manifestam como arritmias ou pausas sinusais. A incapacidade de o nodo sinusal gerar frequência cardíaca suficiente para suprir a demanda da homeostase corporal é conhecida por disfunção sinusal.[1]

Conceito de bloqueio sinoatrial

O bloqueio sinoatrial (BSA), é um fenômeno eletrofisiológico caracterizado pelo retardo ou pelo bloqueio na passagem do impulso do nó sinusal para o tecido atrial adjacente. Trata-se de uma forma específica de pausa, na qual o estímulo formado nas células do nó sinusal é bloqueado em sua condução para os átrios, não consegue despolarizar o tecido atrial e, portanto, não se registra a onda P sinusal. Em geral, há preservação do automatismo do nodo, o distúrbio ocorre nas fibras que fazem a conexão entre o nódulo sinusal com o tecido atrial adjacente.[2]

■ HISTÓRICO (EPIDEMIOLOGIA)

A primeira publicação enfatizando a alteração funcional do ritmo dominante do nó sinusal foi feita em 1967, mas a descrição da doença foi realizada apenas em 1973 por Ferrer.[3]

Os BSA são considerados modalidades incomuns de bradiarritmias, com poucos relatos na literatura de pacientes diagnosticados com essa disfunção, o que pode ser provavelmente decorrente da dificuldade de diagnóstico preciso e manifestações, muitas vezes, assintomáticas.[4]

■ ETIOLOGIA E CLASSIFICAÇÃO

Independente de qual mecanismo seja o causador do bloqueio sinoatrial, seja por um distúrbio de condução ou um bloqueio do NS,[2] a evolução da condição é bastante inespecífica e cursa normalmente com uma bradicardia progressiva que pode evoluir para uma parada sinusal.

No BSA, existe uma pausa da descarga sinusal de etiologia conhecida por falha das células T. Células estas responsáveis pela condução do estímulo elétrico para o miocárdio atrial e quando há uma desordem nelas, a condução é deficitária ou inexistente.[5] O BSA pode ser classificado em 1º, 2º e 3º graus.[1]

- 1º *grau*: quando há apenas uma lentificação do estímulo elétrico que parte do nodo sinoatrial e chega no átrio; e é importante ressaltar que, no ECG essa variação não é perceptível.
- 2º *grau, tipos I e II*: ausência de onda P no ECG precedido de um encurtamento progressivo do intervalo P-P. Essa assimetria de intervalos que precede a pausa da onda P é conhecida como fenômeno de Wenckebach (Figura 6.1); diferente do tipo II, em que as pausas são idênticas (Figura 6.2).
- 3º *grau*: caracterizado por uma assistolia atrial, ou seja, bloqueio total do estímulo sinusal, não chegando ao átrio, portanto não gera onda P (Figura 6.3).

■ FISIOPATOLOGIA – A DISFUNÇÃO NO BLOQUEIO SINOATRIAL

Nesses bloqueios, o NS despolariza, mas o estímulo elétrico produzido pelas células P é interrompido na periferia. O BSA também é conhecido como bloqueio de saída do nó sinusal (Figura 6.4).[6]

A pausa pode ser temporária ou permanente. É observada no ECG pelo desaparecimento de ondas P sinusal por alguns batimentos ou definitivamente.[6] Esses eventos podem ser assintomáticos ou, em determinados casos (quando a pausa for mais longa), provocar a sensação vertiginosa e até síncope.

As causas para esse distúrbio podem ser variadas, mas em geral estão relacionadas com a fibrose idiopática do NS ocasionada pela degeneração de elementos do sistema de condução.[4]

■ DIAGNÓSTICO

No BSA os achados no ECG são anomalias que precedem a onda P e a própria onda P.[1] No BSA de 1º grau não observamos nenhuma anomalia de onda P, por se tratar de uma lentificação no processo de condução do estímulo. A onda P só é observada quando o impulso chega no átrio, portanto, durante a condução, entre o NS até o átrio não há nenhum sinal no ECG individualmente.[7]

CAPÍTULO 6 ■ Bloqueios Sinoatriais

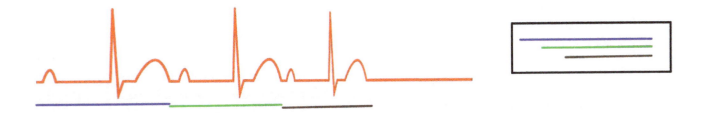

Figura 6.1. Fenômeno de wenckebach no BSA de 2° Grau, tipo 1. Fonte: Elaborada por Arthur de Avila Praciano Pereira.

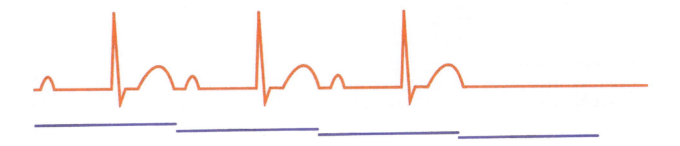

Figura 6.2. BSA 2° Grau, tipo 2. Os intervalos das pausas são idênticos. Fonte: Elaborada por Arthur de Avila Praciano Pereira.

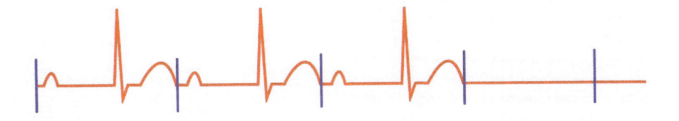

Figura 6.3. BSA de 3° grau. A marca roxa sinaliza onde deveria iniciar a onda P. Fonte: Elaborada por Arthur de Avila Praciano Pereira.

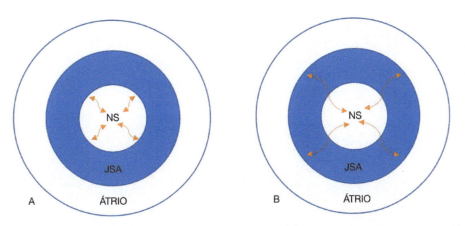

Figura 6.4. A. A despolarização no NS não gerou um impulso suficiente para chegar às células da junção sino atrial (JSA). **B.** O impulso não conseguiu ultrapassar a JSA. Fonte: elaborada por Arthur de Ávila Praciano Pereira.

Contudo, alguns estudos[1] colocam que é possível diagnosticar essa condição colocando o cateter dentro do coração. Portanto, o diagnóstico é feito essencialmente por meio da clínica e da exclusão de demais hipóteses.

Já o diagnóstico do 2º grau é feito analisando o intervalo P-P, sendo a diferença entre o tipo I e tipo II a presença ou não do fenômeno de Wenckebach.[4] Basicamente, no tipo I, assim como no tipo II, há uma inexistência da onda P, com o diferencial de que esta pausa pode ser precedida de uma diminuição progressiva do intervalo P-P (Figura 6.1).

Para o diagnóstico do tipo II, é necessário que os intervalos P-P que precedem a falha de condução tenham a mesma cadência (Figura 6.2).

Para o diagnóstico da BSA de 3º grau, observamos uma assistolia atrial (Figura 6.3). Lembremos que o diagnóstico diferencial é feito com a parada sinusal.

■ TRATAMENTO

O tratamento consiste em identificar se o bloqueio é reversível ou irreversível. Se for uma causa reversível, com o uso de medicamentos (digitálicos, p. ex.), deve-se suspender o fator que estaria ocasionando o distúrbio.

Já nos pacientes com uma causa não transitória (irreversível) em que a parada sinusal for maior que 3 segundos durante a vigília, está indicado o uso do marca-passo definitivo. Na vigência de bradicardia que resulta em débito cardíaco não adequado, é possível fazer uso da atropina até a definição do uso ou não do marca-passo.[8]

■ CONCLUSÃO

O BSA é uma modalidade de disfunção do nó sinusal que bloqueia a condução do estímulo sinusal para o miocárdio atrial e caracteriza-se por pausas e bradicardia diagnosticadas pelo eletrocardiograma.[8]

Os BAS podem ser classificados conforme sua apresentação em: 1º, 2º (tipos 1 e 2) e 3º graus, sendo que 1º grau não é detectado no ECG de superfície.

O reconhecimento dessa bradiarritmia é importante para que possa ser instituído o tratamento mais adequado.[10]

Referências bibliográficas

1. Narula OS. Sinus node re-entry: mechanism of supraventricular tachycardia in man. Circulation. 1972; 46 (sup. 2): 11.
2. Consolim-colombo FM, Izar MCDO, Saraiva JFK. Tratado de cardiologia SOCESP. 4 ed. São Paulo: Manole; 2019.
3. Ferrer MI. The sick sinus syndrome in atrial disease. JAMA. 1968; 206: 645-6.
4. Friedmann AA. Bloqueio sinoatrial: modalidade incomum de bradicardia. Serviço de Eletrocardiologia do Hospital das Clínicas da Faculdade de Medicina da Universidade de São Paulo (HCFMUSP).
5. Guimarães JI. Diretriz de Interpretação de Eletrocardiograma de Repouso. Sociedade Brasileira de Cardiologia. Arq. Bras. Cardiol. 2003; 80 (supl. 2).
6. Gizzi JC, Sierra-Reyes CA, Moreira DAR. Disfunção do nódulo sino-atrial: clínica e terapêutica. Reb/ampa. 1995; 8(3): 254-264.
7. Pimenta J, Valente N. Disfunção do nódulo sinusal: do diagnóstico ao implante de marca-passo definitivo. BR44.1. Serviço de Biblioteca, Documentação Científica e Didática. Prof. Dr. Luiz Venere Décourt.
8. AHA/ACC/FSC. Guidelines for the management of symptomatic bradycardia and tachycardia. Circulation. 2005; 112: IV67-IV77.
9. Jameson JL. Manual de Medicina de Harrison. 20 ed. Porto Alegre: Grupo A; 2020.
10. Goldman L, Schafer AI, Al E. Goldman-Cecil Medicina Interna. Milano: Edra; 2018.

CAPÍTULO 7

Bloqueios Atrioventriculares

Bruno Henrique Pazza Pereira
Yoná Karine Kramer
Carolina de Moraes Gebran Lucenti
Dariana Viegas Penteado

■ DESTAQUES

- Os bloqueios atrioventriculares (BAV) são bradiarritmias, caracterizadas por alteração na condução do impulso elétrico em nível átrio ventricular e com frequência cardíaca inferior a 50 bpm.
- Em adultos hígidos, o intervalo PR deve durar entre 120 e 200 ms.
- A epidemiologia é bastante controversa, entretanto, a prevalência da condição no Brasil é estimada em 3,23% do total da população.
- Os BAV podem ser ocasionados por etiologias fisiológicas ou patológicas, que podem incluir fibrose idiopática do sistema de condução, isquemia cardíaca, doença de Chagas, entre outras causas.
- Os BAV ocorrem quando os impulsos atriais sofrem bloqueios totais, falhas intermitentes ou atrasos na condução elétrica pelo nó atrioventricular (AV).
- Constituem fatores de risco para os BAV: idade avançada; tônus vagal elevado; medicamentos; doença arterial coronariana, entre outros.

- O diagnóstico é realizado com auxílio do eletrocardiograma, por meio da análise do intervalo PR, onda P e complexo QRS.
- A análise eletrocardiográfica dos bloqueios atrioventriculares (BAV) costuma ser suficiente para determinação da localização e da evolução do paciente.
- Os bloqueios são classificados em: BAV de 1º grau; BAV de 2º grau Mobitz tipo I; BAV de 2º grau Mobitz tipo II; BAV de 2º grau 2:1; BAV avançado ou de alto grau; e BAV de 3º grau (ou BAV Total).
- Em pacientes com BAV de 1º e 2º grau podem ser relatados pelo paciente sintomas de palpitações ou a sensação da ausência de alguns dos batimentos cardíacos.
- O BAV de 3º grau pode ocasionar mais sinais e sintomas nos indivíduos portadores, os quais incluem: palpitações, pré-síncope, síncope, dispneia, angina e sinais de baixo débito.
- BAV de 1º grau, conduz em TODOS os ciclos cardíacos, porém com atraso.

- BAV de 2º grau Mobitz tipo I, "AVISA" que vai ocorrer.
- BAV de 2º grau Mobitz tipo II, "NÃO AVISA" que vai ocorrer.
- BAV de 2º grau 2:1, DUAS ondas P para cada complexo QRS.
- BAV avançado ou de alto grau, MÚLTIPLAS ondas P bloqueadas para cada complexo QRS.
- BAV de 3º grau, NÃO respeita o ciclo cardíaco.
- O tratamento dos BAV deve ser realizados de acordo com a sua classificação, sintomatologia, etiologia e necessidade de tratamento de emergência ou definitivo. Podem ser utilizados atropina, dopamina, adrenalina, marca-passo transcutâneo ou transvenoso, além de medidas de suporte.

INTRODUÇÃO

Os bloqueios atrioventriculares (BAV) se encontram dentro do contexto das bradiarritmias, caracterizadas por frequência cardíaca inferior a 50 bpm.[1] Eles acontecem quando os impulsos provenientes do nó sinusal ou átrios sofrem um atraso ou deixam de ser conduzidos aos ventrículos.[2]

Apesar da maioria das causas estarem relacionadas com condições patológicas como a fibrose idiopática do sistema de condução, doença de Chagas, entre outras, o BAV pode ser encontrado de forma fisiológica, por exemplo em atletas.[1,3]

Essa patologia pode acometer até 30% de algumas populações, entretanto, estudos brasileiros encontraram a prevalência de 0,76% a 6,04%, sendo que em estudos internacionais a prevalência encontra-se entre 0,6% e 2,1%, valores que são variáveis de acordo com características individuais e presença de fatores de risco, porém a literatura acerca do assunto é insuficiente para análise desses índices.[4]

Com relação à localização, podem se encontrar no nível do Nó AV (bloqueio nodal), no tronco do feixe his (intra-his) ou abaixo dele (infra-his). Geralmente os bloqueios infra nodais são associados a QRS largos, frequência cardíaca baixa e pior prognóstico.[6]

Essas arritmias podem ser classificadas em BAV de 1º grau, BAV de 2º grau Mobitz tipo I, BAV de 2º grau Mobitz tipo II, BAV de 2º grau 2:1, BAV avançado ou de alto grau e BAV de 3º grau (ou BAV Total), que possuem diferentes características eletrocardiográficas, formas de apresentação, tratamento e prognóstico.[5] De forma geral, quanto maior o grau do bloqueio, maior a gravidade do caso e pior o prognóstico do paciente.[1]

O quadro clínico dos pacientes que apresentam a patologia é variável de acordo com o grau do bloqueio, podendo variar entre quadros assintomáticos até sintomáticos com a ocorrência de síncope, pré-síncope, palpitações, angina, sinais de baixo débito, entre outros.[5] O diagnóstico é realizado com auxílio do eletrocardiograma, por meio da análise do intervalo PR, onda P e complexo QRS.[6]

O tratamento dessas patologias, por sua vez, é realizado de acordo com a condição clínica do paciente, presença de sintomas ou sinais de instabilidade e grau do bloqueio, consistindo em medidas gerais e tratamento farmacológico ou por meio de marca-passo, devendo ser individualizado para cada paciente.[7-9]

HISTÓRICO/EPIDEMIOLOGIA

O primeiro caso de BAV foi documentado em 1875, pelo britânico Alfred Galabin, em que foi observado uma dissociação atrioventricular em um homem de 34 anos.[10] Nos anos subsequentes, o conhecimento acerca do tema aumentou progressivamente, chegando às informações disponíveis atualmente.

A epidemiologia sobre o tema é bastante controversa, sendo descrito na literatura que os BAV são frequentemente atribuídos a uma fibrose idiopática do sistema de condução em pelo menos 50% dos casos, com o aumento da prevalência em idades mais avançadas e predomínio na população masculina (2:1). Além disso, pesquisas indicam que a isquemia cardíaca está relacionada com 40% dessas bradiarritmias, sendo que pelo menos 20% dos pacientes que tiveram um infarto agudo do miocárdio (IAM) podem evoluir para algum tipo de BAV. Ademais, outras causas de prevalências desconhecidas também podem ser responsáveis pelo desenvolvimento da doença.[3]

A prevalência da condição no Brasil é estimada em 3,23% do total da população, variando entre 0,76% e 6,04% em diferentes estados do país. Quanto aos subtipos dessa bradiarritmia, o BAV de 1º grau apresentou prevalência na população em geral de 3,11%, o BAV de 2º grau 0,05%, BAV de 3º grau 0,06% e BAV avançado ou de alto grau 0,01%. Além disso, alguns estudos relatam que a patologia pode apresentar uma

CAPÍTULO 7 ■ Bloqueios Atrioventriculares

prevalência de 30% em determinados subgrupos populacionais e pesquisas internacionais relatam a prevalência dessa doença entre 0,6% e 2,1%. Entretanto, a real prevalência da condição é desconhecida, visto a insuficiência de dados acerca do tema.[4]

■ CONCEITO, ETIOLOGIA E FATORES DE RISCO

As bradiarritmias consistem em transtornos de condução do impulso elétrico cardíaco, sendo caracterizadas por frequências cardíacas inferiores a 50 bpm, que podem possuir diferentes etiologias, apresentações e fatores de risco.[1] Entre os tipos de bradiarritmias encontram-se os BAV.

Os BAV ocorrem quando os impulsos atriais sofrem bloqueios totais, falhas intermitentes ou atrasos na condução elétrica através do nó atrioventricular (AV), ou seja, na condução dos impulsos elétricos para os ventrículos.[6] Esse distúrbio de condução pode ser dividido em categorias: BAV de 1º grau, no qual todos os impulsos elétricos são conduzidos, porém com tempo de condução prolongado (> 200 ms); BAV de 2º grau, no qual há uma falha intermitente da condução dos impulsos elétricos; BAV de 3º grau, no qual nenhum impulso elétrico é conduzido até os ventrículos.[11]

Para identificação desse distúrbio de condução no eletrocardiograma, utiliza-se a análise da duração do intervalo PR, que é composto pela onda P, a qual representa a condução intra-atrial, e o segmento PR, o qual representa a condução pelo nó AV e sistema His-Purkinje.[11] A partir dessa análise, é possível suspeitar da etiologia da doença, que pode ocorrer devido a alterações fisiológicas e/ou patológicas do sistema de condução elétrica do coração. Sendo algumas delas:[1]

- fisiológicas: vagotonia, pós-massagem do seio carotídeo, manobra de valsalva e vômitos, podendo ser encontrados em alguns estágios do sono e em atletas;
- patológicas: adquiridas e congênitas.

Entre as etiologias patológicas, mais da metade dos BAV parece ocorrer de forma idiopática, por meio de fibrose e esclerose do sistema de condução. Essas alterações ocorrem, entre outras causas, pelo processo normal de envelhecimento.[2] Além disso, podem ser ocasionadas por: doenças isquêmicas crônicas do miocárdio; IAM; cardiomiopatias; cirurgias cardíacas; ablações; cardiopatias congênitas; BAV familiar; medicamentos como betabloqueadores (BB), bloqueadores dos canais de cálcio (BCC) não di-hidropiridínicos, digitálicos, adenosina e outros antiarrítmicos que possam interferir na condução.[3,11]

Em consonância às informações descritas, caracterizam-se como fatores de risco para o desenvolvimento da patologia:[1,3,9,11]

- idade avançada;
- tônus vagal elevado;
- medicamentos: BB, digitálicos e BCC não di-hidropiridínicos;
- hipertensão arterial sistêmica;
- Doença de Chagas;
- síndrome coronariana aguda;
- insuficiência cardíaca congestiva (ICC);
- cirurgia, intervenção ou ablação cardíaca recente;
- doença arterial coronariana crônica;
- cardiomiopatias infiltrativas e dilatadas;
- algumas distrofias musculares.

■ FISIOPATOLOGIA E QUADRO CLÍNICO

Para entender a fisiopatologia dos BAV, é importante compreender como ocorre o funcionamento de um coração saudável e sem alterações. Dessa forma, em situações normais, a função do nó AV é realizar uma pequena pausa na condução elétrica, a fim de que haja tempo suficiente para que a sístole atrial bombeie o sangue para os ventrículos e esses se encham totalmente antes de realizar a sístole ventricular. Em adultos hígidos, esse intervalo deve durar entre 120 a 200 ms.[5] Nos casos em que os impulsos elétricos apresentam retardo na condução ou mesmo ausência de condução até os ventrículos têm-se os BAV.[9]

Alguns fatores podem influenciar no tempo de duração desse intervalo, como a frequência cardíaca (FC) e a idade dos pacientes.[6] Quanto à FC, o intervalo PR torna-se mais alongado quando há um tônus parassimpático aumentado (diminuição da condução através do nó AV) e mais curto quando o tônus simpático estiver aumentado (aumento da condução através do nó AV). A idade, por sua vez, costuma afetar o intervalo PR da seguinte forma: em crianças esse intervalo costuma ser mais curto; em idosos se apresenta um pouco mais alongado; em adultos esse tempo não costuma ultrapassar 200 ms de duração.[1] Caso sejam observados valores maiores que 200 ms de duração nesse intervalo, deve-se levantar a suspeita de BAV.[11]

Quanto à localização em que ocorrem os atrasos ou bloqueios, esses podem ocorrer em diferentes locais do sistema condutor do coração. Analisando de acordo com a anatomia (Figura 7.1), pode-se encontrar os seguintes locais de atrasos ou bloqueios:[9]

- nó AV (bloqueio nodal);
- sistema His-Purkinje (bloqueio intra-his);
- inferior ao sistema His-Purkinje (bloqueio infra-his).

Além da localização, o quadro clínico e o prognóstico dos pacientes acometidos por essa bradiarritmia costuma depender do grau do bloqueio.[1] Os pacientes com BAV de 1º e 2º grau tipo I podem relatar sintomas de palpitações ou a sensação da ausência de alguns dos batimentos cardíacos. Já o BAV de 2º grau tipo II, BAV avançado, BAV 2:1 e o BAV de 3º grau podem ocasionar maiores sinais e sintomas, os quais incluem: palpitações, pré-síncope, síncope, dispneia, angina e sinais de baixo débito.[5]

O prognóstico do paciente é influenciado pela localização dessas anormalidades, sendo que atrasos nodais costumam cursar com complexos QRS estreitos, com duração menor que 120 ms, e melhor curso clínico, enquanto atrasos intra e infra-his podem cursar com alargamento do complexo QRS, maiores que 120 ms, e um pior prognóstico (Figura 7.1).[6]

Geralmente, a análise eletrocardiográfica do BAV é suficiente para determinação da localização e da evolução do paciente. No entanto, quando a localização não pode ser determinada pelo eletrocardiograma (ECG) e quando o conhecimento sobre a localização é fundamental para o tratamento, há indicação para a realização de um estudo eletrofisiológico (EEF).[5]

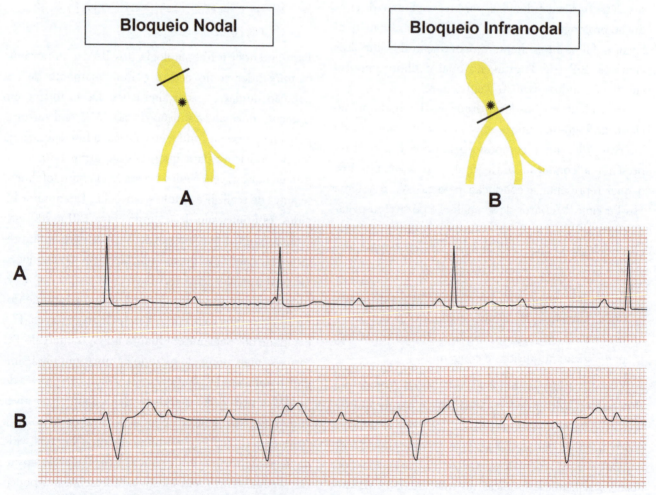

Figura 7.1. Localização anatômica dos BAV e alterações eletrocardiográficas.[12] Fonte: adaptada de Baltazar, 2009.

DIAGNÓSTICO ELETROCARDIOGRÁFICO

O diagnóstico eletrocardiográfico dos BAV é feito por meio da análise da duração do intervalo PR e da relação da onda P com o complexo QRS no ciclo cardíaco. Para identificá-los, deve-se avaliar a duração do intervalo PR, sendo o valor normal de 120 a 200 ms, o que representa *3 a 5 quadradinhos*, e caso esse valor seja superior a 200 ms indica a presença de um BAV.[6] Além disso, é importante observar o padrão desse intervalo durante os ciclos cardíacos e a relação da onda P com o complexo QRS.[7]

A análise do padrão do intervalo PR, da onda P e do complexo QRS no ECG envolve as seguintes observações:[7]

- O intervalo PR se mantém constante ou não durante os ciclos cardíacos.
- As ondas P são seguidas de um complexo QRS em todos os batimentos ou estão dissociadas durante a atividade elétrica do coração.

Portanto, a partir dessa investigação eletrocardiográfica, é possível determinar o tipo do BAV, que são divididos em: BAV de 1º grau, BAV de 2º grau Mobitz tipo I, BAV de 2º grau Mobitz tipo II, BAV de 2º grau 2:1, BAV avançado ou de alto grau e BAV de 3º grau (ou BAV Total).[5-7,9]

BAV de 1º grau

É caracterizado pela duração do intervalo PR superior a 200 ms, *5 quadradinhos*. Além disso, esse intervalo é constante entre os batimentos cardíacos e todas as ondas P são seguidas de complexos QRS (Figura 7.2).[7,9]

> **MACETE**
> - Conduz em *TODOS* os ciclos cardíacos, porém com atraso.

BAV de 2º grau Mobitz tipo I (Wenckebach)

É definido pelo aumento progressivo do intervalo PR até que ocorra uma onda P bloqueada, ou seja, até que uma onda P não seja seguida de um complexo QRS, resultando em um longo intervalo RR (Figura 7.3).[6,7]

> **MACETES**
> - *"AVISA" que vai ocorrer.*
> - *Intervalo PR aumenta até a falha.*
> - *Intervalo que contém a pausa é menor que 2 ciclos RR prévios.*

BAV de 2º grau Mobitz tipo II

É identificado pelo bloqueio súbito da onda P durante o ciclo cardíaco, ou seja, uma onda P não é seguida por um complexo QRS, sem quaisquer tipos de sinais que o antecedam (Figura 7.4).[6,7]

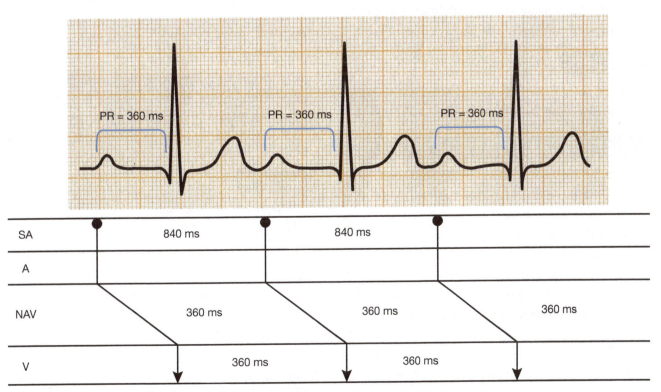

Figura 7.2. Eletrocardiograma com diagrama de Lewis evidenciando um BAV de 1º grau.[13]

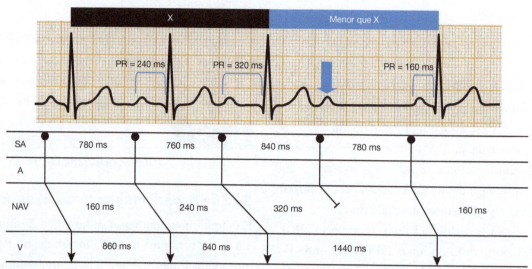

Figura 7.3. Eletrocardiograma com diagrama de Lewis evidenciando um BAV de 2º grau Mobitz tipo I.[13] Fonte: adaptado de Williams – 2020.

MACETES

- *"NÃO AVISA" que vai ocorrer.*
- *Intervalo PR fixo.*
- *Intervalo que contém a pausa é igual a dois ciclos RR prévios.*
- *Intervalo PR pós pausa é igual ao PR pré pausa.*

BAV de 2º grau 2:1

É caracterizado, como o próprio nome sugere, pela ocorrência de 2 ondas P para cada complexo QRS proporcionalmente, ou seja, ocorre uma onda P bloqueada alternada com uma onda P normal durante todo o traçado do eletrocardiograma do paciente (Figura 7.5).[6,9]

MACETES

- *DUAS ondas P para cada complexo QRS.*
- *Intervalo PR conduzido é fixo.*

MACETE PARA OS BAV DE 2º GRAU

- Para facilitar o entendimento sobre BAV de 2º grau, uma sugestão é que, ao pensar nele, lembre-se: "BAV de 2º grau = nem sempre conduz". Essa dica é válida, pois independentemente dos subtipos de bloqueios, é possível identificar que nem todas as ondas P do ciclo cardíaco geram um complexo QRS, diferente do BAV de 1º grau, o qual sempre resulta em QRS e do BAV de 3º grau, o qual não respeita o ciclo cardíaco.

BAV avançado ou de alto grau

É definido pelo bloqueio de mais de uma onda P antes que haja condução do estímulo elétrico cardíaco, ou seja, existe a condução de menos da metade dos batimentos atriais aos ventrículos, geralmente na proporção 3:1, 4:1 ou mais. Além disso, a duração dos impulsos conduzidos é constante, com intervalo PR de mesma duração seguido por um complexo QRS (Figura 7.6).[6]

MACETE

- *MÚLTIPLAS ondas P bloqueadas para cada complexo QRS.*
- *Intervalo PR conduzido é fixo.*

BAV de 3º grau (ou BAV Total)

É identificado pela dissociação completa entre ondas P e complexos QRS, de forma que não é possível estabelecer qualquer correlação entre ondas P e complexos QRS. As ondas P podem ocorrer a qualquer momento do ciclo cardíaco, inclusive sobrepostas a um complexo QRS (Figura 7.7).[6,7,9]

MACETE

- *NÃO respeita o ciclo cardíaco.*
- *FC atrial maior que FC ventricular.*

Por fim, é importante caracterizar os BAV quanto a sua localização, visto que pacientes com bloqueios infranodais apresentam maior mortalidade. Alguns achados eletrocardiográficos podem colaborar para analisarmos sua localização (Tabela 7.1).

É observado que o BAV infra nodal apresenta melhora do grau do bloqueio com massagem do seio carotídeo e piora após uso de atropina (Figura 7.8).

CAPÍTULO 7 ■ Bloqueios Atrioventriculares

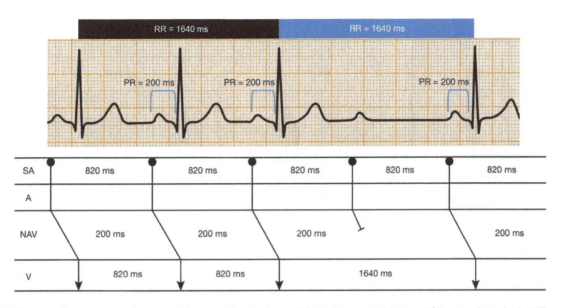

Figura 7.4. Eletrocardiograma com diagrama de Lewis evidenciando um BAV de 2º grau Mobitz tipo II.[13] Fonte: adaptada de Williams – 2020.

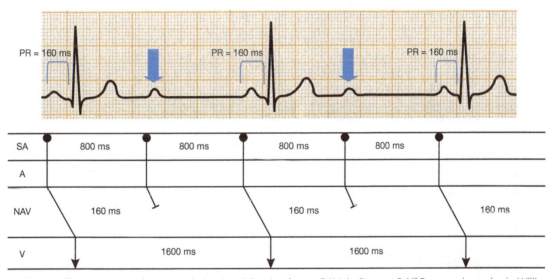

Figura 7.5. Eletrocardiograma com diagrama de Lewis evidenciando um BAV de 2º grau 2:1.[13] Fonte: adaptada de Williams – 2020.

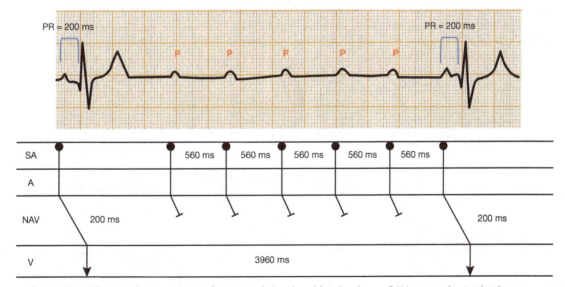

Figura 7.6. Eletrocardiograma com diagrama de Lewis evidenciando um BAV avançado ou de alto grau.

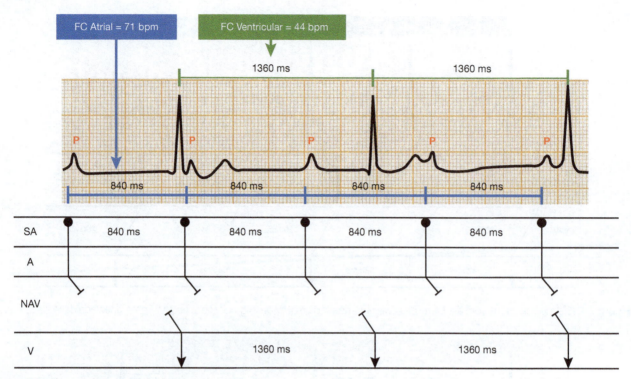

Figura 7.7. Eletrocardiograma com diagrama de Lewis evidenciando um BAV de 3º grau (ou BAV Total).[13] Fonte: adaptada de Williams – 2020.

Tabela 7.1. Diferenciação dos BAV quanto a sua localização

Localização	Nodal	Infranodal
FC	> 30 bpm	< 30 bpm
LARGURA QRS	Estreito	Largo
ATROPINA	Melhora	Piora
MASSAGEM DO SEIO CAROTÍDEO	Piora	Melhora
EXERCÍCIO	Melhora	Piora

Fonte: autores – 2021.

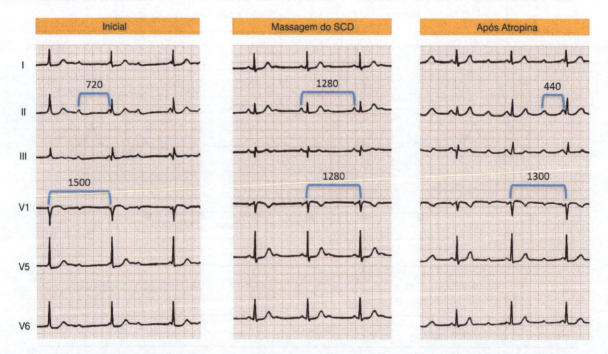

Figura 7.8. Eletrocardiograma antes e após massagem do seio carotídeo e uso de Atropina. Fonte: adaptada de ECG Corner - 2018.[15]

TRATAMENTO

O tratamento dos BAV deve ser realizado de acordo com a sua classificação, sintomatologia e etiologia e para isso, podem ser utilizados fármacos, como a atropina, dopamina e adrenalina, além de marca-passo transcutâneo ou transvenoso. De forma geral, todos os pacientes devem receber medidas de suporte, que envolvem a monitorização eletrocardiográfica contínua, punção de acesso venoso periférico e o fornecimento de oxigênio suplementar, caso a saturação encontre-se inferior a 90%.[7-9]

Na emergência, o tratamento dos BAV está relacionado com a estabilidade do paciente. Em bradiarritmias estáveis, o tratamento é fundamentado em medidas de suporte, pois são apresentações da doença que não necessitam de intervenções imediatas, excetuando-se casos de BAV avançado, em que se deve considerar a passagem de marca-passo transcutâneo, mesmo em indivíduos estáveis.[8]

As bradiarritmias instáveis, por sua vez, exigem a instituição de medidas de suporte acrescidas ao tratamento imediato. O tratamento farmacológico pode ser realizado com atropina, uma medicação de meia-vida curta, na dose inicial de 0,5 a 1 mg/EV, a cada 3 a 5 minutos, sendo 0,03 a 0,04 mg/kg a dose máxima dessa medicação. Além disso, em casos de falha terapêutica, deve-se considerar a infusão de dopamina (2 a 10 mcg/kg/min EV), epinefrina (2 a 10 mcg/min EV) ou a realização de estimulação transcutânea ou transvenosa com marca-passo.[7,8]

O tratamento definitivo da patologia envolve, primeiramente, a investigação e exclusão de causas etiológicas reversíveis, como isquemia, infecções, drogas e, por fim, a implantação do marcapasso definitivo.[7,9]

Algumas particularidades que envolvem o tratamento dos BAV devem ser levadas em consideração, sendo elas:[7,9]

- A atropina é uma medida importante, pois permite ganhar tempo enquanto outras ferramentas são preparadas, como é o caso do marca-passo provisório transcutâneo ou transvenoso. No entanto, é preciso ficar atento se houver suspeita de comprometimento do sistema His-Purkinje, visto que com as medicações ocorre o aumento da frequência cardíaca atrial e isto pode piorar/bloquear a condução do estímulo elétrico cardíaco por esse sistema (Figura 7.9), gerando uma condição clínica grave, com risco de morte e necessidade de tratamento imediato com marca-passo provisório.
- BAV de 2º e 3º graus desencadeados por isquemia aguda geralmente revertem com atropina espontaneamente;
- BAV avançados podem não responder a atropina;
- Em BAV de 2º e 3º graus desencadeados por medicamentos, deve-se retirar a medicação e acompanhar

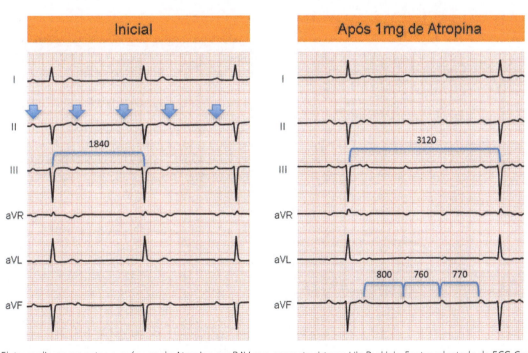

Figura 7.9. Eletrocardiograma antes e após uso de Atropina em BAV que acomete sistema His-Purkinje. Fonte: adaptada de ECG Corner – 2017.[16]

a evolução do paciente, avaliando a necessidade da troca da medicação, dose e necessidade de tratamento do BAV;

- BAV de 1º e 2º grau Mobitz tipo I geralmente não necessitam de tratamento específico, pois possuem boa evolução em comparação aos BAV de graus superiores a esses, os quais geralmente necessitam do implante de marca-passo definitivo;
- Em casos em que os bloqueios possam ser considerados transitórios (p. ex., pós-IAM, uso de drogas que podem ser substituídas etc.) o marca-passo provisório deverá ser mantido até o restabelecimento da condução (até 15 dias).

■ CONCLUSÃO

Em vista de todos os dados que foram reunidos e discutidos neste capítulo, os BAV são classificados como um distúrbio de condução elétrica do coração, que leva a um quadro de bradiarritmia. São frequentemente associados, além da fibrose idiopática, a diversas doenças cardiovasculares de alta prevalência nos pacientes em geral, vistos diariamente no cenário clínico.

Quanto aos dados epidemiológicos, a literatura carece de informações acerca da incidência e prevalência dessa patologia na população brasileira, como também os relacionando com os graus de BAV e suas causas.

Logo, são necessários estudos mais aprofundados sobre os BAV e, além disso, é de grande importância salientar o papel médico para a prevenção das patologias envolvidas no processo fisiopatológico, como também o entendimento das características eletrocardiográficas associadas aos BAV, a fim de evitar piores cenários dessa doença.

CAPÍTULO 7 ■ Bloqueios Atrioventriculares

■ CASOS CLÍNICOS E SUA RESOLUÇÃO COMENTADA

Caso clínico 1

Homem, 75 anos, com história de síncope convulsiva.

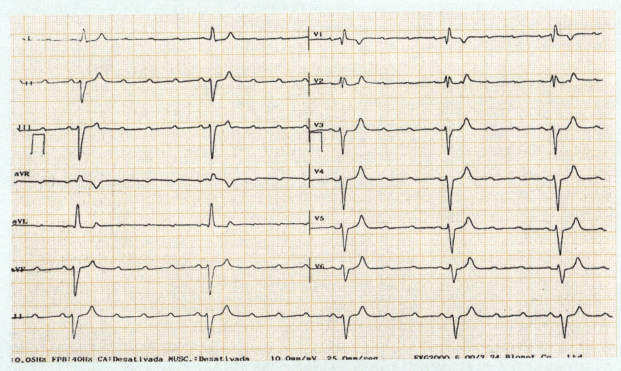

Figura 7.10. Caso clínico 1. Fonte: Cortesia de Dra. Dariana Viegas Penteado – 2021.

Responda

1. **Qual o Eixo cardíaco e a FC do paciente?**
   a) Eixo normal (0°), FC: 27 bpm.
   b) Eixo normal (+ 30°), FC: 54 bpm.
   c) Desvio à esquerda (entre – 60° e – 30°), FC: 27 bpm.
   d) Desvio à esquerda (entre – 60° e – 90°), FC: 54 bpm.
   e) Desvio à direita (+ 150°), FC: 54 bpm.

2. **Qual o achado eletrocardiográfico encontrado?**
   a) Nenhum, ECG normal.
   b) BAV de 2° grau Mobitz, tipo I.
   c) BAV de 2° gau Mobitz, tipo II.
   d) Bloqueio atrioventricular total.
   e) Bloqueio atrioventricular avançado.

Justificativa

Ao observar o complexo QRS nas derivações DI, DII e aVF observamos que o complexo se mostra predominantemente positivo na derivação DI e negativo nas derivações DII e aVF, logo concluímos que se trata de um desvio à esquerda. Como nesse caso não existe nenhuma derivação isodifásica, para determinarmos o grau do eixo vamos procurar as derivações que não passam neste quadrante (entre 0 e – 90°) que seriam avR e DII e traçarmos uma perpendicular em direção ao quadrante em questão. Nesse caso o eixo estaria entre – 60° (perpendicular de avR) e – 30° (perpendicular de DII).

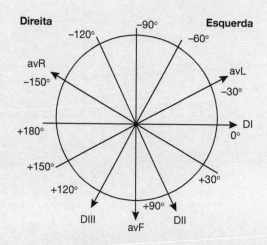

Quanto à frequência cardíaca, ao observarmos DII longo verificamos que o intervalo entre os complexos QRS é regular, logo podemos realizar o cálculo da FC da seguinte forma: 1.500/n° de quadradinhos entre os intervalos QRS. Como o intervalo entre os complexos QRS é de 55 quadradinhos, ou seja, 2.200 ms, concluímos que a FC do paciente é de 27 bpm.

Por fim, é possível observar também que em DII longo ocorre a presença de múltiplas ondas P bloqueadas para cada complexo QRS. Além disso, nota-se que o intervalo PR das ondas conduzidas se apresenta fixo, achados esses compatíveis com bloqueio atrioventricular avançado.

CAPÍTULO 7 ■ Bloqueios Atrioventriculares

Caso clínico 2

Homem, 55 anos, com história de intolerância aos esforços.

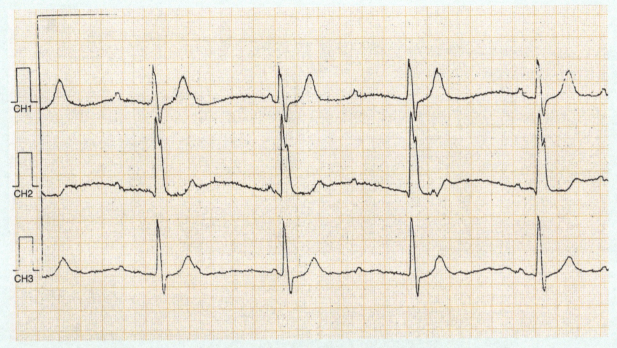

Figura 7.11. Caso clínico 2. Fonte: Cortesia de Dra. Dariana Viegas Penteado – 2021.

Responda

1. **Qual o achado eletrocardiográfico encontrado?**
   a) nenhum, ECG normal.
   b) BAV de 1º grau.
   c) BAV de 2º grau Mobitz, tipo I.
   d) BAV de 2º grau 2:1.
   e) bloqueio atrioventricular total.

Justificativa

O traçado eletrocardiográfico mostra ondas P que não respeitam o ciclo cardíaco, estando encobertas por complexos QRS e ondas T. Além disso, a frequência atrial é maior do que a frequência ventricular, logo concluímos que se trata de um Bloqueio Atrioventricular Total.

Caso clínico 3

Homem, 78 anos, diabético, hipertenso com queixas de dispneia.

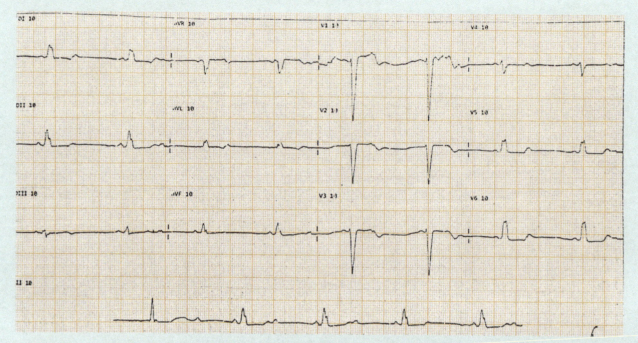

Figura 7.12. Caso clínico 3. Fonte: Cortesia de Dra. Dariana Viegas Penteado – 2021.

Responda

1. **Qual o achado eletrocardiográfico encontrado?**
   a) nenhum, ECG normal.
   b) BAV de 1º grau.
   c) BAV de 2º grau Mobitz, tipo I.
   d) BAV de 2º grau 2:1.
   e) bloqueio atrioventricular total.

Justificativa

Mais um caso de bloqueio atrioventricular total, onde as ondas P não apresentam nenhuma correlação com os complexos QRS.

CAPÍTULO 7 ■ Bloqueios Atrioventriculares

Caso clínico 4

Mulher, 19 anos, assintomática.

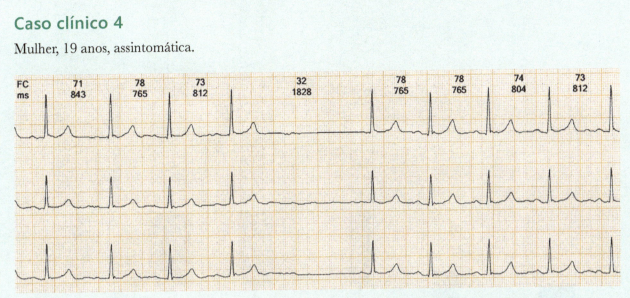

Figura 7.13. Caso clínico 4. Fonte: Cortesia de Dra. Dariana Viegas Penteado – 2021.

Responda

1. **Qual o achado eletrocardiográfico encontrado?**
   a) nenhum, ECG normal.
   b) BAV de 1º grau.
   c) BAV de 2º grau mobitz, tipo I.
   d) BAV de 2º grau 2:1.
   e) bloqueio atrioventricular total.

Justificativa

Trata-se de um caso de bloqueio atrioventricular tipo Mobitz I, onde os intervalos PR vão progressivamente aumentando, até que uma onda P bloqueia e o próximo intervalo PR é mais curto que o PR prévio a onda P bloqueada.

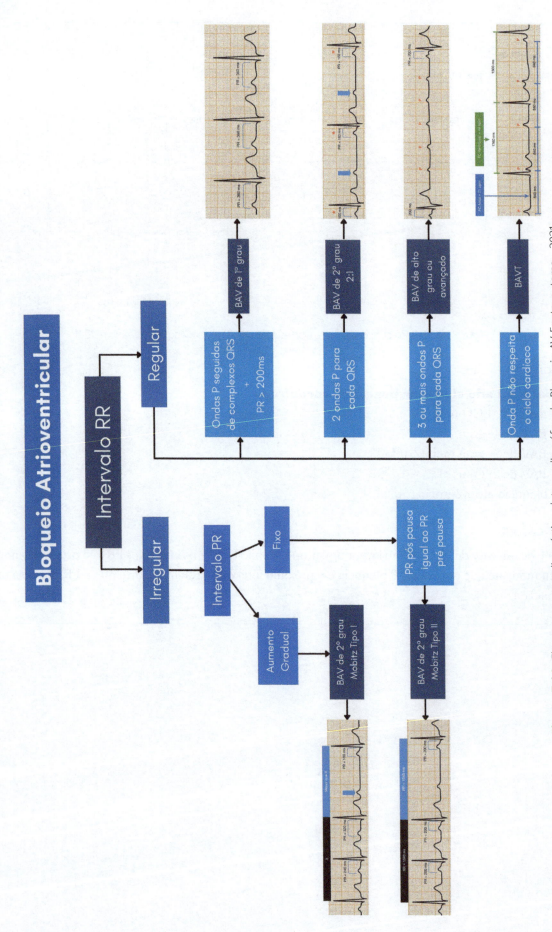

Figura. 7.14. Fluxograma para diagnóstico eletrocardiográfico do Bloqueio AV. Fonte: autores – 2021.

Referências bibliográficas

1. Riera ARP, Uchida A. Eletrocardiograma: teoria e prática. 1 ed. Barueri, SP: Manole; 2011.
2. Zipes DP et al. Braunwald's heart disease: a textbook of cardiovascular medicine. 11 ed. Philadelphia, PA: Elsevier/Saunders; 2019.
3. Sauer WH. Etiology of atrioventricular block. In: Ganz LI (ed.), Yeon SB (ed.), UpToDate; 2021.
4. Moraes ERF, de Paola AAV, Kanaan EE, Junior PRS, Carvalho ACC, Cirenza C et al. Prevalência de bloqueios atrioventriculares em pacientes da Atenção Básica de Saúde: análise por telemedicina. Journal of Cardiac Arrhythmias; 2016. 29(1): 12-15.
5. Mann DL et al. Braunwald – tratado de doenças cardiovasculares. 10 ed. Rio de Janeiro: Elsevier; 2018.
6. Samesima N, God EG, Kruse JCL, Leal MG, França FFAC, Pinho C, et al. Diretriz da Sociedade Brasileira de Cardiologia sobre a Análise e Emissão de Laudos Eletrocardiográficos - 2022. Arquivos Brasileiros de Cardiologia; 2022. 119(4): 638-680.
7. Santos ECL (ed.) et al. Manual de cardiologia Cardiopapers. São Paulo: Atheneu; 2013.
8. Neto JB, Pavão MLRC, Miranda CH. Bradiarritmias. Revista Qualidade HC [Internet]; 2018. Disponível em: https://www.hcrp.usp.br/revistaqualidade/uploads/Artigos/159/159.pdf.
9. Moreira MCV, Montenegro ST, Paola AA. Livro-texto da sociedade brasileira de cardiologia. 2 ed. Barueri, SP: Manole; 2015.
10. Fye WB. Disorders of the heartbeat: a historical overview from antiquity to the mid-20th century. Am J Cardiol; 1993. 72(14): 1055-70.
11. Prutkin JM. ECG tutorial: Atrioventricular block. In: Goldberger AL (ed.), Yeon SB (ed.), UpToDate; 2019.
12. Baltazar RF. Basic and Bedside Electrocardiography. 1 ed. Wolters Kluwer | Lippincott Williams & Wilkins: Philadelphia; 2009.
13. Williams J. A Review of Common Neonatal Arrhythmias. National association of neonatal nurses [Internet]; 2020. Disponível em: http://nann.org/publications/e-news/november2020/special-interest-group.
14. SanarMed. Bradicardia (Bradiarritmia): Resumo completo com fluxograma [Internet]; 2019. Disponível em: https://www.sanarmed.com/bradicardia-bradiarritmia-resumo-fluxograma-yellowbook.
15. ECG Corner. [Página de Facebook]. Facebook; 2018. [Citado 10 out. 2021]. Disponível em: https://www.facebook.com/ECGcorner/posts/2143907809007157.
16. ECG Corner. Samir Rafla, St Jude Medical. [Página de Facebook]. Facebook; 2017. [Citado 10 out. 2021]. Disponível em: https://www.facebook.com/ECG-corner-Samir-Rafla-St-Jude-Medical-249438628825014/photos/256883208080556.

CAPÍTULO 8

Bloqueios de Ramo e Fasciculares

Gabriela Saldes Campos Pereira
Bruna Vendrasco
Alexia Pinto Martins
Nara Alves Buriti

■ INTRODUÇÃO

A condução elétrica cardíaca originada no nó sinoatrial ocorre por meio de feixes, de forma que, para que ocorra condução ventricular, o estímulo elétrico é conduzido pelo feixe de His, que se segmenta em ramos direito (RD) e esquerdo (RE), sendo este último dividido em dois fascículos principais: anterossuperior e posteroinferior.[1]

A partir dessa condição anatômica, quando ocorre interrupção do estímulo elétrico cardíaco normal, temos o evento eletrocardíaco denominado bloqueio, sendo considerado uma aberrância de condução, que pode ser de forma completa, impedindo o estímulo elétrico totalmente, ou incompleta, permitindo passagem de parte do impulso. Este evento pode ocorrer em um dos ramos, originando bloqueios de ramo ou, mais especificamente, em um dos fascículos do ramo esquerdo, originando bloqueios fasciculares, também denominados divisionais. Quando temos o acometimento de mais de um fascículo, o bloqueio é denominado bifascicular.[1]

Portanto, neste capítulo abordaremos a fisiopatologia bem como manifestações eletrocardiográficas e clínicas dos bloqueios de ramo direito (BRD) e esquerdo (BRE) e dos bloqueios divisionais anterossuperior esquerdo (BDAS) e posteroinferior esquerdo (BDPI).[1]

■ EPIDEMIOLOGIA

Cerca de 0,06% a 0,1% da população apresenta quadro de bloqueio de ramo esquerdo, sendo que sua incidência aumenta em indivíduos com idade mais avançada e em portadores de cardiopatias, afetando mais o gênero masculino. Ademais, este quadro é pouco presente em adultos com menos de 35 anos, bem como em crianças e adolescentes.

Em relação ao BRD, 0,2% a 1,3% da população é portadora desse distúrbio de condução, sendo uma das alterações eletrocardiográficas mais comuns, principalmente em atletas jovens e saudáveis. É importante destacar que a maior parte dos portadores desse bloqueio não possui alterações cardíacas anatômicas.

Por fim, bloqueios fasciculares possuem baixíssima incidência, de forma que são eventos raros e com poucos dados epidemiológicos.[1]

■ ETIOLOGIAS E FATORES DE RISCO

Uma causa comum para bloqueio de ramo, direito ou esquerdo, é o processo degenerativo.

O BRE está fortemente associado a doenças cardíacas, no entanto, este também pode ser um achado comum em pacientes assintomáticos sem cardiopatias e, nesses casos, não há relevância clínica.[2,4]

Em caso de BRE patológico, algumas etiologias comuns na prática clínica são a oclusão coronária aguda (em casos de BRE novo) e a hipertrofia ventricular esquerda (VE), sendo a cardiomiopatia dilatada a principal causa, geralmente de etiologia isquêmica e valvar, entre outras. Outras etiologias são fibrose miocárdica, síndrome de Takotsubo, após implantação de valva aórtica transcateter (TAVI), miocardites e amiloidose primária.[2,5]

Alguns fatores de risco relevantes para o desenvolvimento de BRE são hipertensão, doença arterial coronariana crônica, hipertrofia ventricular esquerda, relação cardiotorácica aumentada em radiografia de tórax e insuficiência cardíaca, sendo, neste último caso, sinal preditor de mortalidade independentemente da faixa etária, assim como o BRD. Destaca-se que em pacientes assintomáticos, a presença de BRE indica um aumento sutil de risco cardiovascular (CV).[2,4]

Com relação ao bloqueio de ramo direito, sabe-se que este é um fator de risco para doenças cardiovasculares, gerando aumento de morbimortalidade CV em pacientes já portadores de cardiopatias, principalmente em caso de surgimento após infarto agudo do miocárdio (IAM). Vale lembrar que em pacientes assintomáticos e saudáveis, o BRD não gera maior risco de mortalidade.[6]

O bloqueio de ramo direito pode indicar patologias relacionadas com as afecções cardíacas direitas, como *cor pulmonale*, miocardite, cardiopatias congênitas e isquemia miocárdica. Pode também estar associado a doenças pulmonares, sendo muito comum na doença obstrutiva pulmonar crônica (DPOC) mais avançada. Alguns fatores de risco para BRD são hipertensão arterial, diabetes *mellitus*, idade (degenerativo) e gênero masculino.[7]

O bloqueio de ramo também pode ter uma característica intermitente, determinada por propriedades eletrofisiológicas do sistema His-Purkinje que não caracterizam doença do sistema de condução (bloqueio frequência-dependente). Existe ainda o bloqueio de ramo alternante, já com padrão mais patológico da condução intraventricular. Esse fenômeno é um marcador de degeneração grave do sistema excito-condutor.[9]

■ FISIOPATOLOGIA E QUADRO CLÍNICO

Os bloqueios de ramo (BR) podem ser secundários a lesões anatômicas das fibras especializadas, sendo de caráter permanente ou transitório. Podem também ter como mecanismo fisiopatogênico os efeitos de drogas cardiovasculares e antiarrítmicas, a isquemia e as alterações hidroeletrolíticas. Ademais, essa alteração eletrocardiográfica pode ocorrer mesmo em indivíduos assintomáticos.[1]

Além disso, a presença de bloqueio de ramo de grau avançado, ou alternante, sinaliza possível evolução para o bloqueio atrioventricular total (BAVT), particularmente nos idosos e nos casos de doença coronariana aguda e crônica evolutivas, excluindo os bloqueios de ramo de natureza congênita. Dessa maneira, é preciso levar em consideração a natureza da cardiopatia, seu aspecto evolutivo, as condições em que surgiu o bloqueio e seu tempo de instalação, além da associação com bloqueio divisional, visto que todos podem ser marcadores para prognóstico do BAVT e possível indicação futura de marca-passo artificial.[1,10]

Bloqueios de ramo em indivíduos sem cardiopatia

Para começar a análise fisiopatológica dos bloqueios de ramo, é necessário reforçar que naqueles indivíduos com um padrão eletrocardiográfico sugestivo de BR, porém, sem evidências de cardiopatias ou sintomas cardiovasculares, não há qualquer significado clínico ou prognóstico, de forma que é sabido seu caráter benigno, sem relação com aumento da mortalidade. Porém, no caso de ser um BRE, mesmo sem sintomas clínicos, associa-se a maior probabilidade de o indivíduo desenvolver doença cardiovascular.[1,10]

Dessa forma, o quadro clínico não está relacionado diretamente aos bloqueios de ramo (direito ou esquerdo) e, sim, à cardiopatia de base (angina em casos de cardiopatia isquêmica; síncopes ou tonturas em caso de BAVT e dispnéia em insuficiência cardíaca).

Bloqueios na cardiopatia isquêmica

Sabe-se que a incidência de bloqueios de ramo no infarto agudo do miocárdio (IAM) varia de 3% a 29% e, quando esses dois eventos estão associados, há maiores complicações pós-IAM e maior mortalidade precoce (30 dias) e tardia (um ano) com relação àqueles que não apresentam alteração da condução intraventricular nesse contexto.[10]

Acredita-se que, na vigência de um BRD, a artéria geralmente comprometida é a artéria coronária descendente anterior (ADA); enquanto a presença de um BRE está mais relacionada com a lesão tanto em ADA como em artéria coronária direita (ACD). Além disso, o BRD mostrou ser um fator prognóstico independente de mortalidade intra-hospitalar mais importante do que o BRE, devido aos seguintes fatos: apresentar-se em idade mais avançada, maior prevalência de insuficiência cardíaca congestiva, menor indicação de terapia de reperfusão e outros medicamentos.[10]

O BRD pode ocorrer no infarto do miocárdio extenso de parede anterior. Esse ramo é mais resistente à isquemia devido ao seu duplo suprimento sanguíneo, de forma que a sua ocorrência na fase aguda do infarto do miocárdio implica uma lesão mais extensa septal e anterior, quando comparada ao ramo esquerdo.[10]

Bloqueios de ramo na cardiopatia por hipertensão arterial

No paciente hipertenso, há o desenvolvimento de hipertrofia ventricular esquerda, muitas vezes associado à doença das artérias coronárias, podendo ocasionar bloqueio do ramo esquerdo e de seus fascículos.[10]

Bloqueios de ramo nas cardiomiopatias

Na cardiomiopatia dilatada idiopática, que é a doença primária do músculo cardíaco com dilatação e alteração na função contrátil do ventrículo esquerdo (VE) ou de ambos os ventrículos, o BRE é o mais comum, chegando a 20% dos casos.[10]

Tanto na cardiomiopatia hipertrófica como na restritiva, os bloqueios de ramo têm baixa incidência. Porém, é importante salientar que, na condição de cardiomiopatia restritiva, o atraso de condução pelo ramo direito está relacionado com a etiologia e com o grau de comprometimento miocárdico, a exemplo da endomiocardiofibrose.[10]

Na cardiomiopatia chagásica, os atrasos da condução intraventricular desenvolvem-se tardiamente na evolução da doença. O mais comum, nesse caso, é o BRD, muitas vezes associado ao BDAS.[10]

Bloqueios de ramo nas valvopatias

A estenose valvar aórtica calcificada causa comprometimento do tecido de condução pelos depósitos de cálcio, a partir da valva aórtica, gerando frequentemente os bloqueios de ramo. Esses atrasos na condução intraventricular são mais comuns em pacientes com envolvimento concomitante da valva mitral pelos depósitos de cálcio.[10]

Bloqueio de ramo esquerdo na insuficiência cardíaca congestiva

Sabe-se que o BRE é um indicador prognóstico desfavorável em portadores de insuficiência cardíaca congestiva (ICC) de diversas etiologias. O efeito negativo deste bloqueio de ramo está relacionado com a dissincronia inter e intraventricular e não tem relação com idade, gravidade da cardiopatia e tratamento medicamentoso.[10]

Bloqueio de ramo instável

O bloqueio de ramo instável não caracteriza degeneração do sistema His-Purkinje, mas uma alteração eletrofisiológica que não gera mau prognóstico.

Um desses fenômenos é o bloqueio "frequência-dependente", que ocorre apenas durante a taquicardia (bloqueio de fase 3 do potencial de ação) ou durante a bradicardia (de fase 4).[8]

Outro tipo de bloqueio de ramo instável é o "funcional", que surge de forma súbita quando uma ou mais extrassístoles supraventriculares (batimentos prematuros) chegam ao sistema de condução intraventricular normal quando algum dos ramos (direito o esquerdo) ainda está em período refratário do batimento anterior. Dessa forma, a extrassístole tem uma condução ventricular chamada de "aberrante", caracterizada por um batimento atrial precoce (extrassístole) com QRS alargado com padrão BRD ou BRE.[8]

Bloqueio de ramo alternante

O bloqueio de ramo alternante é um fenômeno raro marcador de degeneração grave do sistema excito-condutor que se manifesta pela alternância entre bloqueio de ramo esquerdo e direito ou entre um fascículo anterossuperior e posteroinferior, seja no mesmo traçado eletrocardiográfico, seja com intervalo de dias após um curto período de condução intraventricular normal. Esse fenômeno é um marcador de degeneração grave do sistema excitocondutor.[9]

■ DIAGNÓSTICO ELETROCARDIOGRÁFICO

Um distúrbio grave de condução do ramo, direito ou esquerdo, fará com que os ventrículos se despolarizem mais lentamente levando a um alargamento do complexo QRS, que passa a ter duração maior ou igual a 120 ms ("três quadradinhos"), o critério primordial de um bloqueio de ramo.

De acordo com a III Diretriz da Sociedade Brasileira de Cardiologia sobre Análise e Emissão de Laudos Eletrocardiográficos, o bloqueio de ramo pode acontecer em três graus. O de primeiro grau é chamado de "atraso de condução", quando o complexo QRS é menor que 120 ms associado a alterações morfológicas de bloqueio de ramo, por exemplo "atraso de condução pelo ramo direito". Já o ramo esquerdo divide-se em dois fascículos e o atraso de condução desses fascículos pode ser classificado como bloqueio divisional anterossuperior ou posteroinferior; o bloqueio de ramo de segundo grau caracteriza-se pela intermitência no bloqueio; por fim, o de terceiro grau, também chamado de avançado ou completo, representa a não despolarização de certa região do miocárdio (VE ou VD) pelo sistema excitocondutor, sendo essa despolarização disseminada através do miocárdio, gerando maior lentidão que resulta num complexo QRS de maior duração.[5]

A repolarização ventricular sempre apresentará alterações decorrentes da despolarização anormal (lentificada) no bloqueio de ramo que pode ser representada por alteração no segmento ST (infra ou supradesnivelado) e na onda T (negativa).[12]

Bloqueio de ramo direito

A derivação mais importante para o diagnóstico do BRD é V1, onde observamos um padrão trifásico do complexo QRS (rSR' ou rsR'), destacando-se a onda R em V1, tendo em vista que esse bloqueio desvia o eixo para anterior (ventrículo direito) no plano horizontal. Nas derivações mais à esquerda no plano frontal (D1 e aVL) e no plano horizontal (V5 e V6), há ondas S empastadas como imagem em espelho das ondas R' de V1 e R de aVR. A repolarização ventricular se apresenta com onda T assimétrica, em oposição ao retardo final de QRS; em V1 e V2 (às vezes até em V3), essa onda será negativa, inversa à R'. Segue exemplo (Figura 8.1) de bloqueio de ramo direito.[5]

Bloqueio de ramo esquerdo

Os critérios eletrocardiográficos para BRE avançado, ou de terceiro grau, são:

1. ausência de onda q septal em D1, aVL, V5 e V6;
2. presença de *notch* (entalhe) ou *slur* (padrão de torre de xadrez) na porção média do QRS em mais que duas dessas derivações: V1, V2, V5, V6, D1 e aVL;
3. padrão QS ou rS em V1, ou seja, negativo, devido ao eixo de QRS mais desviado para posterior (ventrículo esquerdo) no plano horizontal.

Enquanto o BRD compromete principalmente a parte final do QRS, o BRE altera a despolarização ventricular desde o início. A derivação V1 é fundamental para o diagnóstico diferencial entre esses bloqueios de ramo. Enquanto no BRD, o QRS é positivo e trifásico em V1 (padrão rSR'), no BRE, o QRS é negativo, mantendo a morfologia rS ou eventualmente QS nesta derivação. Segue a Figura 8.2 com exemplo de bloqueio de ramo esquerdo.[12]

Bloqueios divisionais do ramo esquerdo

Também conhecidos como bloqueios fasciculares, são caracterizados como o bloqueio de parte do ramo esquerdo, sendo assim, quando se apresentam de forma isolada, não alargam o QRS (< 120 ms), pois afetam apenas uma parte da despolarização ventricular. Tais casos são divididos em dois principais: acometimento do ramo anterossuperior ou o acometimento do ramo posteroinferior. Existe ainda a descrição do bloqueio anteromedial esquerdo, porém de apresentação muito rara.[12]

Bloqueio divisional anterossuperior (BDAS)

No bloqueio divisional anterossuperior (BDAS), ocorre o desvio do eixo elétrico de QRS para a esquerda,

CAPÍTULO 8 ■ Bloqueios de Ramo e Fasciculares

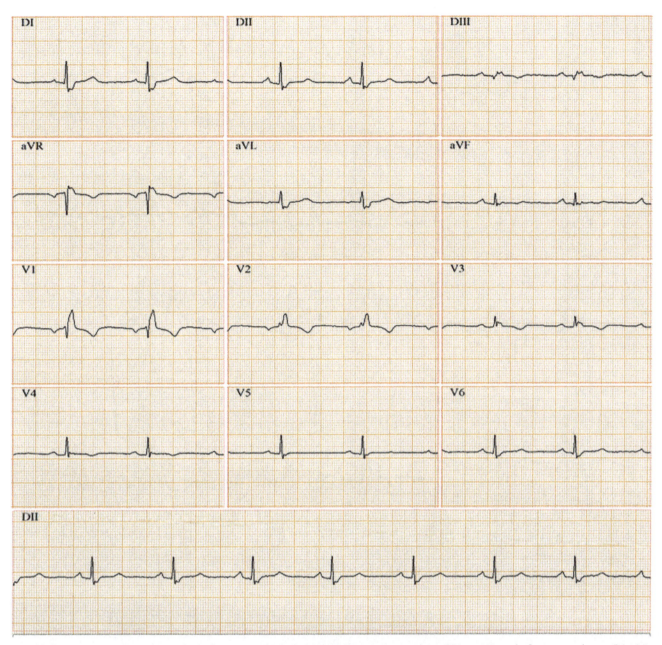

Figura 8.1. Bloqueio de ramo direito. Observa-se QRS alargado (150 ms) com padrão rSR' em V1, onda S empastada em D1, aVL, V5 e V6 e onda T negativa em V1 a V3. Fonte: Traçado gentilmente cedido por Dra. Nara Alves Buriti.

entre −45° e −90° na rosa dos ventos (Figura 8.3) e com eixo superior, determinando morfologia rS em D2, D3 e aVF (as derivações inferiores terão padrão "negativo" de QRS), com S em D3 maior que S em D2, muitas vezes com onda S de D3 com amplitude maior que 15 mm. Além disso, em D1 e AVL, existe QRS "positivo" (padrão qR ou qRs) com "s" mínima em D1 ou qR em aVL com R empastado. No plano horizontal, há progressão lenta da onda R de V1 até V3 e presença de S de V4 a V6. Segue eletrocardiograma (Figura 8.4) com BDAS.

Bloqueio divisional posteroinferior (BDPI)

Nesse bloqueio fascicular, conhecido como bloqueio divisional posteroinferior (BDPI), o desvio do eixo de QRS para a direita para além de +90° (vide Figura 8.3 da rosa dos ventos) determina morfologia rS em D1 e aVL (QRS negativo nas derivações esquerdas) e qR em D2, D3 e aVF (QRS positivo nas derivações inferiores), com R em D2 < R em D3, podendo esta ser maior que 15 mm. No plano horizontal, pode ocorrer progressão mais lenta de "R" de V1 – V3 e onda S de V2 a V6 (desvio do eixo para região posterior). Segue eletrocardiograma com BDPI na Figura 8.5.[5,12]

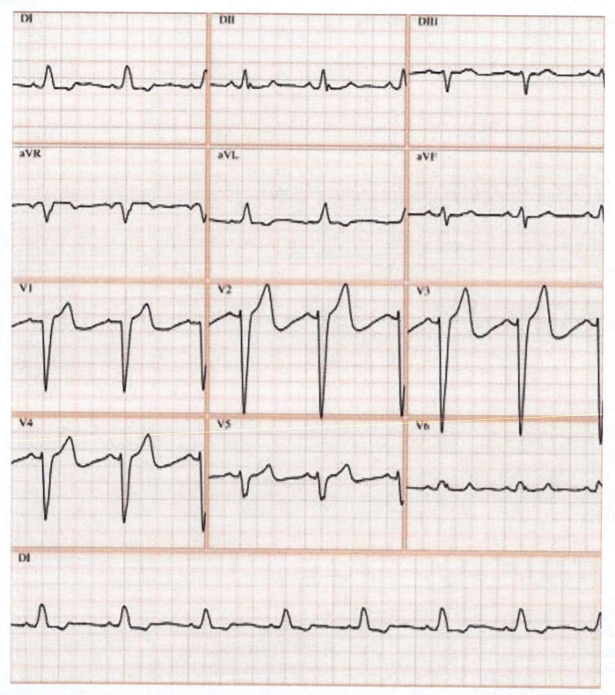

Figura 8.2. Bloqueio de ramo esquerdo. Observa-se QRS alargado (150 ms) com ausência de "q" em D1, aVL, V5 e V6; ondas R alargadas e com entalhe médio-terminal em V5 e V6; onda "r" com crescimento lento de V1 a V3 e padrão QS em V1 e V2. Fonte: Traçado gentilmente cedido pelo Dr. Fernando Antônio Aquino Gondim.

■ TRATAMENTO

O tratamento dos bloqueios de ramo é determinado pelo contexto clínico em que está inserido. Deverão ser tratados com marcapasso (MP) atrioventricular, se estiverem associados a sintomas como síncope, pela possibilidade de estarem associados a bloqueios AV totais intermitentes. Já o BRE em paciente com disfunção grave de VE (insuficiência cardíaca) e dispneia refratária a tratamento medicamentoso está indicado o implante de ressincronizador (MP atriobiventricular).[9]

No contexto de síndrome coronariana aguda, a presença de BRE novo indica o mesmo tratamento dos casos de IAM com supradesnivelamento de segmento ST (trombolítico ou angioplastia primária).[11]

CAPÍTULO 8 ■ Bloqueios de Ramo e Fasciculares

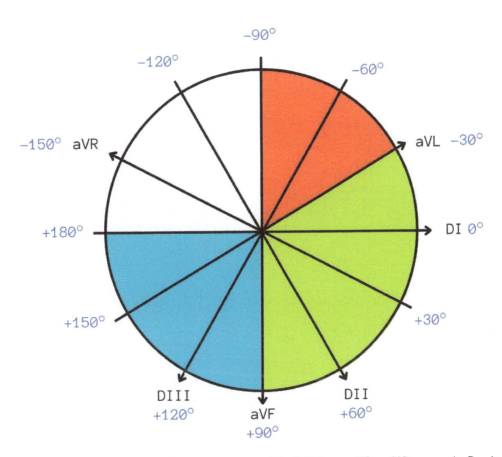

Figura 8.3. Rosa dos ventos mostrando plano frontal. Eixo normal do QRS (entre -30° e +90°), em verde. Desvio do eixo para esquerda (eixo de QRS entre –30° e –90°), em rosa, típico do BDAS. Desvio do eixo para direita (eixo do QRS para além de +90°), em azul, típico do BDPI.

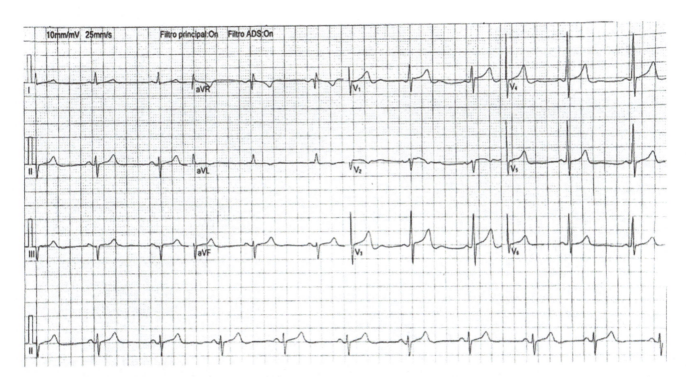

Figura 8.4. Bloqueio divisional anterossuperior com eixo QRS –50°, determinado por D1 positivo e aVF negativo, D2 e D3 negativos com onda S de D3 maior que S de D2. Fonte: Traçado gentilmente cedido por Dr. Augusto Armando de Lucca Jr.

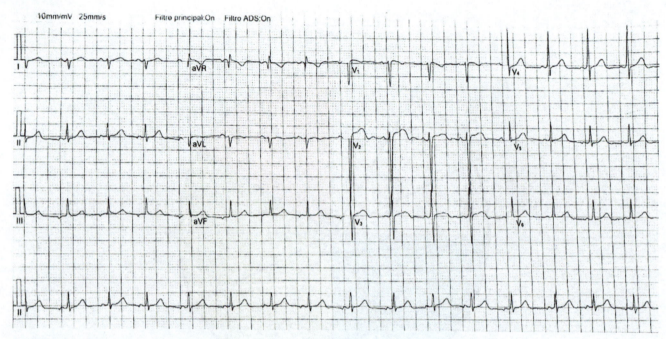

Figura 8.5. Bloqueio divisional posteroinferior com eixo QRS +115°, determinado por D1 negativo e aVF positivo, D2 e D3 positivos com onda R de D3 maior que R de D2. Fonte: Traçado gentilmente cedido por Dr. Augusto Armando de Lucca Jr.

CAPÍTULO 8 ■ Bloqueios de Ramo e Fasciculares

■ CASOS CLÍNICOS E RESOLUÇÃO COMENTADA

Caso clínico 1

Paciente masculino, 77 anos, portador de hipertensão, doença coronária e insuficiência aórtica moderada, com cardiopatia estrutural secundária a essas comorbidades (miocardiopatia hipertrófica e dilatada sem disfunção ventricular esquerda). Segue eletrocardiograma (Figura 8.6):

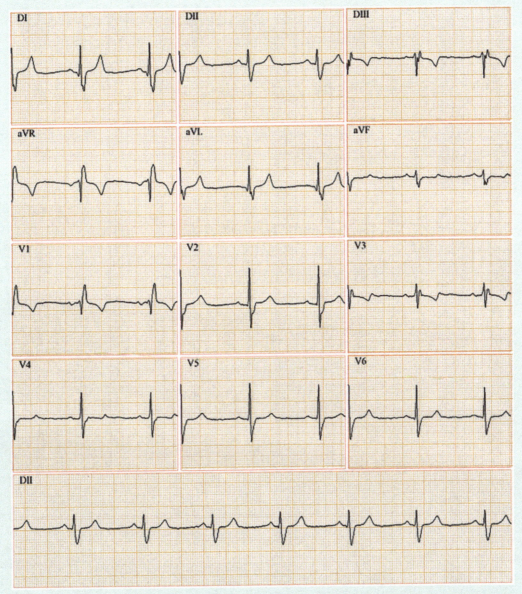

Figura 8.6. Eletrocardiograma mostra: ritmo sinusal, com frequência cardíaca de 60 batimentos por minuto (bpm), intervalo PR de 160 ms, QRS de 140 ms com BRD (QRS com padrão rSR' e R em V1, onda S empastada em D1, D2, D3, aVL, V5 e V6, alteração de repolarização ventricular com onda T negativa em V1, V3. Fonte: Imagem cedida pela Dra. Nara Alves Buriti.

Conforme exposto anteriormente, o bloqueio de ramo está relacionado com doenças cardiovasculares, muitas vezes gerando pior prognóstico. Diante das comorbidades presentes nesse paciente que tendem a causar mais bloqueio de ramo esquerdo (miocardiopatia dilatada e hipertensiva que geram a hipertrofia ventricular), o que se mostra nesse eletrocardiograma é o bloqueio de ramo direito, muito associado a coronariopatia crônica, também presente nesse indivíduo e que muitas vezes está relacionado com obstrução de coronária esquerda.

Caso clínico 2

Paciente feminina, 77 anos, portadora de miocardiopatia hipertrófica dilatada, com espessamento septal (18 mm) e disfunção ventricular esquerda moderada, já sendo descartado causa coronária, chagásica e valvar. Segue eletrocardiograma (Figura 8.7).

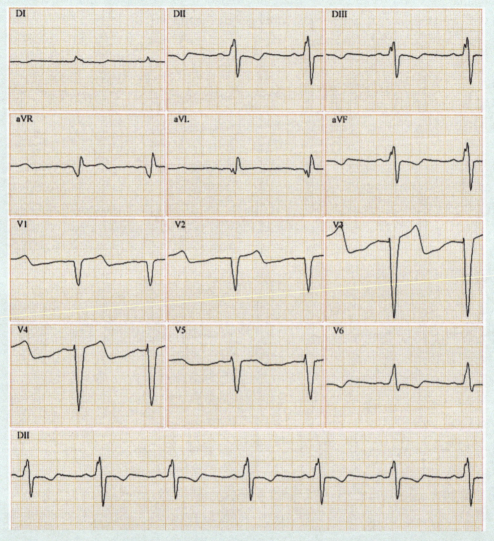

Figura 8.7. Eletrocardiograma mostra bloqueio de ramo esquerdo [complexo QRS de 150 ms e padrão de BRE (onda "R" com crescimento lento de V1 a V3, gerando padrão QS em V1 e V2] associado a critérios de sobrecarga ventricular esquerda [índice de Romhilt-Estes (repolarização em padrão de *strain*, deflexão intrinsecoide maior que de 40 ms e aumento da duração do QRS (> 90 ms) em V5 e V6) e índice de Cornell (soma da amplitude da onda R na derivação aVL, com a amplitude da onda S de V3 maior que 20 mm)], ambos gerando alterações de repolarização ventricular com onda T achatada nas derivações esquerdas (Nesse caso, D1 e aVL) e padrão tipo *strain* em V5 e V6 (infradesnivelamento do ST com onda T negativa e assimétrica) e supradesnivelamento ST em V1-V4. Fonte: Imagem cedida pela Dra. Nara Alves Buriti.

Eletrocardiograma mostra sinais de bloqueio de ramo esquerdo associado a sobrecarga ventricular esquerda (hipertrofia concêntrica do septo e excêntrica, que gera dilatação global da cavidade) em paciente com miocardiopatia grave. É importante ressaltar que a duração do QRS maior que 150 ms está associada a grande impacto no quadro clínico por sinalizar dissincronia entre contratilidade ventricular esquerda e direita, gerando alteração marcante do débito cardíaco. A presença de BRE em cardiopatia está associada a pior prognóstico.

CAPÍTULO 8 ■ Bloqueios de Ramo e Fasciculares

Caso clínico 3

Paciente masculino, 76 anos, portador de Doença de Chagas com acometimento elétrico do coração (arritmogênico). Refere dispneia aos esforços habituais, nega angina ou palpitações ou síncopes. Já foi descartado doença coronária e ecocardiograma mostra função sistólica preservada de ventrículo esquerdo. Segue eletrocardiograma (Figura 8.8):

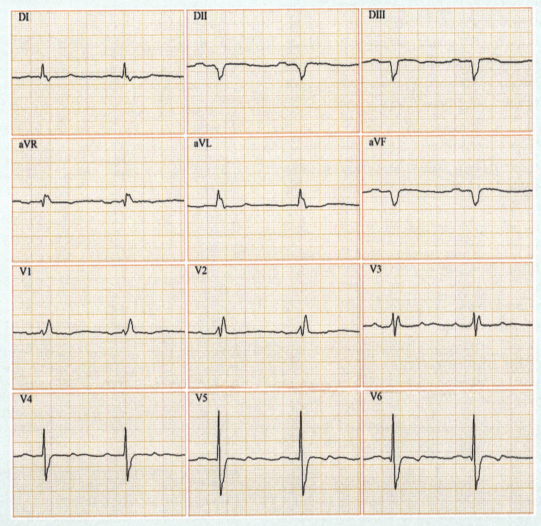

Figura 8.8. Eletrocardiograma com ritmo sinusal, frequência de 53 bpm, bloqueio atrioventricular de 1º grau (intervalo PR de 260 ms), bloqueio de ramo direito (QRS alargado de 140 ms com padrão rsR' em V1; onda S empastada em D1, AVL, V5 e V6; onda qR em aVR com R empastada) e bloqueio divisional anterossuperior (onda rS em D2, D3, aVF, com S em D3 > S em D2 e onda qR em D1 e aVL). Fonte: Imagem cedida pela Dra. Nara Alves Buriti.

Eletrocardiograma típico de paciente portador de doença de Chagas com bloqueio atrioventricular (AV) de 1º grau, bloqueio de ramo direito e bloqueio fascicular anterossuperior, podendo evoluir com bloqueios mais avançados (bloqueio AV total) e gerar síncopes, com necessidade de marca-passo definitivo.

CONCLUSÃO

O bloqueio de ramo sinaliza lentificação na despolarização ventricular esquerda ou direita, caracterizado por complexo QRS maior que 120 ms e alterações específicas a depender do lado acometido. Na presença de bloqueio fascicular, não haverá alargamento de QRS, se ocorrer de forma isolada. O bloqueio de ramo geralmente está associado a diferentes tipos de cardiopatia e/ou doença do sistema excitocondutor. Nesses casos, representa sinal de pior prognóstico. Contudo, vale ressaltar que ele pode estar presente em um coração saudável, sem relevância clínica e prognóstica.

PONTOS-CHAVE

1. Bloqueio de ramo pode estar associado ou não à cardiopatia, deve sempre ser avaliado dentro de um contexto clínico.
2. Presença de bloqueio de ramo em cardiopata é sinal de pior prognóstico.
3. Bloqueio de ramo gera complexo QRS maior que 120 ms.
4. Características específicas diferenciam bloqueio de ramo esquerdo e direito.

Referências bibliográficas

1. Friedmann AA. Eletrocardiograma em sete aulas: temas avançados e outros métodos. 2 ed. Barueri, SP: Manole; 2016.
2. Scherbak D, Hicks GJ. Left Bundle Branch Block. [Updated 2021 Aug 1]. In: StatPearls [Internet]. Treasure Island (FL): StatPearls Publishing; 2021 Jan. Disponível em: https://www.ncbi.nlm.nih.gov/books/NBK482167/.
3. Gaba P, Pedrotty D, DeSimone CV, Bonikowske AR, Allison TG, Kapa S. Mortality in Patients With Right Bundle-Branch Block in the Absence of Cardiovascular Disease. J Am Heart Assoc. 2020; 9(19):e017430. doi:10.1161/JAHA.120.017430. Disponível em: https://www.ncbi.nlm.nih.gov/pmc/articles/PMC7792408/.
4. Otto A, Smiseth JMA. Mechanism of harm from left bundle branch block. Trends in Cardiovascular Medicine; 2019. 29(6): 335-342. ISSN 1050-1738, https://doi.org/10.1016/j.tcm.2018.10.012. Disponível em: https://www.sciencedirect.com/science/article/pii/S105017381830197X.
5. Pérez-Riera AR, Barbosa-Barros R, Barbosa MPC de R, Daminello-Raimundo R, de Abreu LC, Nikus K. Left bundle branch block: Epidemiology, etiology, anatomic features, electrovectorcardiography, and classification proposal. Ann Noninvasive Electrocardiol; 2019 Mar. 24(2):e12572. doi: 10.1111/anec.12572. Epub 2018 Jun 22. PMID: 29932265; PMCID: PMC6931474. Disponível em: https://www.ncbi.nlm.nih.gov/pmc/articles/PMC6931474/
6. Alventosa-Zaidin M, Guix FL, Benitez CM, Roca SC, Pera G, Alzamora SMT, Forés RR, Rebagliato NO, Dalfó-Baqué A, Brugada TJ. Right bundle branch block: Prevalence, incidence, and cardiovascular morbidity and mortality in the general population. Eur J Gen Pract; 2019 Jul. 25(3):109-115. doi: 10.1080/13814788.2019.1639667. Epub 2019 Jul 24. PMID: 31339387; PMCID: PMC6713172. Disponível em: https://www.ncbi.nlm.nih.gov/pmc/articles/PMC6713172/.
7. Harkness WT, Hicks M. Right Bundle Branch Block. [Updated 2021 Aug 13]. In: StatPearls [Internet]. Treasure Island (FL): StatPearls Publishing; 2021 jan. Disponível em: https://www.ncbi.nlm.nih.gov/books/NBK507872/.
8. Ginefra P, Barbosa EC, Bomfim AS et al. Distúrbios da Condução Intraventricular – Parte 2. Rev. SOCERJ; 2005.18(5): 397-417.
9. Glikson M, Nielsen JC, Kronborg MB. 2021 ESC Guidelines on cardiac pacing and cardiac resynchronization therapy. European Heart Journal; 2021. 42, 3427-3520.
10. Pastore CA, Grupi CJ, Moffa PJ. Eletrocardiologia Atual: Curso do Serviço de Eletrocardiologia do Incor. 1 ed. São Paulo, SP: Atheneu; 2006.
11. Piegas LS, Timerman A, Feitosa GS. V Diretriz da Sociedade Brasileira de Cardiologia sobre Tratamento do Infarto Agudo do Miocárdio com Supradesnível do Segmento ST. Arq Bras Cardiol; 2015. 105(2):1-105.
12. Harkness WT, Hicks M. Right Bundle Branch Block. [Updated 2021 Aug 13]. In: StatPearls [Internet]. Treasure Island (FL): StatPearls Publishing; 2021 jan. Disponível em: https://www.ncbi.nlm.nih.gov/books/NBK507872/.
13. Pastore CA, Pinho JA, Pinho C, Samesima N, Pereira-Filho HG, Kruse JCL et al. III Diretrizes da Sociedade Brasileira de Cardiologia sobre Análise e Emissão de Laudos Eletrocardiográficos. Arq Bras Cardiol; 2016. 106(4Supl.1): 1-23.
14. Guimarães JI et al. Diretriz de interpretação de eletrocardiograma de repouso. Arquivos Brasileiros de Cardiologia [on-line]; 2003. 80(Supl. 2): 1-18. Epub 17 Mar 2003. ISSN 1678-4170. [citado 30 out. 2021] Disponível em: https://doi.org/10.1590/S0066-782X2003000800001.

CAPÍTULO **9**

Infarto Agudo do Miocárdio Associado a Bloqueios Interventriculares

Raphael da Rocha Carvalho
Suian Sávia Nunes Santos
Gabriela Ferraz de Araujo
Heron Rhydan Saad Rached

■ INTRODUÇÃO

O infarto agudo do miocárdio é um evento de necrose miocárdica causada por uma síndrome isquêmica instável e tem sido tradicionalmente dividido em infarto do miocárdio com ou sem supradesnivelamento do ST, conforme apresentação eletrocardiográfica. No entanto, as terapias são semelhantes entre os dois. O diagnóstico é realizado com base na avaliação clínica, eletrocardiograma (ECG), testes bioquímicos, imagens invasivas e não invasivas e avaliação patológica.[1]

O infarto agudo do miocárdio pode ser classificado em seis tipos: infarto devido a aterotrombose coronária (tipo 1), infarto devido a uma incompatibilidade entre oferta e demanda que não é resultado de aterotrombose aguda (tipo 2), infarto causando morte súbita sem a oportunidade de biomarcador ou confirmação de ECG (tipo 3), infarto relacionado com uma intervenção coronária percutânea (ICP) (tipo 4a), infarto

relacionado com trombose de um *stent* coronário (tipo 4b) e infarto relacionado com cirurgia de revascularização do miocárdio (CRM) (tipo 5) patológica.[1]

O infarto pode estar relacionado com outras condições patológicas, como bloqueios de condução do impulso elétrico e suas manifestações eletrocardiográficas clássicas podem não se apresentar e isso pode interferir no diagnóstico. Os bloqueios mais frequentes são: o de ramo direito (BRD), o de ramo esquerdo (BRE) e os divisionais ou hemibloqueios.

■ BLOQUEIO DE RAMO DIREITO
Conceito

Os bloqueios de ramos interventriculares são causados pelo retardo ou interrupção do estímulo de condução elétrica do coração. As características do bloqueio de ramo direito (BRD) são mais bem documentadas nas derivações precordiais direitas do eletrocardiograma em repouso.[2]

Causas associadas

A prevalência do BRD aumenta com a idade e pode ser estimada entre 2% e 3% da população geral.[3] O BRD é um achado eletrocardiográfico que pode estar presente em indivíduos sem cardiopatia estrutural subjacente. Em idosos, as causas mais frequentes são as doenças degenerativas do sistema de condução, a cardiopatia isquêmica crônica e o infarto agudo do miocárdio (IAM).[3]

O BRD tem como causas associadas:

- doença de Chagas;
- comunicação interatrial (CIA);
- cardiomiopatias;
- miocardites;
- valvopatias;
- doenças coronarianas;
- cardiopatias congênitas;
- doença pulmonar obstrutiva crônica (DPOC);
- tromboembolismo pulmonar;
- hipertensão pulmonar;
- síndrome de Brugada.[3]

Como identificar ao ECG

Quando há o bloqueio do ramo direito, o impulso elétrico detém-se nesse ramo, mas desce normalmente pelo ramo esquerdo, despolarizando o VE em primeiro lugar. A seguir, o estímulo propaga-se lentamente pelo septo interventricular para ativar o VD tardiamente.[3]

Os principais critérios que identificam o BRD são:

- QRS alargados com duração ≥ 120 ms como condição fundamental;
- morfologia rSR' ou rsR' com R' alargada emV1;
- morfologia qRs com s alargada e espessada nas derivações direitas;
- alterações secundárias da repolarização ventricular (ondas T opostas à deflexão terminal do QRS).[2]

Bloqueio de Ramo Esquerdo
Conceito

A ativação elétrica fisiológica do ventrículo esquerdo ocorre através de impulsos que passam pelo Feixe de His, então os impulsos seguem para os ramos esquerdo e direito do feixe ao longo do septo interventricular, para, em seguida, se dividirem em um extenso sistema de fibras de Purkinje, promovendo a ativação do músculo cardíaco. Na situação patológica do bloqueio de ramo esquerdo (BRE), o ramo direito é responsável por estimular o ventrículo esquerdo, causando despolarização mais lenta, e o septo é ativado da direita para a esquerda, direção oposta à ativação septal no coração normal, alterando a contratilidade uniforme usual.[4]

Causas associadas

A causa do BRE nem sempre é identificada adequadamente, pois o fenômeno pode ser congênito ou adquirido, secundário à hipertensão, doença arterial coronariana ou cardiomiopatias, podendo oferecer maior risco de morbimortalidade conforme as condições presentes. Se o BRE ocorre em indivíduos saudáveis pode atuar aumentando o risco cardiovascular por meio de mecanismos ainda não esclarecidos. Contudo, o BRE está relacionado com aumento da mortalidade na insuficiência cardíaca e em valvoplastias ou substituições valvares, bem como maior risco para bloqueio atrioventricular total e morte súbita.[4]

Como identificar ao ECG

No eletrocardiograma, o BRE tem como principal característica o alargamento do complexo QRS que ocorre porque o septo ventricular é ativado durante a contração isovolumétrica, antes da abertura da valva aórtica, que alonga as paredes posterior e lateral. Essas paredes são então ativadas posteriormente na sístole, com consequente estiramento passivo da parede septal. Com o movimento dessincronizado das paredes ventriculares estende os tempos de contração/relaxamento isovolumétricos e resulta em diminuição da eficiência da contração. A Tabela 9.1, adaptada

Tabela 9.1. Características eletrocardiográficas do BRE.[5]

Duração do QRS	≥ 120ms
Derivações esquerdas (dI, aVL, V5, V6)	Ondas R alargadas ou entalhadas Ausência de ondas Q (possibilidade de exceção em aVL) Padrão RS ocasional em V5 e V6
Derivações direitas (V1, V2, V3)	Onda R pequena em V1, V2 e V3
Tempo de pico da onda R	> 60 ms em V5 e V6, podendo permanecer normal em V1, V2 e V3
Onda T e segmento ST	Frequentemente em direção oposta ao QRS Concordância positiva entre T e QRS pode ser observada

do estudo de Tan e colaboradores, apresenta as características eletrocardiográficas que definem o BRE em adultos[5].

Como suspeitar da associação entre IAM e BRE

O ramo esquerdo é irrigado pela artéria coronária esquerda e pela artéria descendente anterior, então se há bloqueio ao fluxo sanguíneo na região irrigada por essas artérias, além do quadro típico do infarto do miocárdio, pode ocorrer concomitantemente com o BRE. Contudo, este pode estar presente sem que ocorra a isquemia. Nessa situação é importante diferenciar o BRE da isquemia verdadeira e a forma mais fácil é por ECG prévio que identifique o bloqueio, mas nem sempre isso é possível.[5]

Assim, os critérios apontados por Sgarbossa[6] são muito importantes para auxiliar na distinção entre as duas condições e para estimar adequadamente o prognóstico, tendo em vista que o IAM que se apresenta com BRE pode cursar com pior prognóstico com relação aos pacientes com IAM que preservam a condução normal dos impulsos elétricos. Logo, o ECG é um exame crucial para pacientes que apresentam sintomas isquêmicos miocárdicos, para promover o diagnóstico preciso e direcionar a terapia de reperfusão oportuna. No entanto, o reconhecimento do infarto agudo do miocárdio (IAM) continua sendo um desafio para os médicos devido aos desvios basais do segmento ST no contexto de BRE.[7]

O padrão do BRE é caracterizado pelo deslocamento do segmento ST em direção oposta à polaridade do QRS, usualmente referenciado como QRS discordante, e a existência de certa proporção entre a magnitude do desvio do segmento ST e o tamanho da onda, a voltagem, do QRS correspondente[8]. Enquanto, para o diagnóstico de IAM, além da clínica do paciente que usualmente apresenta dor torácica característica, também denominada angina típica, a ocorrência de elevação do segmento ST no mesmo sentido que o QRS e a presença de desvio discordante excessivo do segmento ST são específicos, ainda que com baixa sensibilidade.

Para o diagnóstico, Di Marco e colaboradores[8] propuseram o algoritmo Barcelona, Tabela 9.2, que modifica a abordagem dos critérios propostos por Sgarbossa[6] incluindo dois critérios: qualquer desvio do segmento

ST concordante com o QRS deve ser tratado como anormal, seja supra ou infra desnivelamento, em qualquer derivação, não somente entre V1 e V3 como nos critérios de Sgarbossa. O outro critério positivo para IAM é a presença de um desvio ST discordante apreciável ($\geq$ 1 mm ou 0,1 mV) em complexos QRS de baixa voltagem, tendo em vista que, na ausência de isquemia, esses complexos se mostram isoelétricos.[8]

Assim, o algoritmo orienta a análise do ECG avaliando a presença de desvio concordante do segmento ST $\geq$ 1 mm (0,1 mV) em qualquer derivação e/ou desvio discordante do segmento ST $\geq$ 1 mm (0,1 mV) em derivações com pico máximo de R ou S $\leq$ 6 mm (0,6 mV). Essas modificações causaram aumento na sensibilidade do algoritmo sem impactar sensivelmente na especificidade para detecção do IAM em pacientes com BRE, alcançando sensibilidade de 93% e especificidade de 94%[8].

Bloqueios divisionais

O eletrocardiograma (ECG) é o principal exame para o diagnóstico de um distúrbio de condução elétrica.[9] Bloqueios divisionais são distúrbios da condução elétrica em uma das divisões do ramo esquerdo, que não causam alargamento patológico do QRS, mas desviam o eixo em um dos planos.[9]

Durante a ativação ventricular, os ramos direito e esquerdo fornecem corrente ao ventrículo direito (VD) e esquerdo (VE), respectivamente. O complexo QRS resultante dessa despolarização ventricular é estreito. Como a massa do músculo do VE é maior que a do VD, as forças elétricas do VE dominam o VD. Assim, o eixo elétrico resultante é direcionado para a esquerda, entre 0° e 90°. O ramo esquerdo é composto por três

Tabela 9.2. Algoritmo BARCELONA proposto para o diagnóstico de IAM na presença de BRE.[8]

O algoritmo BARCELONA é positivo se qualquer um dos critérios estiver presente:
Desvio do segmento ST $\geq$ 1mm (0,1mV) concordante com a polaridade do complexo QRS em qualquer derivação, incluindo depressão, ou infradesnivelamento, concordante com a polaridade do QRS e elevação, ou supradesnivelamento, concordante com a polaridade do QRS (Figura 9.1)
Desvio do segmento ST $\geq$ 1 mm (0,1 mV) discordante da polaridade do QRS, em qualquer derivação, com voltagem de R/S $\leq$ 6 mm (0,6 mV) (Figura 9.2)

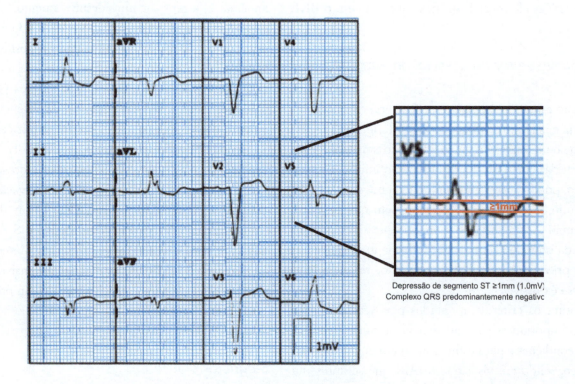

Figura 9.1. Exemplo do primeiro critério do algoritmo Barcelona. ECG de paciente com infarto agudo do miocárdio decorrente de lesão na artéria coronária direita, mostrando infradesnivelamento de segmento ST maior que 1 mm (0,1 mV) concordante com polaridade negativa do complexo QRS na derivação V5. Fonte: adaptada do trabalho de Di Marco et al.[8]

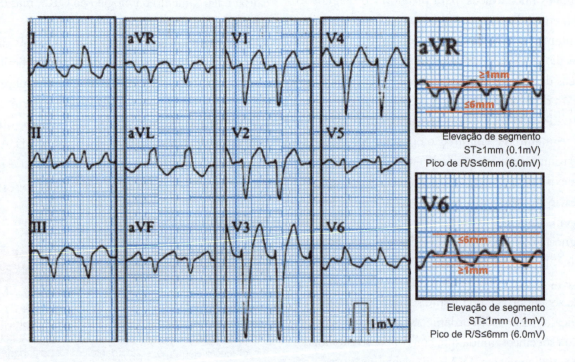

Figura 9.2. Exemplo do segundo critério do algoritmo Barcelona. ECG de paciente com infarto agudo do miocárdio e lesão na artéria circunflexa esquerda, mostrando desvio de segmento ST discordante do complexo QRS e maior que 1 mm (0,1 mV) em 2 derivações com voltagem do complexo QRS menor que 6 mm (0,6 mV). Fonte: Adaptado do trabalho de Di Marco et al.[8]

fascículos separados: fascículo anterior esquerdo, fascículo septal e fascículo posterior esquerdo. Já o ramo direito não se divide em fascículos separados.[10]

Bloqueio divisional anterior esquerdo (BDAS) ou anterossuperior esquerdo. Causas associadas e como identificar no ECG

É o bloqueio divisional mais comum. No bloqueio divisional anterior esquerdo (BDAS), a condução para baixo pelo fascículo anterior esquerdo está bloqueada, e então a corrente passa pelo fascículo posterior esquerdo para a superfície superior do coração. A despolarização miocárdica do VE ocorre da direita para a esquerda, e progride em direção inferossuperior, o que resulta em desvio do eixo elétrico de despolarização ventricular para a esquerda, formando um eixo negativo entre –30° e 90°. Pode ser visto em pacientes sem cardiopatias ou com hipertensão arterial, coronariopatias, doença de Chagas, miocardiopatias, lesões aórticas, ou cardiopatias congênitas.[10] Os critérios diagnósticos para identificação do BDAS no ECG encontram-se na Tabela 9.3.

Para identificar no ECG, a melhor maneira é observando primeiro a derivação DI, em seguida aVF e, por fim, DII. O complexo QRS em DI será positivo, e negativo em aVF. Assim identifica-se o eixo, que fica entre 0° e –90°, e obrigatoriamente deve estar negativo. Olha-se DII para definir que o eixo está mais negativo que –30°.[10]

Tabela 9.3. Critérios diagnósticos de BDAS.

QRS com duração < 120 m/s
Eixo elétrico QRS ≥ – 45° (em valores absolutos)
rS em DII, DIII e aVF com S3 > S2 e amplitude acima de 10 mm
qR em DI e aVL com tempo da deflexão intrinsecoide > 0,05 s ou qRS com S mínima em DI
qR em aVL com empastado
Progressão lenta da onda R
Presença de S de V4 a V6

Bloqueio divisional posteroinferior (BDPI)

É menos comum que o BDAS, por sua estrutura ser mais espessa e possuir irrigação dupla, provida do ramo do nó atrioventricular e septais posteriores da coronária direita e das septais da coronária descendente anterior. A posição anatômica também interfere, sendo mais protegida do fluxo turbulento do VE. Sua principal característica é o desvio do eixo para a direita no eletrocardiograma (ECG).[11] Os critérios diagnósticos de bloqueio divisional posteroinferior (BDPI) encontram-se na Tabela 9.4.

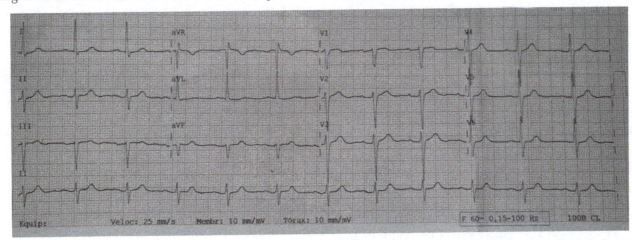

Figura 9.3. A imagem representa um exemplo de BDAS no ECG. Imagem gentilmente cedida pelo Cardiologista Dr. Paulo Francisco de Mesquita Barros Filho de seu arquivo pessoal.

Tabela 9.4. Critérios diagnósticos de BDPI.

QRS < 120 m/s
Eixo elétrico de QRS no plano frontal orientado para a direita > 90°.
qR em DII, DII e aVF com R3 > R2 com amplitude acima de 10 mm e deflexão intrinsecoide > 0,05 s.
Tempo de deflexão intrinsecoide aumentado em aVF, V5 e V6 > ou igual a 50 ms (0,05s).
rS em D1 com progressão (ou não) mais lenta de R de V1 a V3.
Onda S de V2 a V6.

O impulso então se propaga primeiro pelo fascículo anterossuperior, despolarizando a parede anterior e criando ondas R nas derivações precordiais anteriores, e Q nas derivações inferiores, além de desvio do eixo para a direita ao ECG. Sua presença é mais comum em pacientes com doença arterial coronariana (DAC), hipertensão arterial sistêmica (HAS), estenose aórtica, e doença degenerativa do sistema de condução.[11]

Bloqueio divisional posterior esquerdo (HPBE). Causas associadas e como identificar no ECG

Sua ocorrência é rara. Quando o fascículo posterior está bloqueado, faz com que a corrente flua para baixo pelo fascículo anterior esquerdo. A despolarização ventricular ocorre em direção súpero-inferior, da esquerda para a direita, com eixo direcionado para baixo e para a direita, entre +90° e + 180°. Comum em pacientes com miocardiopatia chagásica e coronariopatias[10].

Para identificar no ECG, vê–se o QRS, onda T e segmento ST normais. Encontra-se um padrão qR em DII, DIII e aVF com R de DIII > R de DII.[10]

Quando suspeitar de envolvimento de infarto

Pacientes com infarto agudo do miocárdio com supra de ST (IAMCSST) com bloqueio de ramo, quando comparados com pacientes sem defeito de condução, têm mais condições mórbidas associadas e menos probabilidade de receber terapias (trombolíticos, aspirina, betabloqueadores). Além disso, possuem maior taxa de mortalidade hospitalar.[12]

O bloqueio de ramo preexistente ou bloqueio divisional é associado, com menos frequência, ao desenvolvimento de bloqueio cardíaco completo em pacientes com IAMCSST.[12] Infartos de parede inferior tendem a desviar o QRS superiormente, dificultando o diagnóstico de BDAS concomitante. O desvio para a esquerda, nesse caso, ocorre pela presença de onda Q patológica em DII, DIII e aVF.[9]

O BDAS é a alteração mais comum no IAM anterior, encontrada em 4% dos casos. O vaso mais afetado é a coronária descendente anterior, como no BRE. O resultado eletrocardiográfico do BDAS é a preservação de ondas Q septais em D1 e aVL, complexos rS nas derivações inferiores, com desvio do eixo do QRS à esquerda e superiormente entre – 45° e – 90°, e aumento na deflexão intrinsecoide.[11] O IAM de parede lateral é a principal causa de desvio do eixo para a direita, como no caso do BDPI.[11]

Referências bibliográficas

1. Thygesen K et al. Third universal definition of myocardial infarction. Journal of the American College of Cardiology; 2012. 60(16): 1581–1598. Disponível em: https://doi.org/10.1016/j.jacc.2012.08.001.
2. Pastore CA et al. III Diretrizes da Sociedade Brasileira de Cardiologia sobre Análise e Emissão de Laudos Eletrocardiográficos. Arquivos Brasileiros de Cardiologia [Internet]; 2016. 106(4, Suppl 1): 1-23. ISSN 1678-4170. [citado 30 jan 2022]. Disponível em: https://doi.org/10.5935/abc.20160054.
3. Ikeda T. Right Bundle Branch Block: Current Considerations. Current cardiology reviews; 2021. 17(1): 24-30. Disponível em: https://doi.org/10.2174/1573403X16666200708111553.
4. Smiseth OA, Aalen JM. Mechanism of harm from left bundle branch block. Trends in cardiovascular medicine; 2019. 29(6): 335-342. Disponível em https://doi.org/10.1016/j.tcm.2018.10.012.
5. Tan NY et al. Left Bundle Branch Block: Current and Future Perspectives. Circulation. Arrhythmia and electrophysiology; 2020. 13(4). e008239. Disponível em: https://doi.org/10.1161/CIRCEP.119.008239.
6. Sgarbossa E B, Pinski SL, Barbagelata A, Underwood DA, Gates K B, Topol EJ, Califf RM, Wagner GS. Electrocardiographic diagnosis of evolving acute myocardial infarction in the presence of left bundle-branch block. GUSTO-1 (Global Utilization of Streptokinase and Tissue Plasminogen Activator for Occluded Coronary Arteries) Investigators. The New England journal of medicine; 1996. 334(8): 481-487. Disponível em: https://doi.org/10.1056/NEJM199602223340801.
7. Ibanez B. et al. ESC Guidelines for the management of acute myocardial infarction in patients presenting with ST-segment elevation: The Task Force for the management of acute myocardial infarction in patients presenting with ST-segment elevation of the European Society of Cardiology (ESC). European Heart Journal; 2018. 39(2): 119-177. [citado 7 jan 2018]. Disponível em: https://doi.org/10.1093/eurheartj/ehx393.
8. Di Marco A et al. New Electrocardiographic Algorithm for the Diagnosis of Acute Myocardial Infarction in Patients With Left Bundle Branch Block. J Am Heart Assoc; 2020 Jul 21.

CAPÍTULO 9 ■ Infarto Agudo do Miocárdio Associado a Bloqueios Interventriculares

9(14): e015573. doi: 10.1161/JAHA.119.015573. Epub 2020 Jul 4. Errata em: J Am Heart Assoc; 2020 Nov 17. 9(22): e014618.

9. Friedmann AA, Grindler J, Oliveira CARD, Fonseca A. Diagnóstico Diferencial no Eletrocardiograma. 2 ed. Barueri, SP: Manole; 2011.

10. Reis HJL et al. ECG – Manual Prático de Eletrocardiograma. São Paulo, SP: Atheneu; 2013.

11. Gonzalez MMC, Geovanini GR, Timerman S. Eletrocardiograma na Sala de Emergências: Guia Prático de Diagnóstico e Condutas Terapêuticas. 2 ed. Barueri, SP: Manole; 2014.

12. Silva FPA. Prevalência dos distúrbios da condução elétrica cardíaca no infarto agudo do miocárdio em um hospital de referência em Salvador (Bahia, Brasil) Salvador; 2014. 31: fls., il. [graf. tab.].

CAPÍTULO **10**

Arritmogênese e Batimentos Prematuros

Daniel Soares Sousa
Sarah de Farias Lelis
Gabriela Fernandes Resende
Brenda Tayrine Tavares Souza

◾ DESTAQUES

- As arritmias provêm de *alterações na formação* do impulso e/ou na *condução* deste.
- A *formação do impulso* pode estar alterada por dois mecanismos: o automatismo e a atividade deflagrada. Com relação ao *automatismo*, esse pode ser *normal* (influência do sistema autonômico) ou *anormal* (foco ectópico). Já a *atividade deflagrada*, que remete ao fenômeno de pós-despolarizações, pode ser *precoce*, quando o potencial precede a repolarização completa da membrana, ou *tardia*, surgindo após o término da repolarização celular.
- Nos *distúrbios de condução*, há dois mecanismos principais: o bloqueio e a reentrada. O *bloqueio* consiste na interrupção parcial ou total da condução do impulso elétrico que sai do átrio em direção aos ventrículos. Já a *reentrada* diz respeito a um impulso propagante que, após ser conduzido, persiste em um determinado circuito miocárdico, podendo reexcitar o tecido cardíaco após seu período refratário.

- Com relação à criação do circuito de reentrada, este pode ser devido tanto a um obstáculo anatômico (reentrada *anatômica*), como a uma área tecidual eletrofisiologicamente distinta, denominando-se reentrada *funcional*.
- As arritmias também podem acontecer pela alteração na formação e na condução do impulso, simultaneamente. Um exemplo clássico é a *parassistolia*.
- Os batimentos prematuros ou extrassístoles consistem em impulsos elétricos originados de uma área tecidual diferente do nó sinusal, gerando batimentos cardíacos extras e precoces.
- As *extrassístoles supraventriculares* são os batimentos precoces de origem no feixe de His ou acima dele (átrios ou junção atrioventricular (AV)). Em geral, apresentam ondas P distintas da sinusal e QRS de morfologia semelhante aos complexos do ritmo basal sinusal.
- As *extrassístoles ventriculares* têm como origem o tecido ventricular após a bifurcação do feixe de His. Em geral, apresentam QRS alargado (> 120 ms)

e de morfologia distinta em comparação aos complexos sinusais.

- As extrassístoles podem ser classificadas quanto a sua *morfologia* (monomórficas ou polimórficas) e quanto a sua *interrelação* (isoladas, pareadas, bigeminadas, trigeminadas, quadrigeminadas). As extrassístoles ventriculares podem apresentar-se ainda como taquicardia em salvas e como ritmo idioventricular acelerado (RIVA).

ARRITMOGÊNESE
Introdução

As arritmias cardíacas são fenômenos provenientes de alterações iônicas e/ou anatômicas da formação do impulso cardíaco e/ou da condução do mesmo.[1] O correto funcionamento elétrico do coração leva em conta a formação do estímulo no nó sinusal, localizado próximo à desembocadura da veia cava superior no átrio direito. Além disso, após a geração do impulso, é preciso que este tenha uma correta condução aos ventrículos, passando pelas vias internodais, nó AV, feixe de His e seus ramos e, por fim, as fibras de Punkinje.[1,2,3]

Há diversos fatores de risco para o surgimento das arritmias cardíacas que envolvem desde doenças subjacentes até características pessoais e de estilo de vida.[4] Observe na Tabela 10.1 alguns fatores possivelmente associados.

Para melhor compreensão dos mecanismos arritmogênicos, é preciso que se saiba a eletrofisiologia normal do coração. Esse tema já foi abordado nos capítulos iniciais do livro. Logo, é recomendável que se revise essa parte.

Fisiopatologia

As arritmias podem acontecer por alterações na *formação e/ou na condução* do impulso cardíaco. Na **formação** pode-se ter alteração por mecanismo de automaticidade (normal ou anormal) e por atividade deflagrada (pós-potenciais precoces e tardios). Na **condução** do impulso, as alterações podem se dar por bloqueios ou pelo mecanismo de reentrada (funcional ou anatômica) (Figura 10.1).

Tabela 10.1. Fatores de risco fisiopatológicos para o surgimento de arritmias cardíacas.

01	Doença cardiovascular	- Hipertensão arterial sistêmica - Cicatriz e deposição tecidual anormal
02	Idade	- Maior risco com avançar da idade
03	Condições congênitas	- Por exemplo, defeito que afeta o sistema elétrico e presença de vias acessórias
04	Agentes químicos	- Álcool, cigarro e drogas recreativas - Medicamentos (p. ex., digitálicos)
05	Doenças não cardiológicas	- Diabetes *mellitus* - Doenças da tireoide - Apneia do sono - Obesidade - Distúrbios hidroeletrolíticos

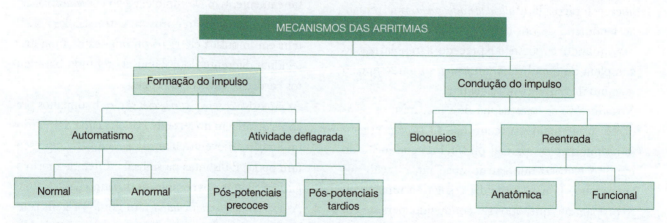

Figura 10.1. Principais mecanismos das arritmias. As arritmias ocorrem devido a alterações na formação (por automatismo ou atividade deflagrada) e/ou condução do impulso (bloqueios e reentrada).

CAPÍTULO 10 ■ Arritmogênese e Batimentos Prematuros

Formação do impulso

Como visto anteriormente, as arritmias provenientes de alterações na formação do impulso podem estar relacionadas com o automatismo ou a atividade deflagrada.

Automatismo

O automatismo cardíaco consiste na capacidade de células cardíacas especializadas (células marca-passo) em iniciar espontaneamente um potencial de ação, deflagrando um impulso elétrico. Algumas células e tecidos são mais especializados na formação e condução do impulso e o fazem de forma fisiológica: nó sinusal, tratos internodais, nó AV, feixe de His e seus ramos e fibras de Purkinje.[3]

O local que define o ritmo cardíaco é aquele que tem a maior frequência de disparos. Sendo assim, usualmente, o nó sinusal cumpre esse papel. Em repouso, observa-se frequência cardíaca sinusal habitualmente entre 50 e 100 batimentos por minuto (bpm). A corrente elétrica produzida por ele é então conduzida e evita que as outras células marca-passo, as quais encontram-se latentes, se autoexcitem. A este fenômeno dá-se o nome de *supressão por hiperestimulação*.[1,3]

A automaticidade *normal* do nó sinusal pode estar exacerbada por alterações fisiológicas no tônus autonômico. Ou seja, estimulações simpática e parassimpática podem gerar tanto um ritmo acelerado (taquicardia), no caso de hiperestimulação simpática, como lentificado (bradicardia) por hiperestimulação parassimpática.[3]

A hiperestimulação simpática provoca maior abertura dos canais de cálcio nas células do nó sinusal gerando uma maior positividade da fase de repouso, atingindo-se mais rapidamente o limiar de despolarização. Além disso, gera também uma despolarização mais rápida da célula (Figura 10.2). Já o tônus parassimpático acentuado faz o contrário, maior negatividade do potencial de repouso, tornando mais difícil atingir o limiar de despolarização. Também lentifica a despolarização celular (Figura 10.3).[3]

De forma *patológica*, quando há uma alteração em que a frequência de estímulo do nó sinusal é menor que de outras células auto excitáveis, outro marca-passo assume o ritmo cardíaco, denominando-se então marca-passo ectópico. Entre os tecidos autoexcitáveis latentes, destacam-se os tratos internodais, o nó AV e o sistema His-Purkinje, sendo os dois últimos os mais comumente envolvidos.[5] A Tabela 10.2 mostra as frequências cardíacas dos diversos tecidos do sistema de condução.

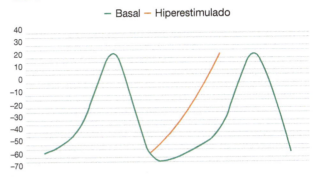

Figura 10.2. Influência do sistema nervoso simpático no automatismo cardíaco. A hiperestimulação simpática (curva laranja) gera uma maior positividade da fase de repouso, atingindo-se mais rapidamente o limiar de despolarização.

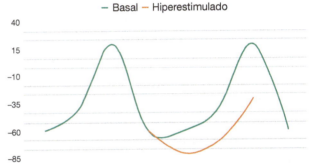

Figura 10.3. Influência do sistema nervoso parassimpático no automatismo cardíaco. A hiperestimulação parassimpática (curva laranja) gera maior negatividade do potencial de repouso e torna mais difícil atingir o limiar de despolarização.

Atividade deflagrada

A outra alteração da formação do impulso consiste na atividade deflagrada. Essa remete ao fenômeno de *pós-despolarizações*, ou seja, do surgimento de impulsos elétricos anômalos deflagrados após a despolarização normal do tecido cardíaco. Esses potenciais de ação

Tabela 10.2. Automatismo dos diversos tecidos do sistema de condução cardíaca.[5]

Localização	Frequência cardíaca
Nó sinusal	50 a 100 bpm
Nó AV e feixe de His	40 a 60 bpm
Ramos e fibras de Purkinje	20 a 40 bpm

Nota: são as estruturas onde se produz e se transmite o estímulo elétrico, permitindo a contração do coração. Quando há falha na despolarização do nó sinusal, outros tecidos podem assumir o ritmo cardíaco, com uma frequência cardíaca de escape habitualmente mais baixa.

podem se apresentar de forma isolada ou múltipla e são desencadeados por alterações nas propriedades da membrana celular. Entre as causas para esse fenômeno são citadas a isquemia cardíaca, a sepse, as alterações metabólicas e as hidroeletrolíticas.[1,6]

Essas pós-despolarizações podem ser de dois tipos. As *precoces* ocorrem antes da recuperação completa da célula, ou seja, nas fases 2 ou 3 do potencial de membrana (Figura 10.4). As *tardias* surgem após o término da repolarização celular completa, ou seja, na fase 4 (Figura 10.5). No mecanismo de atividade deflagrada, existem movimentos oscilatórios elétricos. Caso esses sejam suficientemente amplos, desencadeiam um potencial de ação despolarizante antes que a célula esteja completamente recuperada do impulso normal prévio.[1,6] Ressaltamos aqui a importância em se rever a eletrofisiologia normal do coração, em especial a parte de potenciais de ação.

Pós-potenciais precoces

Os mecanismos iônicos responsáveis pelas variações dessas atividades elétricas não são bem compreendidos. Entretanto, é possível fazer certas relações causais. Levando em conta que os pós-potenciais precoces ocorrem, geralmente, em potenciais de ação mais prolongados, esses permitem maior janela de tempo para reabertura dos canais de cálcio na fase 2 e de sódio na 3. Logo, a entrada dos íons por esses canais desencadearia o pós-potencial. Ademais, a intoxicação medicamentosa por substâncias como o Sotolol e a Procainamida também provocam a atividade deflagrada ao prolongar significativamente o período de repolarização. Por fim, cita-se também o pós-potencial relacionado com o surgimento do intervalo QT longo na taquicardia ventricular do tipo Torsades de Points, apesar desta também poder ser desencadeada pelo mecanismo de reentrada que será discutido mais adiante neste capítulo.[1,6]

Pós-potenciais tardios

As pós-despolarizações tardias são movimentos oscilatórios que se iniciam após a repolarização completa de um potencial de ação, ou seja, quando o potencial de membrana já se encontra na fase 4 (Figura 10.5). Assim, quando o movimento for suficientemente amplo para atingir o limiar de excitação da membrana (que agora se encontra por volta de −80mv), originará novo potencial de ação.[1,6]

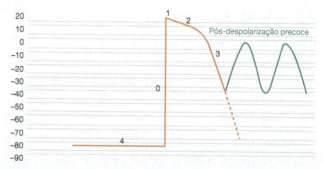

Figura 10.4. Pós-despolarização precoce de fase 3. Durante a fase 3 do primeiro potencial de ação (traçado laranja), origina-se um segundo que foi deflagrado por uma despolarização precoce, depois seguem outros dois impulsos, gerados pelo mesmo mecanismo (traçado verde).

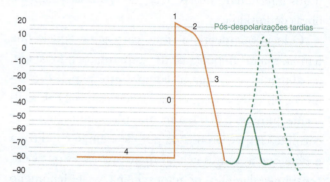

Figura 10.5. Pós-despolarizações tardias de fase 4. Durante a fase 4 observa-se inclinação ascendente, alterando progressivamente o potencial de repouso até atingir o potencial limiar, gerando uma despolarização diastólica ou despolarização de fase 4.

As condições que levam a essas pós-despolarizações, normalmente, estão associadas ao aumento de íons cálcio intracelular. Uma das principais causas dessa condição é a intoxicação digitálica. Além disso, taquicardias ventriculares catecolaminérgicas também estão fortemente associadas às pós-despolarizações tardias devido às aminas simpaticomiméticas facilitarem a corrente de entrada de íons cálcio.[1]

Condução do impulso

Levando em conta o segundo tipo de mecanismo arritmogênico, as alterações na condução do impulso, existem dois meios: o bloqueio e a reentrada.

Em condições fisiológicas, o impulso que parte do tecido atrial deve despolarizar sequencialmente os ventrículos. Nesse ínterim, é importante que levemos em conta dois fatos.

Primeiramente, todo estímulo sinusal, gerando em seguida a sístole atrial, sofre breve pausa no nó AV para que então siga aos ventrículos e os estimule. Dessa forma, caso ocorra uma pausa desproporcional em algum ponto entre as câmaras superiores e as inferiores, o ciclo será prejudicado e uma arritmia pode ser gerada. Nesse caso, ela decorreria de um bloqueio do impulso.

Em segundo lugar, sabe-se que o tecido cardíaco que acabou de ser despolarizado encontra-se em seu período refratário. Logo, em vias gerais, não é possível reexcitá-lo até que se chegue ao fim do período refratário relativo ou absoluto. No entanto, caso existam pré-requisitos para que a reentrada aconteça, esse mesmo estímulo poderá reestimular a área previamente despolarizada, iniciando um ciclo repetitivo de reentrada.

A partir daqui iremos explicar mais detalhadamente sobre esses dois mecanismos.

Bloqueio

O bloqueio consiste na interrupção parcial ou total da condução do impulso elétrico que sai do átrio em direção aos ventrículos. Entre as causas desse fenômeno, cita-se a elevação da frequência cardíaca, a bradicardia, a fibrose tecidual e os fármacos, como digitálicos, betabloqueadores, antagonistas do canal de cálcio e a adenosina.[6,7] Para entender como os bloqueios ocorrem, é preciso retornar à eletrofisiologia, uma vez que tudo depende das fases do potencial de membrana da célula.

Quando uma célula é estimulada precocemente, gerando um potencial de ação, tem-se um impulso prematuro. Nesse caso, esse potencial gerado possui corrente de entrada de íons sódio e velocidade diminuídas, uma vez que seus canais rápidos – responsáveis pela deflagração do potencial – estão parcialmente desativados. Logo, esses impulsos ou são conduzidos de maneira mais lenta no tecido em que ainda não houve a repolarização completa ou estão bloqueados.[1,6]

No caso da elevação da frequência cardíaca, por exemplo, um impulso precoce atrial (uma extrassístole, como veremos adiante) pode aparecer. No entanto, essa corrente elétrica pode não ser capaz de excitar o ventrículo em seguida, caso este ainda se encontre em seu período refratário absoluto. Logo, o impulso foi bloqueado. Já um impulso precoce que encontre o ventrículo em seu período refratário relativo poderá estimulá-lo, gerando um batimento. Contudo, este se apresentará com aberrância de condução, ou seja, parte das células cardíacas estariam excitáveis e parte

delas não. No eletrocardiograma (ECG), essa aberrância é notada quando há um batimento prematuro de morfologia diferente dos outros batimentos normais.[7]

Já na bradicardia, podemos observar um bloqueio de fase 4. Devido ao fato de as células estarem nessa fase de repouso por período prolongado elas irão se despolarizar também de forma aberrante.[7]

Reentrada

A reentrada é o mecanismo arrítmico mais comumente encontrado. Está relacionado com importantes arritmias como fibrilação atrial, *flutter* atrial e taquicardia ventricular. Ele diz respeito a um impulso propagante que, após ser conduzido, persiste em um determinado circuito miocárdico, podendo reexcitar o tecido cardíaco após seu período refratário. Porém, é válido ressaltar que impulsos elétricos não permanecem simplesmente parados em determinada área cardíaca, aguardando a conclusão do período refratário do tecido. É preciso um local com características específicas que favoreçam a lentificação ou bloqueio e o retorno do impulso.[1,6,8] Logo, para que essa reentrada ocorra é preciso:

1. duas vias no circuito, separadas por um obstáculo anatômico ou funcional;
2. períodos refratários e velocidades de condução distintos dessas 2 vias;
3. bloqueio unidirecional em uma das vias para que a reentrada se inicie.

As características eletrofisiológicas, mais bem detalhadas, são as seguintes:

- Deve haver uma área de *bloqueio unidirecional de uma das passagens*, seja ele permanente ou transitório. Geralmente, esse bloqueio provém de um tecido com período refratário de maior duração ou de uma repolarização lentificada.
- A *via normal*, sem bloqueio, deve ter uma *velocidade lenta o suficiente*, com relação à via bloqueada, para que esta última possa se recuperar. Após esse período de recuperação, o impulso pode então ser conduzido por meio da via previamente bloqueada, porém no sentido retrógrado, concluindo assim o circuito.
- Para que esse ciclo se reinicie, no entanto, a *condução retrógrada nessa via que estava previamente bloqueada deve ter uma velocidade lenta o suficiente* para que a outra via – normal – possa se recuperar e novamente ser capaz de ser excitada.

Para entender melhor esse mecanismo, assista a essa explicação audiovisual (acesse o QR Code abaixo).

Existem dois tipos de reentrada, a anatômica e a funcional.

Anatômica

Nesse tipo há um obstáculo anatômico, como um tecido fibrótico, causando a reentrada. Quando o impulso chega a esse local, ele é dividido, criando-se, assim, o movimento circular já explicado anteriormente.[8]

Como exemplos, citam-se a taquicardia supraventricular associada a uma via acessória (síndromes de pré-excitação) – Taquicardia de reentrada atrioventricular (TAV); a taquicardia de reentrada nodal atrioventricular; o *flutter* atrial proveniente de área de fibrose no átrio direito; a fibrilação atrial proveniente de diversos circuitos de reentrada atrial, entre outros.[8]

Funcional

No tipo funcional o tecido muscular cardíaco apresenta características eletrofisiológicas diversas. Diferente da anteriormente citada, não há um obstáculo anatômico ao impulso. Nesse mecanismo podemos observar certas características ao se comparar com o tecido normal, como o fato de os circuitos funcionais formados serem menores, com condução mais rápida e instáveis – ou seja, o impulso pode se dividir e criar outras áreas de reentrada. Ademais, a periodicidade do circuito formado e, dessa forma, o grau de taquicardia instalado, dependem do período refratário das células cardíacas da área.[8]

Do ponto de vista prático, temos como exemplos a fibrilação atrial e a fibrilação ventricular.[6]

É válido ressaltar que os mecanismos necessários para o início e manutenção da reentrada são bastante infrequentes, mesmo em pacientes susceptíveis – com alguma anormalidade anatômica-funcional. Todavia, alguns eventos podem desencadear a taquicardia por reentrada, como alterações no tônus autonômico, processos isquêmicos, hidroeletrolíticos ou de pH e até mesmo a presença de batimentos prematuros, predisponente bastante comum.[6,8]

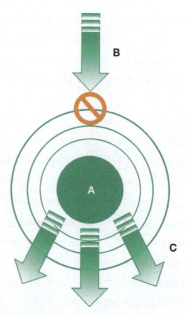

Figura 10.6. Mecanismo de parassistolia. Um tecido com alteração de formação do impulso (**A**) e bloqueio de entrada, (**B**) gerando impulsos elétricos (**C**) que podem ser conduzidos ou bloqueados (bloqueio de saída).

Parassistolia

Como dito no início do capítulo, as arritmias podem ocorrer por formação ou condução do impulso isoladamente, mas também por ambos de forma simultânea. Exemplo clássico é a *parassistolia*.

Esse fenômeno ocorre nos casos em que há uma alteração de disparo de células cardíacas (alteração na formação), porém, cujos estímulos são bloqueados (alteração de condução), não interferindo, assim, no ritmo sinusal (Figura 10.6). Em geral, os focos ectópicos surgem próximos aos folhetos da valva mitral em corações normais. Isso ocorre devido à despolarização, regeneração e velocidade de condução lentas da região de transição entre átrio esquerdo e miocárdio ventricular. Essa característica predispõe os bloqueios, tanto de entrada, ou seja, o estímulo sinusal não estimula essa área, quanto de saída. O bloqueio de saída é variável e intermitente, fazendo com que em certas ocasiões o impulso ectópico não seja bloqueado, podendo então ser conduzido adiante.[1]

Quadro Clínico e Manejo

Para iniciar o manejo de um paciente que possa apresentar uma arritmia, é necessária a coleta de história pessoal completa para identificação dos sintomas, assim como a periodicidade do acometimento, além do exame físico. Ademais, é essencial a realização do

ECG, se possível durante o episódio arrítmico para que se consiga um diagnóstico acurado.[2]

Entre os sintomas usualmente citados, tem-se a palpitação como apresentação direta da arritmia e outros sintomas hemodinâmicos como tontura, dispneia e síncope. Todavia, sabe-se que vários desses sintomas podem provir de outras condições médicas ou mesmo de doenças cardíacas subjacentes à arritmia. Diante disso, é preciso uma avaliação completa que leve em conta diagnósticos diferenciais para melhor compreensão de cada caso.[2]

Devido ao elevado número de patogenia das arritmias, o tratamento também varia de acordo com o mecanismo encontrado. O objetivo primário é a melhora dos sintomas e a prevenção de evolução desfavorável, como uma arritmia fatal ou mesmo a morte súbita. O tipo de terapia instituída deve levar em conta também outros fatores, como a qualidade de vida e as atividades de vida diária do paciente. Logo, cada terapêutica deve ser individualizada.[1,6]

■ BATIMENTOS PREMATUROS

Introdução

Os batimentos prematuros ou extrassístoles consistem em impulsos elétricos originados de uma área tecidual diferente do nó sinusal, gerando batidas extras e precoces no coração. Esse foco pode estar localizado em tecido atrial, ventricular ou juncional. Os batimentos prematuros ventriculares são os mais frequentes na população geral, seguido dos atriais.[7]

As extrassístoles podem ser classificadas de acordo com (1) o período entre uma extrassístole e outra (*intervalo de acoplamento*) e (2) o período de tempo entre o fim do batimento precoce e o início do próximo batimento sinusal *(pausa pós-extrassistólica)* (Figura 10.7).[7]

O intervalo de acoplamento pode ser fixo ou variável. No caso de batimentos prematuros fixos, veremos esses batimentos de maneira regularmente intercalada aos batimentos basais, apresentando uma influência do nó sinusal na sua despolarização. Já no caso variável, o ritmo ectópico não é influenciado pelo sinusal, ou seja, o foco ectópico possui um bloqueio de entrada unidirecional ao estímulo vindo do nó sinusal. O possível mecanismo envolvido nesse tipo é a parassistolia, já discutida anteriormente.[7]

Já a pausa pós-extrassistólica pode ser de quatro tipos: compensatória; menor que compensatória, maior que compensatória ou ausente.[7]

- *Compensatória*: o estímulo ectópico não atinge o nó sinusal e o intervalo RR (entre o pico de duas ondas R consecutivas) sinusal que abarca o batimento prematuro corresponde a dois ciclos sinusais. Comum nas *extrassístoles ventriculares* (Figura 10.8).
- *Menor que compensatória*: o estímulo ectópico atinge o nó sinusal reiniciando seu ciclo. O intervalo RR que engloba o batimento prematuro tem duração menor que dois ciclos sinusais. Comum nas *extrassístoles supraventriculares* por estarem mais próximas do nó sinusal, sendo mais fácil atingi-lo retrogradamente (Figura 10.9).

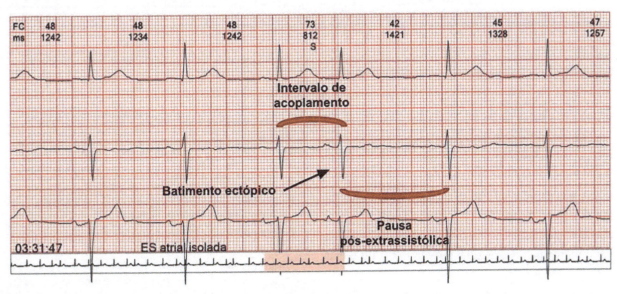

Figura 10.7. Batimento ectópico ou extrassístole atrial isolada. Na imagem observa-se um intervalo de acoplamento de 80 ms e a pausa pós-extrassistólica.

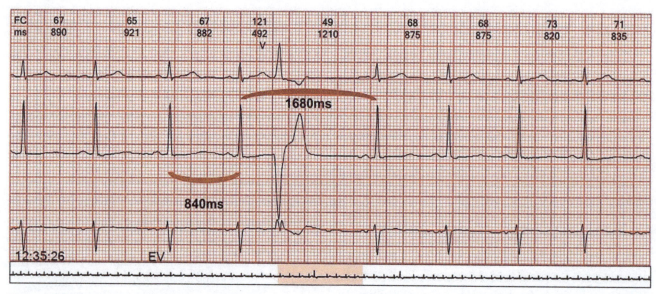

Figura 10.8. Pausa pós-extrassistólica compensatória. Extrassístole ventricular isolada. Observa-se que o intervalo RR que contém a extrassístole corresponde a duas vezes o intervalo RR sinusal.

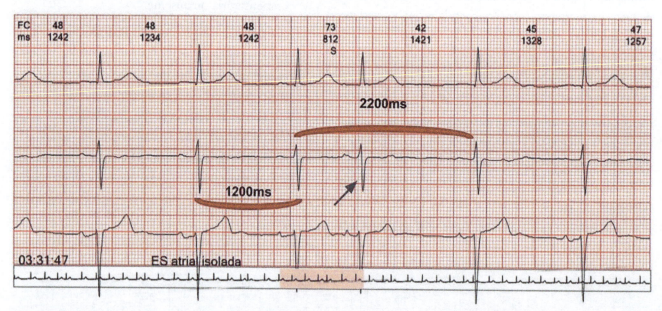

Figura 10.9. Pausa pós-extrassistólica menor que compensatória. Extrassístole atrial isolada. Observa-se que o RR que contém a extrassístole é menor que duas vezes o intervalo RR sinusal.

- *Maior que compensatória:* intervalo RR do batimento prematuro tem duração maior que dois ciclos sinusais. É rara. Em geral, a extrassístole ativa o nó sinusal em condução retrógrada, causando pausa por depressão do automatismo, ou seja, retarda o ciclo basal. Mais comum na *doença do nó sinusal*.
- *Ausente:* quando o batimento prematuro acontece exatamente na metade do intervalo RR sinusal, não interferindo no ciclo.

As extrassístoles podem se comportar de diversas formas (Tabela 10.3).

Tabela 10.3. Relação entre os batimentos precoces.

Isoladas	Extrassístoles isoladas são únicas e inexistentes a um padrão regular. Podem ocorrer aleatoriamente durante um exame.
Pareadas	Presença de duas extrassístoles consecutivas.
Bigeminadas	Presença de uma extrassístole a cada batimento sinusal.
Trigeminadas	A cada dois batimentos sinusais seguidos, surge uma extrassístole.
Quadrigeminadas	A cada três batimentos sinusais seguidos, surge uma extrassístole.

CAPÍTULO 10 ■ Arritmogênese e Batimentos Prematuros

Como já foi dito, os batimentos precoces podem ser atriais, juncionais ou ventriculares. Denominam-se de extrassístoles supraventriculares as de origem no feixe de His ou acima dele (atrial ou juncional) e de extrassístoles ventriculares as de origem abaixo do feixe de His.[7] Ambas serão detalhadamente explicadas a seguir.

Extrassístoles supraventriculares

As extrassístoles supraventriculares são impulsos elétricos precoces originados do tronco do feixe de His ou acima dele. Provêm do átrio ou do nó AV e possuem, em geral, intervalo de acoplamento fixo.[7]

A prevalência, assim como os mecanismos de origem desses batimentos, é incerta, principalmente das extrassístoles juncionais. São mais bem observados no Holter 24 horas do que no ECG usual.[7,9]

No traçado eletrocardiográfico, podemos observar determinados achados. Em geral, a onda P prematura apresenta-se de maneira distinta da sinusal, apesar dessa diferença ser muitas vezes sutil. Quando há uma junção do estímulo sinusal com o ectópico, pode-se observar uma onda P de morfologia intermediária.[7,9]

No caso de uma extrassístole de origem **atrial** que ocorra de forma muito precoce, seu complexo pode ficar sobreposto à onda T anterior (Figura 10.10). A partir disso, são geradas formas variáveis, algumas das quais podem ser observadas na imagem a seguir. Já um complexo mais "atrasado" pode aparecer como uma continuação da onda T precedente. Ressalta-se aqui que um mesmo batimento ectópico pode apresentar formatos diferentes em derivações eletrocardiográficas distintas (Figura 10.10).[7,9]

Na extrassístole **juncional** um importante achado é a onda P retrógrada negativa nas derivações inferiores, II, III e aVF, uma vez que o sentido de ativação atrial é invertido (de baixo para cima).[7]

A condução ventricular das extrassístoles atriais normalmente não difere do batimento sinusal. Contudo, na presença de uma mudança de frequência cardíaca, os períodos refratários do sistema de condução, em especial o infra-hissiniano, podem sofrer alterações. Assim, quando ocorre um ciclo curto extrassistólico após um ciclo sinusal longo, o impulso pode encontrar um dos ramos ainda em seu período refratário, sendo, assim, bloqueado ou conduzido com aberrância (Figura 10.11).[7]

Esse fenômeno decorre da lenta adaptação do coração a uma mudança brusca de frequência cardíaca, evento conhecido como **Fenômeno de Gouaux-Ashman**. Acontece de maneira frequente na fibrilação atrial, pela sua característica irregularidade do ritmo cardíaco[7].

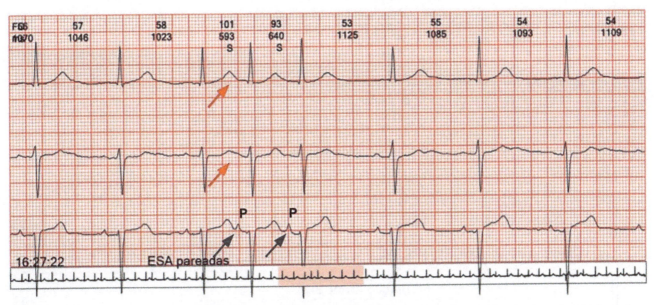

Figura 10.10. Extrassístoles atriais pareadas. Três derivações simultâneas ao Holter de 24 horas. Na primeira extrassístole pode-se observar o surgimento do batimento entalhando à fase final da onda T precedente. No traçado inferior observa-se com bastante nitidez as ondas P extrassistólicas (setas cinzas). Nas setas vermelhas observa-se a mesma extrassístole de forma menos nítida, se fundindo a onda T. Esse traçado reforça a importância de se analisar todas as derivações do ECG simultaneamente para uma melhor visualização e entendimento das extrassístoles.

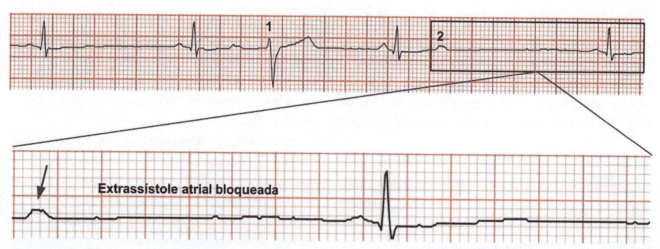

Figura 10.11. Batimentos ectópicos atriais com aberrância e bloqueio de condução. Em (1) há um batimento ectópico atrial com aberrância de condução, o qual foi seguido de um batimento sinusal. Detalhe para o intervalo RR sinusal bastante prolongado (1400 ms). Já em (2) observa-se um batimento ectópico atrial bloqueado, gerando uma pausa na sístole ventricular.

Quadro clínico

As extrassístoles supraventriculares, em geral, são consideradas benignas. Todavia, na presença de um paciente que apresente essa condição é de extrema importância que se determine as características desses batimentos, como frequência, associação ao fator etiológico, seu padrão durante o exercício físico e sua correlação a taquiarritmias supraventriculares. Apesar de sozinhas não representarem risco à vida, podem, em determinados casos, desencadear arritmias supraventriculares, como a fibrilação atrial (Figura 10.12) e, menos comum, ventriculares. Os pacientes podem estar assintomáticos ou com sintomas como palpitações extrassistólicas e tontura. Raramente há acometimento hemodinâmico, o qual pode estar presente caso haja associação com bradicardia[7,9].

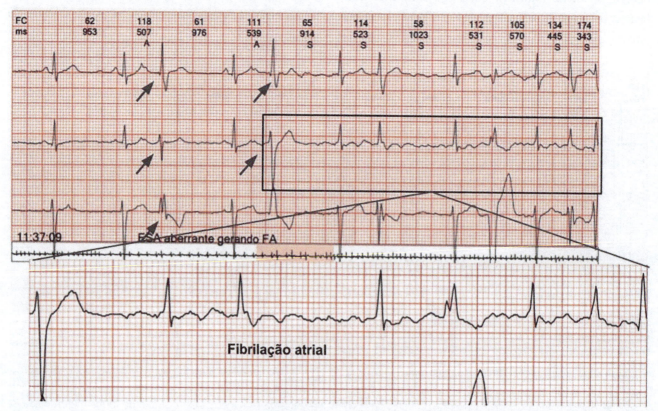

Figura 10.12. Extrassístole atrial desencadeando fibrilação atrial. As setas cinzas indicam batimentos precoces (extrassístoles) atriais isolados. O segundo desencadeou uma fibrilação atrial. Fonte: Autoria própria.

Extrassístoles ventriculares

Os batimentos precoces ventriculares têm como origem o tecido ventricular após a bifurcação do feixe de His. Não são considerados focos ectópicos ventriculares o próprio feixe de His, mesmo se localizado no septo interventricular, e as vias acessórias.[7, 10]

As extrassístoles ventriculares apresentam QRS alargado (> 120 ms) e de morfologia distinta em comparação aos complexos sinusais. Em geral, o vetor dominante do QRS ectópico apresenta direção oposta à onda T extrassistólica. Elas podem ser uni ou multifocais, que consequentemente serão mono e polimórficas, respectivamente. Assim como os batimentos precoces supraventriculares, podem também aparecer de diversas maneiras: isoladas, pareadas, repetitivas, bi, tri ou quadrigeminadas.[7,10] Além dessas, há também a taquicardia em salvas e o ritmo idioventricular, os quais são explicados na Tabela 10.4.

O intervalo de acoplamento pode ser fixo (mais frequente) ou variável. O estímulo precoce ventricular pode direcionar-se ao átrio retrogradamente ou não. Geralmente não atinge e não reseta o nó sinusal. Por essa razão, a pausa pós-extrassistólica costuma ser compensatória. A extrassístole ventricular também pode ocorrer de forma **interpolada**. Nesse caso, a extrassístole, além de não interferir no nó sinusal, também não altera a condução atrioventricular do ciclo basal, como exemplificado nas Figuras 10.13 e 10.14.[7,10]

A extrassístole ventricular pode ter um ou mais focos ectópicos. A denominada monomórfica provém de foco único que irá gerar extrassístoles de mesma morfologia e mesmo intervalo de acoplamento (Figura 10.13). Já as polimórficas provêm de dois ou mais focos, gerando batimentos de morfologia e intervalo de acoplamento distintos (Figura 10.14).[7,10]

Com relação aos padrões de QRS, sabe-se que o sítio de origem do foco ectópico, assim como as características do tecido miocárdico, os definem. Geralmente, quando o foco ectópico se encontra próximo ao sistema de condução cardíaco (ramo esquerdo ou direito ou rede de Purkinje) a duração do QRS é habitualmente mais rápida – QRS mais estreito, próximo a 120 ms de duração (Figura 10.15). Porém, um complexo QRS ectópico, mesmo próximo a essas regiões, pode ser mais largo quando seu intervalo de acoplamento é curto, dada a refratariedade parcial do tecido à frente

Tabela 10.4. Definição de taquicardia em salvas e de ritmo idioventricular.

Taquicardia em salvas	Presença de três ou mais extrassístoles ventriculares consecutivas, com frequência ventricular acima de 100 bpm. A taquicardia ventricular não sustentada ocorre em um tempo inferior a 30 segundos e, na sustentada, o episódio excede os 30 segundos.
Riva (ritmo idioventricular)	Consiste em ritmo ectópico composto por mais de três extrassístoles consecutivas. Difere das taquicardias ventriculares por apresentar FC < 100 bpm.

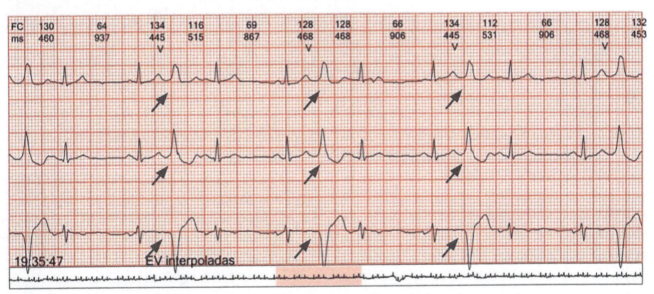

Figura 10.13. Extrassístoles ventriculares interpoladas monomórficas. As setas indicam as extrassístoles ventriculares, as quais não influenciam no ritmo sinusal. Fonte: autoria própria.

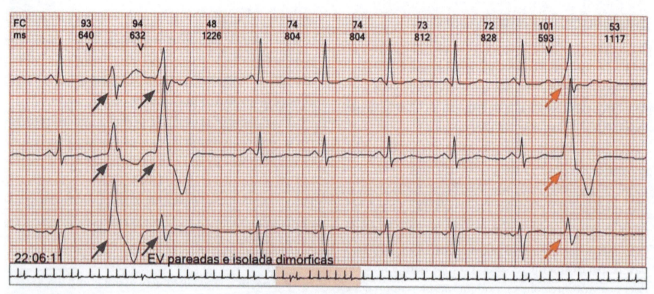

Figura 10.14. Extrassístoles ventriculares dimórficas. As setas pretas indicam extrassístoles pareadas dimórficas. As setas vermelhas indicam extrassístoles isoladas. Nesse traçado as duas últimas extrassístoles têm a mesma morfologia. Fonte: autoria própria.

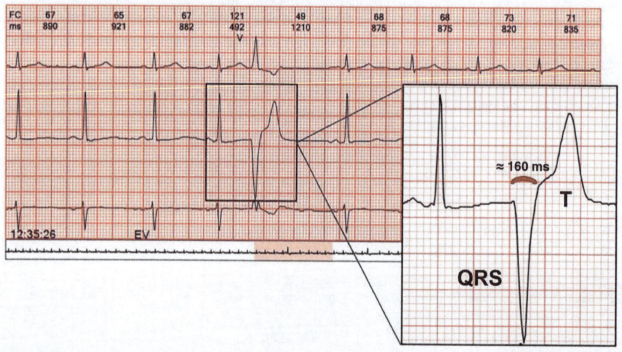

Figura 10.15. Extrassístoles ventriculares isoladas. Extrassístole com QRS de duração aproximada de 160ms e onda T invertida em relação ao QRS. Fonte: autoria própria.

do impulso (Figura 10.16). Focos mais distantes do sistema de condução, geralmente produzem QRS mais alargados. Isso também é verdade para ventrículos mais fibróticos e dilatados[10].

Uma informação importante acerca dos batimentos prematuros ventriculares é que, de forma geral, os *impulsos prematuros do ventrículo direito* geram um padrão de *bloqueio de ramo esquerdo*, enquanto aqueles do *ventrículo esquerdo* possuem um padrão de *bloqueio de ramo direito*.[10]

Explicações acerca dos bloqueios de ramo encontram-se no Capítulo 8.

O eixo de despolarização das ectopias também pode dar pistas da origem da arritmia. Por exemplo, quando as extrassístoles têm eixo inferior (QRS positivo nas derivações inferiores), significa que os ventrículos estão sendo despolarizados a partir da via de saída. Já as que têm o eixo superior (QRS negativo nas derivações inferiores) são muito sugestivas de localização na parede inferior dos ventrículos.[10]

CAPÍTULO 10 ■ Arritmogênese e Batimentos Prematuros

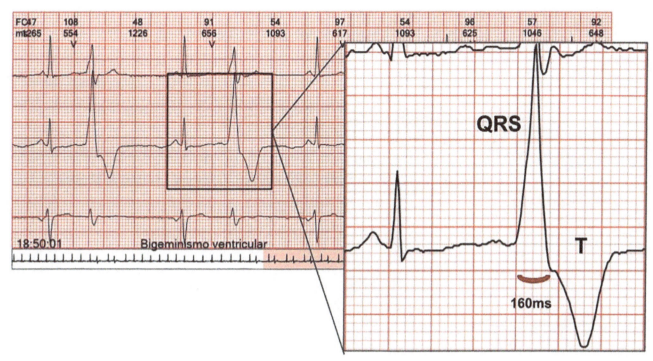

Figura 10.16. Extrassístoles ventriculares bigeminadas. Extrassístole com QRS de duração igual a 160ms e onda T invertida em relação ao QRS. Fonte: autoria própria.

Quadro clínico

Os batimentos prematuros ventriculares são mais frequentemente detectados na população idosa, em pacientes com mais comorbidades e em pessoas que têm maior período de monitoramento cardiológico. A maioria das extrassístoles ventriculares são assintomáticas. Contudo, quando existem sintomas associados, o principal é a palpitação. Essa decorre da contração mais forte após a extrassístole ou à sensação de que o coração parou após a pausa pós-extrassistólica. Raramente se vê comprometimento hemodinâmico, o qual geralmente está presente apenas na concomitância de função ventricular esquerda rebaixada ou bradicardia. Os sintomas podem apresentar-se de forma proeminente quando o paciente se encontra em um ambiente mais tranquilo e silencioso, pois nesse momento ele presta mais atenção ao seu corpo[10].

CASOS CLÍNICOS E RESOLUÇÃO COMENTADA

Caso clínico 1

Homem, 79 anos, assintomático, sem comorbidades ou uso de medicação diária. Percebeu batimentos cardíacos baixos durante medida casual da pressão arterial em domicílio com esfigmomanômetro digital (PA 122 × 79 mmHg, FC 30 bpm). Procurou atendimento com um clínico geral. Sem alterações ao exame clínico na ocasião (FC 60 bpm, PA 120 × 80 mmHg).

Exames solicitados: rotina laboratorial, ECG 12 derivações, ecocardiograma e Holter de 24 horas.

Encaminhado para arritmologista para avaliação de implante de marca-passo com suspeita de BAVT intermitente.

Na consulta com arritmologista com exames já realizados.

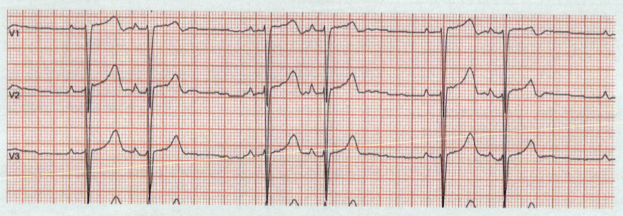

Figura 10.17. Tira de ECG, derivações V1 a V3. Fonte: Acervo do autor.

- **ECG:** Ritmo sinusal + Bigeminismo atrial.

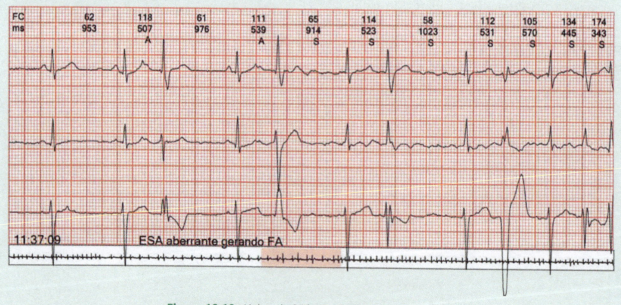

Figura 10.18. Holter de 24 horas. Fonte: Acervo do autor.

- **Holter de 24 horas:** Ritmo predominante sinusal, com extrassístoles supraventriculares (atriais) frequentes – 12.450 em 24 horas (12% dos batimentos). 452 episódios de fibrilação atrial sustentadas e não sustentadas. A maior de 2 horas de duração.
- **Ecocardiograma:** FEVE 65%, aumento leve do átrio esquerdo. Sem outras alterações relevantes.

Foram iniciados antiarrítmico e anticoagulação oral.

Comentários

Nesse caso, observamos o fenômeno de *bradisfigmia*, que consiste em uma falsa bradicardia de pulso, secundária ao bigeminismo atrial. O batimento extra sistólico precoce impossibilita um enchimento diastólico e um débito sistólico adequados. Por isso, esse batimento não foi percebido na aferição da FC pelo pulso com o esfigmomanômetro. É um motivo de procura frequente ao consultório do arritmologista. É também frequente motivo de confusão, pois a hipótese diagnóstica inicial era de bradicardia e a conclusão final foi o diagnóstico de uma taquiarritmia. Em vez de implantar marca-passo, o tratamento paradoxalmente foi com antiarrítmicos. Outra mensagem importante é que uma densidade alta de extrassístoles atriais tem uma relação direta com a ocorrência de fibrilação atrial (FA). Nesse caso uma FA assintomática foi identificada pelo alerta de uma pseudobradicardia. A simples aferição do pulso radial pode ajudar no diagnóstico e tratamento precoce de algumas arritmias, mudando a evolução natural da doença.

Caso clínico 2

Mulher, 32 anos, queixa-se de falhas nos batimentos cardíacos e de fadiga. Início há 4 meses. Sem comorbidades ou uso de medicação contínua. Sem história familiar de morte súbita ou cardiopatia.

Exames solicitados: rotina laboratorial, ECG 12 derivações, Holter de 24 horas, ecocardiograma, ressonância magnética cardíaca e teste ergométrico.

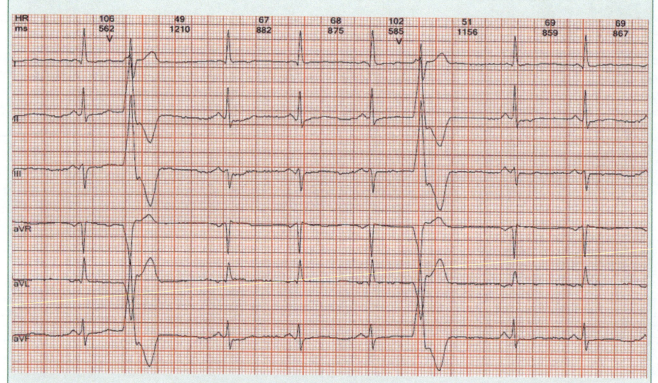

Figura 10.19. Derivações frontais ao ECG. Fonte: Acervo do autor.

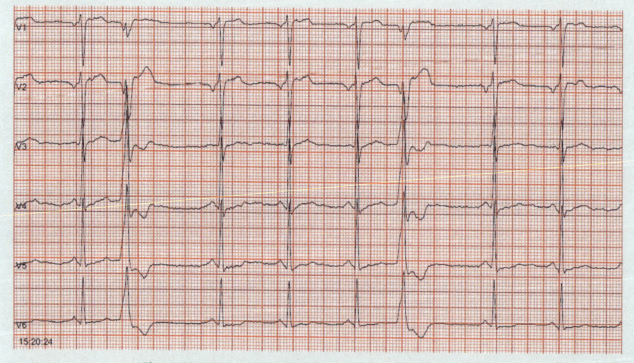

Figura 10.20. Derivações precordiais ao ECG. Fonte: Acervo do autor.

- **ECG de 12 derivações:** Extrassístoles ventriculares monomórficas isoladas
- **Holter de 24 horas:** ritmo sinusal. 22.340 extrassístoles ventriculares monomórficas (21% dos batimentos), isoladas, bi e trigeminadas.
- **Ecocardiograma:** FEVE 40%, hipocinesia moderada difusa do ventrículo esquerdo. Aumento leve do átrio esquerdo. Sem outras alterações relevantes.
- **Teste ergométrico:** Extrassístoles ventriculares monomórficas isoladas no repouso, com desaparecimento no pico do esforço. Retorno das extrassístoles na recuperação. Sem isquemia.
- **RM cardíaca**: FEVE 40%, sem realce tardio ou outras alterações miocárdicas.
- **Laboratório**: Normal. Sorologia para doença de Chagas negativa.

Iniciada terapia para insuficiência cardíaca, sem melhora na densidade da arritmia e na FEVE mesmo com dose máxima de betabloqueador. Realizada ablação por cateter de extrassístole ventricular focal na via de saída do ventrículo direito. Ao final do procedimento já não apresentava mais extrassístoles.

Seguimento de 3 meses mostrou recuperação da FEVE e ausência de arritmias ao Holter de 24 horas, além de melhora completa dos sintomas, mesmo com suspensão das medicações para ICC e betabloqueador.

Comentários

Trata-se de um caso de extrassístoles ventriculares monomórficas de alta densidade com evolução para taquicardiomiopatia, que é a disfunção ventricular e insuficiência cardíaca secundária a arritmias com FC persistentemente elevada ou alta densidade de extrassístoles (habitualmente acima de 20% dos batimentos).

O eixo inferior das extrasssístoles (positivas em DII, DIII e AVF) sugere foco na via de saída dos ventrículos. Transição de negativa para positiva a partir de V3 ou V4, sugere foco na via de saída do ventrículo direito. Transição antes de V3 sugere foco na via de saída do ventrículo esquerdo. Esses são os focos mais comuns das arritmias ventriculares idiopáticas. Essas habitualmente são arritmias relacionadas com o coração estruturalmente normal. Nesse caso, a disfunção ventricular foi consequência da alta densidade de extrassístoles, fato que ficou comprovado pela resolução total do quadro após cura da arritmia com ablação por cateter. Alguns casos melhoram com uso de antiarrítmicos, outros não. Como as extrassístoles ventriculares idiopáticas geralmente são benignas, o tratamento pode ser expectante em casos assintomáticos, sem evolução para taquicardiomiopatia. Mas é imperativo em casos de sintomas limitantes ou taquicardiomiopatia.

Referências bibliográficas

1. Gizzi JC. Arritmogênese: bases eletrofisiológicas - Parte I. Reblampa 1997;10(2): 65-77
2. Lévy S, Olshansky B. Arrhythmia management for the primary care clinician. [publicação online]; 2021 [acesso em 03 dez 2021]. Disponível em: https://www.uptodate.com/contents/arrhythmia=-management-for-the-primary-care-clinician?search-arrhythmia-management-for-the-primary-care-clinician.html&source=search_result&selectedTitle=1~150&usage_type=default&display_rank=1.
3. Guyton AC, Hall JE. Excitação Rítmica do Coração. In: Guyton AC, Hall JE. Tratado de Fisiologia Médica. 12. ed. Rio de Janeiro: Elsevier; 2011. p.121-127.
4. American Heart Association. Heart.org [homepage na internet]. Understand Your Risk For Arrhythmia [Acesso em 18 set 2021]. Disponível em: https://www.heart.org/en/health-topics/arrhythmia/understand-your-risk-for-arrhythmia.
5. Sousa DS, Duarte CE. Estimulação do sistema de condução – racional e resultados. In: Brandão A, Miranda C, Précoma DB, Bacal F, Zimerman LI, Lopes MACQ (orgs). Sociedade Brasileira de Cardiologia. PROCARDIOL - Programa de Atualização em Cardiologia: Ciclo 15. Porto Alegre: Artmed Panamericana; 2021. p. 9-48.
6. Makielski JC, Eckhardt LLL. Cardiac excitability, mechanisms of arrhythmia, and action of antiarrhythmic drugs [Publicação on-line]; 2021 [Acesso em 6 out 2021]. Disponível em: https://www.uptodate.com/contents/cardiac-excitability-mechanisms-of-arrhythmia-and-action-of-antiarrhythmic-drugs?search=cardiac-excitability-mechanisms-of-arrhythmia-and-action-of-antiarrhythmic-drugs.html&source=search_result&selectedTitle=1~150&usage_type=default&display_rank=1.
7. Bagliani G, Della Rocca DG, De Ponti R, Capucci A, Padeletti M, Natale A. Ectopic Beats: Insights from Timing and Morphology. Card Electrophysiol Clin. 2018 Jun;10(2):257-275.
8. Podrid PJ. Reentry and the development of cardiac arrhythmias [Publicação on-line]; 2020 mar [Acesso em 14 out 2021]. Disponível em: https://www.uptodate.com/contents/reentry=-and-the-development-of-cardiac-arrhythmias?search-reentry-and-the-development-of-cardiac-arrhythmias.html&source=search_result&selectedTitle=1~150&usage_type=default&display_rank=1.
9. Manolis AS. Supraventricular premature beats [Publicação on-line]. 2020 mai. [Acesso 15 out 2021]. Disponível em: https://www.uptodate.com/contents/supraventricular-premature-beats.
10. Manolis AS. Premature ventricular complexes: Clinical presentation and diagnostic evaluation [Publicação on-line]. 2020 jul. [Acesso 20 out 2021]. Disponível em: https://www.uptodate.com/contents/premature-ventricular-complexes-clinical-presentation-and-diagnostic-evaluation.

CAPÍTULO 11

Taquicardia Reentrante Nodal Atrioventricular

Argemiro Scatolini Neto
João Ricardo Cambruzzi Zimmer
Vitor Rossi Santos
Weverton Lopes Candido

■ INTRODUÇÃO

A taquicardia reentrante nodal atrioventricular ou simplesmente taquicardia reentrante nodal (TRN) é a mais frequente entre as taquicardias supraventriculares.

É mediada pelas extensões do nó-AV compacto a partir de duas ou mais vias de propagação do estímulo elétrico com características eletrofisiológicas distintas. Usualmente, uma delas com velocidade de condução rápida e outra lenta. Essa condição leva à geração de um circuito reentrante que, quando se sustenta, produz a taquicardia.

A cardiopatia coexistente não é rara. Portanto, a história clínica, o exame físico e o eletrocardiograma de 12 derivações fornecem elementos para diagnóstico desta condição e servem de base para estabelecer prognóstico e plano terapêutico.

■ EPIDEMIOLOGIA

A taquicardia reentrante nodal AV é a forma mais comum de taquicardia supraventricular, respondendo por ao menos 60% dos casos. Estima-se que a incidência das taquicardias supraventriculares seja de 36/100.000 habitantes/ano e a prevalência de 2,29/1.000 habitantes.[1]

Embora haja dissonância na literatura, a coexistência de doença cardiovascular foi detectada em 61% dos casos em um dos maiores e mais completos estudos. É duas vezes mais prevalente entre mulheres e cinco vezes mais prevalente naqueles com 65 anos ou mais. É mais frequente a coexistência de cardiopatia nos homens.[1] Aqueles sem cardiopatia tendem a ser mais jovens, do sexo feminino, mais jovens quando do início dos sintomas e apresentar frequência cardíaca mais elevada durante o paroxismo.

Cresce a evidência de que há incidência aumentada de fibrilação atrial nesses pacientes mesmo após ablação por cateter, o que tem importante implicação clínica em razão da morbimortalidade associada à fibrilação atrial especialmente em certos subgrupos.[2]

Na patogênese dessas taquicardias, a influência hormonal parece ter seu papel, pois a sua incidência aumenta nas mulheres após a menarca.

A hereditariedade também parece ter papel na patogênese dessa arritmia já que famílias com elevada incidência de TRN foram identificadas e acrescentou, assim, mais um elemento para sua compreensão.[3]

PATOFISIOLOGIA

Os elementos anatômicos determinantes para a existência da TRN se localizam no Triângulo de Koch. Seu limite superior é o septo membranoso e o óstio do seio coronariano é seu limite inferior; o anel tricuspídeo representa seu limite anterior e, finalmente, o tendão de Todaro, o posterior. O assoalho dessa região é formado por tecido ou parede atrial que é separada da crista ventricular por tecido fibroso originado a partir do sulco atrioventricular.[4]

Na porção superior (apical) do triângulo de Koch, se localiza o nó atrioventricular compacto. Apesar de haver variações em sua forma, esta é inicialmente elíptica, assumindo aspecto fusiforme à medida que se aproxima do septo membranoso, local onde ocorre seu isolamento elétrico da musculatura atrial e a conexão com o tronco do feixe de His.[4]

As conexões elétricas da musculatura atrial de trabalho com o nó AV compacto se fazem por meio das extensões do nó AV compacto. Estas, são regiões transicionais com características histológicas e eletrofisiológicas distintas da musculatura atrial e mais parecidas com as do NAV. A dimensão dessas extensões, o arranjo tridimensional das fibras, assim como a expressão de conexinas, entre outros aspectos, determinam as características da condução por essas estruturas.

As zonas transicionais se conectam ao NAV desde suas porções inferiores e superiores até o momento do seu isolamento elétrico pelo septo membranoso com considerável variação anatômica (Figura 11.1). Duas extensões foram descritas por sua porção inferior: a inferior direita, que cursa paralela ao anel tricuspídeo

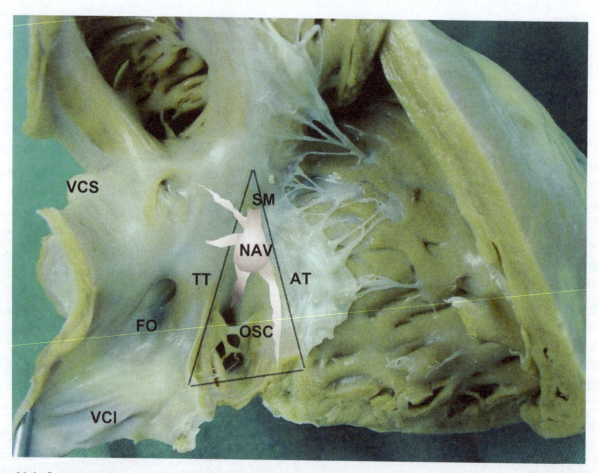

Figura 11.1. Representação esquemática do nó atrioventricular e suas extensões com relação às estruturas atriais direitas. VCS: veia cava superior; VCI: veia cava inferior; FO: fossa oval; OSC: óstio do seio coronariano; NAV: nó atrioventricular; TT: tendão de Todaro; AT: anel tricuspídeo e SM: septo membranoso.

e se estende até o óstio do seio coronariano ou além; a inferior esquerda, com curso pela musculatura do óstio do seio coronariano ou diretamente por fibras do septo interatrial até o átrio esquerdo. Pela porção superior do NAV, uma extensão relativamente curta se conecta com a musculatura do septo interatrial médio e, por fim, extensões mais superiores se estendem até as regiões atriais direita e esquerda altas.[4]

A forma mais comum dessa taquicardia utiliza a extensão inferior direita para ativação anterógrada e extensão superior direita que ativa o septo médio para ativação retrógrada.[5]

É importante notar que o conceito de via rápida ou via lenta tem relação direta com a dimensão da extensão. Quanto mais longa é a extensão, maior será o tempo necessário para a propagação da frente de onda elétrica neste elemento do circuito. Usualmente, a extensão que se conecta com as fibras do septo médio são as de menor dimensão.

A Figura 11.2 mostra visão esquemática das extensões e o trajeto de circuito mais frequentemente identificado. No entanto, pode ocorrer mais de uma combinação de utilização dessas extensões e há vários relatos que demonstram que isto pode ocorrer em um mesmo paciente, produzindo o mesmo tipo de taquicardia ou mais de uma das variedades desta taquicardia.

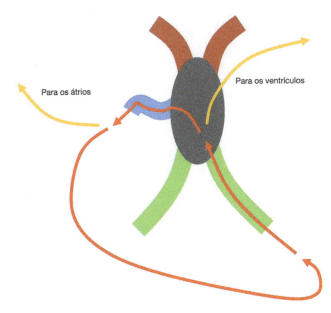

Figura 11.2. Representação esquemática do nó atrioventricular com suas extensões e o trajeto de circuito mais encontrado na taquicardia reentrante nodal.

■ MANIFESTAÇÕES CLÍNICAS

O sintoma mais comum é a palpitação taquicárdica que tem início e término súbitos. Muitas vezes o paciente relaciona o início da crise com movimentos do tipo virar-se na cama bruscamente ou levantar-se após permanecer algum tempo agachado. Sua duração é variável, de minutos a horas. Nesta taquicardia, é típica a percepção da palpitação localizada no pescoço e em vez de no precórdio e em muitos casos é possível visualizar pulso venoso evidente no pescoço. Tal achado se dá em virtude da contração simultânea dos átrios e ventrículos e consequente refluxo venoso pelas cavas e subsequente transmissão para as veias do pescoço.[6] Tonturas, pré-síncope e síncope são menos comuns. Dor precordial pode ocorrer, mesmo na ausência de doença arterial coronariana. Raramente esta taquicardia se torna incessante. Este fato é mais observado em muitos idosos. Tipicamente, a frequência cardíaca de crise não é muito elevada (100 a 120 bpm). Em muitos deles, a queixa principal é a dispneia, que é secundária ao desenvolvimento de insuficiência cardíaca desencadeada por frequências cardíacas elevadas por muito tempo (taquicardiomiopatia). Esses pacientes podem também apresentar outras evidências clínicas de insuficiência cardíaca.

■ DIAGNÓSTICO ELETROCARDIOGRÁFICO

Esta taquicardia é regular e usualmente apresenta QRS estreito (< 120 ms). O QRS se apresenta alongado (≥ 120 ms), quando há bloqueio de ramo preexistente ou aberrância funcional de ramo (comumente de ramo direito), ocorrendo esta última no início do episódio e com curta duração.

Na sua forma mais comum ou típica (forma lenta-rápida), as ondas P retrógradas podem não ser identificáveis, caso sua ocorrência seja simultânea ao QRS. Ondas P retrógradas podem ser visíveis ao final do QRS e pouco frequentes no início do QRS. Quando observadas junto ao final do QRS, produzem um aspecto borrado e de polaridade positiva em V1, denominado *pseudo r'* (Figura 11.3) e negativa nas derivações inferiores, denominado *pseudo s* (Figura 11.4). O intervalo entre o início do complexo QRS e a onda P (intervalo RP') é inferior a 90 ms. A relação entre R e P é de 1:1, com relação RP < PR.[7, 8]

Na forma menos comum, denominada atípica (forma rápida-lenta), as ondas P são claramente visíveis, de polaridade negativa nas derivações inferiores e positiva em V1. Essa forma apresenta relação RP > PR e é facilmente confundida com a taquicardia atrial (Figura 11.5).

Existe uma forma intermediária, denominada lenta-lenta, na qual as ondas P também são facilmente identificadas, também negativas nas derivações inferiores e positiva em V1 mas com relação RP < PR e intervalo RP' > 90 ms, oferecendo dificuldade para a diferenciação com a taquicardia atrioventricular ortodrômica ou mesmo taquicardia atrial (Figura 11.6).

Quando houver aberrância de ramo preexistente, em virtude da duração do QRS, não será possível identificar ondas P na forma típica (Figura 11.7).

A Tabela 11.1 sumariza os achados eletrocardiográficos nas diversas variantes.

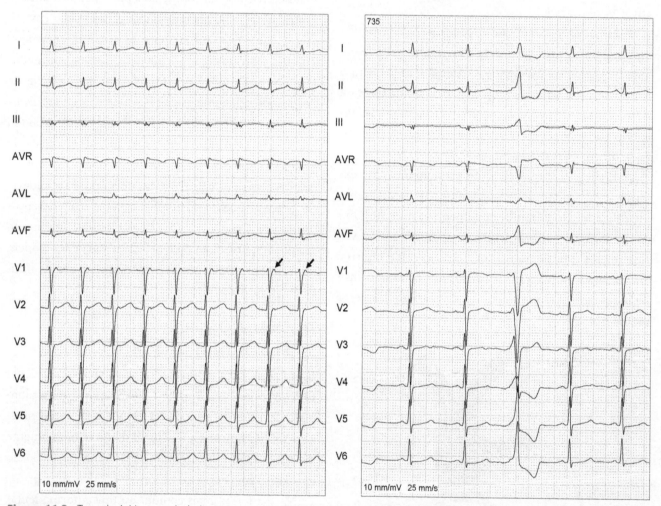

Figura 11.3. Traçado 1. No traçado à direita, em V1, é possível observar onda positiva terminal (setas) frequentemente denominada *pseudo r'*. Trata-se do registro de onda P junto ao final do QRS que não mais é registrada após a reversão ao ritmo sinusal (traçado à direita).

CAPÍTULO 11 ■ Taquicardia Reentrante Nodal Atrioventricular

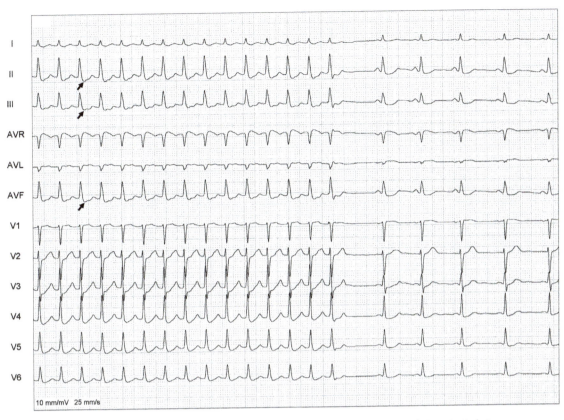

Figura 11.4. Traçado 2. Neste traçado, pode-se observar deflexões negativas (*pseudo s*) nas derivações inferiores que correspondem às ondas P retrógradas. Isso não é observado após a reversão da taquicardia ao ritmo sinusal (à direita).

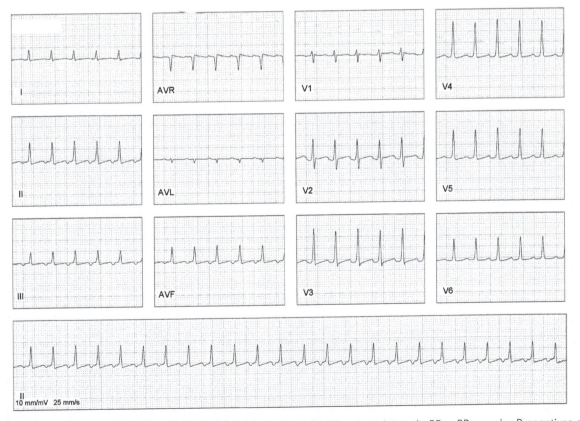

Figura 11.5. Traçado 3. Forma atípica da taquicardia reentrante nodal. Observe o intervalo RP > PR e ondas P negativas em DII, DIII e aVF.

Bases da Eletrocardiografia Clínica da Sociedade Brasileira das Ligas de Cardiologia

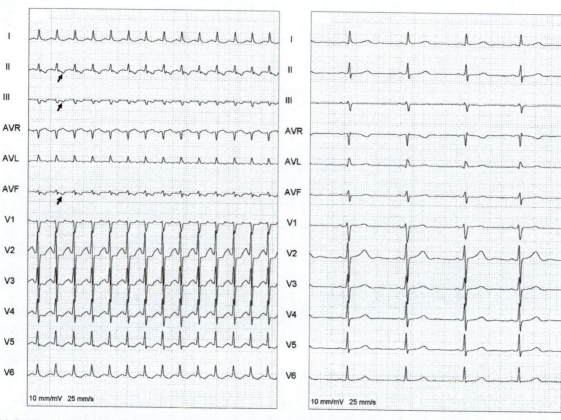

Figura 11.6. Traçado 4. Forma lenta-lenta da taquicardia reentrante nodal. As setas mostram em DII, DIII e aVF as ondas P retrógradas. A comparação com o ECG em ritmo sinusal (à direita) facilita a visualização das ondas P retrógradas. Observe que RP < PR, mas o intervalo RP' é superior a 90 ms.

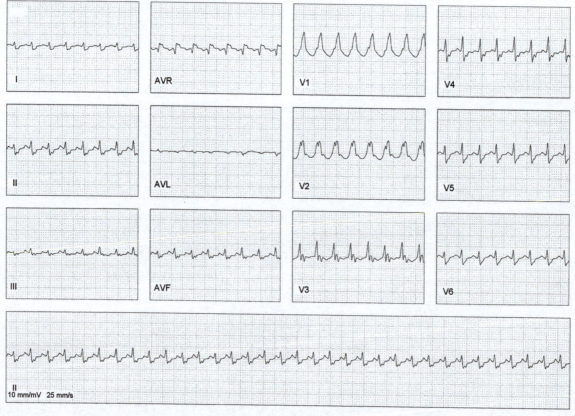

Figura 11.7. Traçado 5. Taquicardia reentrante nodal com aberrância de ramo direito. Não é possível identificar ondas P.

Tabela 11.1. Características das variantes da taquicardia reentrante nodal de acordo com achados eletrocardiográficos.

Forma	Relação RP	Intervalo RP'
Típica (lenta-rápida)	RP < PR	RP' < 90 ms
Atípica (rápida-lenta)	RP > PR	RP' > 90 ms
Atípica (lenta-lenta)	RP < PR	RP' > 90 ms

■ TRATAMENTO

Ao atender o paciente em taquicardia, se houver instabilidade hemodinâmica a cardioversão elétrica deve ser realizada de imediato.

Se o paciente tolera a taquicardia (o que é mais comum), a abordagem deve seguir as recomendações do ACLS que preconizam a realização de manobras que elicitam reflexo vagal (massagem do seio carotídeo, inspiração profunda sustentada com glote aberta ou manobra de Valsalva). Estas manobras devem ser realizadas com o paciente deitado, com cabeceira baixa e preferencialmente com as pernas elevadas para aumentar a efetividade delas.[9]

Se não houver reversão, a infusão endovenosa de antiarrítmico (ver Tabela 11.1) deverá ser realizada. O mais habitual é a infusão de adenosina com bolus inicial de 6 mg, rápido e em veia calibrosa, se possível em tempo não superior a 2 segundos. Se não houver reversão, uma nova dose de 12 mg deve ser feita após 1 a 2 minutos. Esta dose pode ser repetida ainda mais uma vez, podendo chegar a 18 mg. A adenosina não deve ser usada em pacientes asmáticos, porque há risco de desencadear ou agravar broncoespasmo.[9]

Se não é possível usar a adenosina ou caso esta não tenha sido eficaz, podem ser usados bloqueadores de canal de cálcio ou betabloqueadores nas doses e formas preconizadas pelo ACLS.[9]

As doses e modos de infusão destes fármacos estão sumarizados na Tabela 11.2.

De forma geral não se encontra maior dificuldade no manejo desta arritmia na sala de emergência e, na ausência de anormalidade clínica de qualquer natureza, o paciente pode receber alta pouco tempo após a reversão ao ritmo sinusal.

Naqueles com recorrências frequentes, o uso prolongado de antiarrítmicos, tais como os betabloqueadores ou bloqueadores de canal de cálcio, é aceitável. No entanto, o tratamento de escolha é a ablação por cateter que oferece alta taxa de sucesso, pouca recorrência e complicações pouco frequentes.[8]

Tabela 11.2. Antiarrítmicos utilizados na reversão das taquicardias supraventriculares, suas doses e modos de infusão endovenosa.

Antiarrítmico	Dose	Modo de infusão
Adenosina	6 a 18 mg	Bolo em até 2 segundos
Verapamil	0,075 a 0,15 mg/kg (5 a 10 mg em média)	Em 2 minutos
Diltiazem	0,25 mg/kg (20 mg em média)	Em 2 minutos
Esmolol	0,5 mg/kg	Bolo
Esmolol	0,05 a 0,3 mg/kg/min	Infusão contínua
Metoprolol	2,5 a 15 mg	Bolo de 2,5 mg

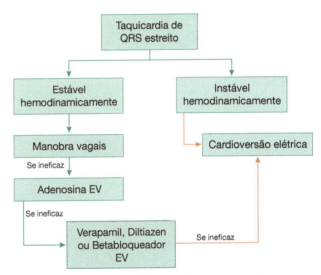

Figura 11.8. Fluxograma da sequência recomendada para o tratamento das taquicardias com QRS estreito.[8,9]

Referências bibliográficas

1. Orejarena LA, Vidaillet H, DeStefano F, Nordstrom DL, Vierkant RA, Smith PN et al. Paroxysmal Supraventricular Tachycardia in the General Population. Journal of the American College of Cardiology. 1998; 31(1):150-7.
2. Frey MK, Richter B, Gwechenberger M, Marx M, Pezawas T, Schrutka L et al. High incidence of atrial fibrillation after successful catheter ablation of atrioventricular nodal reentrant tachycardia: a 15.5-year follow-up. Sci Rep. 2019; 9(1):11784.
3. Michowitz Y, Anis-Heusler A, Reinstein E, Tovia-Brodie O, Glick A, Belhassen B. Familial Occurrence of Atrioventricular Nodal Reentrant Tachycardia. Circ Arrhythm Electrophysiol. 2017; 10(2):e004680.
4. Anderson RH, Sanchez-Quintana D, Mori S, Cabrera JA, Back Sternick E. Re-evaluation of the structure of the atrioventricular node and its connections with the atrium. Europace. 2020; 22(5):821-30.
5. Katritsis DG, Becker A. The atrioventricular nodal reentrant tachycardia circuit: a proposal. Heart Rhythm. 2007; 4(10):1354-60.
6. Gürsoy S, Steurer G, Brugada J, Andries E, Brugada P. The hemodinamic mechanism of pounding in the neck in atrio-

ventricular nodal reentrant tachycardia. New England Journal of Medicine. 1992; 327(11):772-4.

7. Katritsis DG, Camm AJ. Atrioventricular nodal reentrant tachycardia. Circulation. 2010; 122(8):831-40.

8. Brugada J, Katritsis DG, Arbelo E, Arribas F, Bax JJ, Blomström-Lundqvist C et al. 2019 ESC Guidelines for the management of patients with supraventricular tachycardiaThe Task Force for the management of patients with supraven-

tricular tachycardia of the European Society of Cardiology (ESC). Eur Heart J. 2020; 41(5):655-720.

9. Panchal AR, Bartos JA, Cabanas JG, Donnino MW, Drennan IR, Hirsch KG et al. Part 3: Adult Basic and Advanced Life Support: 2020 American Heart Association Guidelines for Cardiopulmonary Resuscitation and Emergency Cardiovascular Care. Circulation. 2020; 142(16_suppl_2):S-366-S468.

CAPÍTULO 12

Flutter atrial

Rayra Bruno Moura
Renata Corrêa Vasconcellos
Samuel Marques dos Reis
Horácio Gomes Pereira Filho

■ DESTAQUE

Arritmia supraventricular mais comum após a fibrilação atrial, com características eletrocardiográficas, eletrofisiológicas e terapêuticas singulares.

■ INTRODUÇÃO

Arritmias são distúrbios causados por alterações na formação e/ou na condução do impulso elétrico, o que modifica a origem ou a difusão desse estímulo. O *flutter* atrial (FLA) é uma taquicardia supraventricular (FC > 100 bpm) que representa estas alterações. Nele, os átrios não são estimulados pelo nó sinoatrial (SA), mas por outras estruturas no átrio direito (AD) que se organizam em um circuito de macrorreentrada.[1] Dessa forma, não é possível identificar onda P sinusal no traçado eletrocardiográfico. Entretanto, no FLA há atividade elétrica atrial organizada, chamada de onda F[1] (Figura 12.1).

■ EPIDEMIOLOGIA

Estudos epidemiológicos acerca do FLA são infrequentes, sendo, normalmente, informações extrapoladas sobre dados de fibrilação atrial (FA), que ocorre cerca de 10 vezes mais que o FLA. Segundo Antonio S. Manolis, a incidência está estimada em 88 casos / 100.000 pessoas, variando de 5/100.000 em indivíduos abaixo de 50 anos, e chegando a quase 600/100.000 em idosos acima de 80 anos. O FLA pode anteceder ou coexistir com a ocorrência de FA – 60% dos pacientes com FLA podem evoluir para FA.[1,7]

■ HISTÓRICO

O primeiro uso do termo *flutter* (do alemão "tremor") ocorreu em 1887, quando, por observação direta, Mac William descreveu o fenômeno como "estimulação rápida das aurículas, como uma vibração". O primeiro registro do FLA ocorreu em 1910, por meio de um galvanômetro por Jolly e Ritchie. Lewis, em 1923,

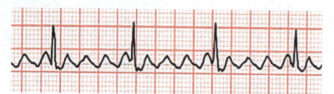

Figura 12.1. Tira de ritmo evidenciando a característica das ondas F presentes no FLA. Fonte: Arquivo pessoal do professor orientador Horácio Gomes.

propunha que no *flutter* ocorreria um "estímulo circular dentro do átrio direito", o que foi corroborado com a compreensão do mecanismo eletrofisiológico.

■ CLASSIFICAÇÃO

Em 1970, Puech propôs a classificação mais conhecida do FLA, baseada nos aspectos eletrocardiográficos. Assim, o FLA pode ser dividido em dois tipos:

a. *típico* (95% dos casos), também conhecido como comum ou tipo 1;
b. *atípico* (menos comum), ou também chamado de incomum ou tipo 2.

O *flutter* típico (Figura 12.2) apresenta frequência das ondas F entre 240 a 340 bpm, com aspecto na linha de base "em serra", podendo ser subdividido em:

- *Flutter Típico Anti-horário (AH):* ondas F negativas em II, III e aVF e positivas em V1, com circuito de reentrada em sentido anti-horário, sendo o subtipo mais frequente;

- *Flutter Típico Horário (H):* ondas F positivas em II, III e aVF e negativas em V1, com circuito de reentrada em sentido horário, sendo bem mais infrequente.

O *flutter* atípico ou tipo II possui ondas F com frequência mais elevada, podendo variar de 340 a 430 bpm, além de morfologia mais inconstante e variada. O *flutter* atípico sinaliza provável desorganização da arritmia e evolução para fibrilação atrial.

Etiologia e fatores de risco

O FLA surge geralmente como consequência de um circuito de macrorreentrada que se forma no AD com a participação do istmo cavo-tricuspídeo (ICT), septo interatrial, teto do AD, parede lateral do AD, retornado ao istmo.

O FLA é mais frequente naqueles indivíduos que possuem aumento do AD, mas pode ocorrer em indivíduos sem alterações cardíacas estruturais,[3] sendo que a ocorrência do FLA em corações estruturalmente normais constitui um achado comum na prática clínica. Salienta-se que os fatores de risco para o desenvolvimento de FLA e de FA são semelhantes e, entre os fatores de risco para ocorrência de *flutter*, estão: idade avançada;[2] doença pulmonar obstrutiva crônica;[2,3] tireotoxicose;[3] doença cardíaca estrutural;[2] valvopatias mitral e tricúspide;[3] tabagismo; consumo de álcool; pressão arterial sistólica elevada; IMC elevado;[4] infarto

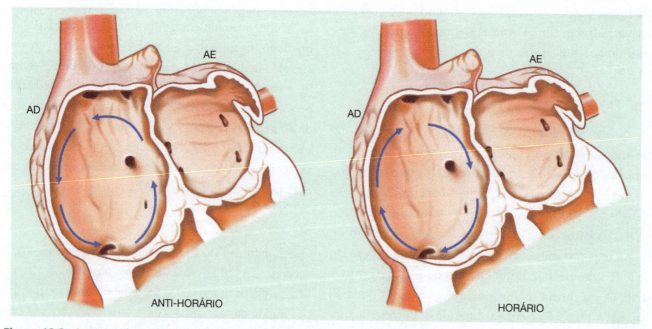

Figura 12.2. Aspectos da orientação dos circuitos do FLA típico, comum ou tipo I no átrio direito. AD – átrio direito, AE – átrio esquerdo. Fonte: Adaptada de Cosío FG.

do miocárdio prévio; história de insuficiência cardíaca (IC); prolongamento do intervalo PR; história familiar positiva para FLA; pós-operatório recente de cirurgias cardíacas e pós-operatório tardio, nos casos de pacientes submetidos a incisões atriais.[2] Ademais, a literatura científica descreve maior prevalência de FLA em indivíduos do sexo masculino.

FISIOPATOLOGIA

Um aspecto importante da fisiopatologia do FLA é que, com o decorrer do tempo e com a dilatação atrial surgem alterações fibróticas, com aumento de colágeno e matriz intracelular, presentes também nos casos de hipertrofia ventricular esquerda (HVE), no infarto do miocárdio (IM) e na idade avançada. Essas alterações miocárdicas podem formar áreas de comprometimento da condução cardíaca e, assim, fornecer o substrato necessário para a ocorrência do fenômeno do FLA.

O FLA consiste em uma taquicardia atrial organizada e regular,[2] que apresenta características eletrocardiográficas típicas, as quais dependem da presença de certas condições para sua instalação e perpetuação, a exemplo do ICT, nos casos de *flutter* tipo I. Isso ocorre, pois o ICT promove a formação de uma região protegida com velocidade de condução lenta, a qual se torna fundamental para o circuito do FLA. No FLA tipo I, no sentido anti-horário, a ativação passiva do átrio esquerdo (AE) ocorre predominantemente sobre o seio coronário, enquanto no FLA tipo I, no sentido horário (ou FLA tipo I reverso), a ativação do AE ocorre sobre o feixe de Bachmann.[2]

O FLA atípico, ou tipo II, trata-se de um *flutter* independente de ICT[2] e, em geral, possui frequência mais elevada (entre 340 e 430 bpm).[5] Os mecanismos geradores de padrões atípicos de FLA podem ser determinados com precisão apenas com o auxílio de estudos de eletrofisiologia moderna.[6] Entretanto, sabe-se que mecanismos focais centrífugos podem coexistir com taquiarritmias de macrorreentrada.[6]

A origem do FLA tipo II pode ser encontrada tanto no AD quanto no AE. Entretanto, com maior frequência, o circuito elétrico do FLA atípico está localizado na parte superior do AD, sendo que uma onda F negativa em V1 prediz a origem do FLA no AD.[2] O FLA atípico costuma estar associado à doença cardíaca estrutural, especialmente em pacientes que foram submetidos à cirurgia cardíaca prévia ou extensa ablação por cateter para o tratamento de FA.[6]

Diagnóstico eletrocardiográfico

No FLA típico, a atividade dos átrios é evidenciada por ondulações com aspecto regular e tipicamente serrilhado sem intervalo isoelétrico, sendo denominadas de

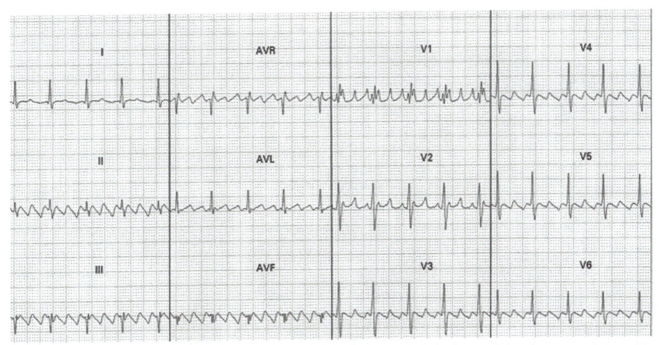

Figura 12.3. Aspecto eletrocardiográfico do *flutter* típico anti-horário (forma mais comumente encontrada). Observar o aspecto em serrilhado que a atividade atrial nesta arritmia provoca sobre a linha de base. Fonte: Arquivo pessoal do professor orientador Horácio Gomes.

ondas F. Na vigência do *flutter*, comumente a condução atrioventricular (AV) segue o padrão 2:1 (mais frequentemente encontrado) ou 4:1. Assim, a frequência dos ventrículos, geralmente, estará entre 75 e 150 bpm, enquanto nos átrios estará próximo de 300 bpm. Maiores graus de bloqueio AV podem estar associados a doença avançada na condução AV enquanto que a condução 1:1 se associa a um estado catecolaminérgico grave, hipertireoidismo ou presença de via acessória anterógrada. O FLA costuma ter ritmo regular, porém em casos com condução AV variável, resultante de uso de antiarrítmicos ou lesão no nó AV, apresenta ritmo irregular.[4,8]

O FLA típico comum ou anti-horário se manifesta com ondas F negativas nas derivações DII, DIII e aVF, e positivas em V1. No *flutter* típico reverso ou horário, as ondas F são positivas em DII, DIII e aVF e negativas em V1.

No FLA atípico, não há um padrão eletrocardiográfico característico, podendo apresentar os achados descritos anteriormente e também a associação de qualquer outro aspecto eletrocardiográfico[4,7,8] (Figura 12.4).

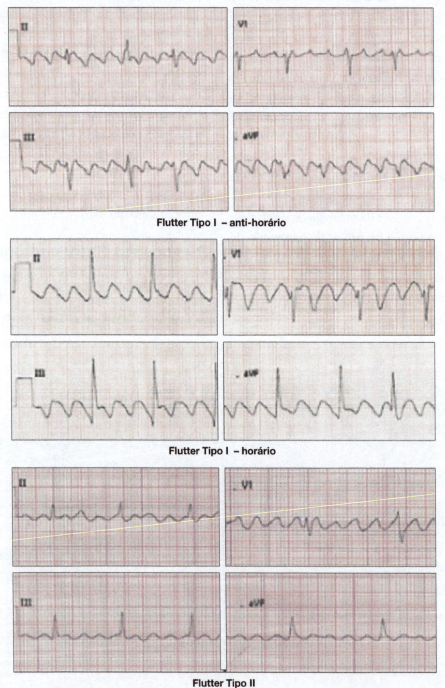

Figura 12.4. Padrões das derivações II, III, aVF e V1 encontrados no *flutter* tipo I anti-horário, horário e tipo II (detalhes no texto). Fonte: Arquivo pessoal do professor orientador Horácio Gomes.

O diagnóstico de FLA pode ser dificultado em caso de condução 2:1, pois é possível que uma das duas ondas F geradas se superponha ao QRS ou à onda T do batimento anterior, dificultando o reconhecimento. Nesses casos, deve-se suspeitar de FLA pela frequência ventricular de 150 bpm e pelo empastamento inicial do QRS devido à outra onda F. Assim, quando as ondas F não estão evidentes no traçado, podem-se utilizar as manobras vagais e/ou a administração de adenosina intravenosa como estratégias para aumentar o bloqueio AV, facilitando a visualização das ondas F características do *flutter* na linha de base das derivações inferiores e precordiais, como pode ser observado na Figura 12.5. Ressalta-se que a adenosina é uma medicação que pode precipitar a ocorrência de FA e, portanto, deve ser administrada somente quando necessária para o diagnóstico e quando há disponibilidade de equipamentos e profissionais capacitados para a realização dos protocolos de ressuscitação cardiopulmonar.[6]

Diagnóstico diferencial

O diagnóstico diferencial do FLA inclui a FA, a taquicardia atrial (TA) multifocal e TA com condução AV variável. Na FA, o ritmo costuma ser irregular e não há sinais de atividade atrial organizada, não sendo possível identificar as ondas P e nem as ondas F do FLA. Na TA multifocal, visualiza-se múltiplas morfologias de ondas P no ECG devido à presença de múltiplos focos atriais ectópicos, ausentes no FLA. Já na TA com condução variável, evidencia-se a presença de linha isoelétrica entre os complexos QRS, característica ausente no FLA devido às ondas F que com relação à linha de base se sucedem em fase positiva-negativa[7] (Figura 12.6).

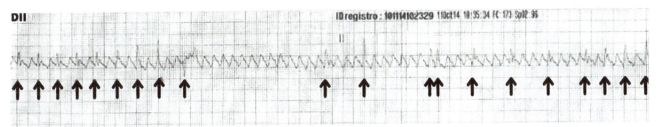

Figura 12.5. Taquicardia supraventricular de alta resposta, com dificuldade para seu diagnóstico. Após a injeção de adenosina a FC diminui, permitindo evidenciar as ondas F de *flutter* para o correto diagnóstico (observar o padrão serrilhado da linha de base mais aparente). Passada a ação da droga, a resposta ventricular volta a aumentar (as setas pretas indicam os complexos QRS). Fonte: Arquivo pessoal do professor orientador Horácio Gomes.

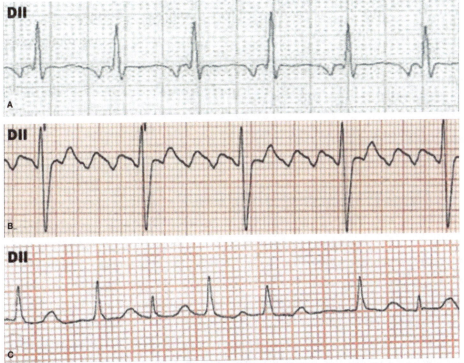

Figura 12.6. Aspectos diferenciais entre a (**A**) taquicardia atrial, (**B**) FLA e (**C**) fibrilação atrial. Fonte: Arquivo pessoal do professor orientador Horácio Gomes.

Dentro deste escopo, deve-se atentar para a possibilidade de ocorrência do pseudo FLA. Nesse sentido, salienta-se que o tremor muscular de alta frequência, como o produzido na Doença de Parkinson (DP), bem como outros artefatos, pode mimetizar a vibração atrial característica do FLA.[2] Na DP, o tremor de repouso típico cursa com uma frequência em torno de 4 a 6 Hz, sendo, portanto, semelhante ao que ocorre no FLA ($\cong$ 250 a 350 bpm). Diante disso, o tremor parkinsoniano consiste em uma das principais causas de artefatos eletrocardiográficos capazes de mimetizar o FLA.[9] Outras causas relatadas de artefatos que podem simular taquicardias supraventriculares ou ventriculares são movimentos do corpo, fasciculações, contrações musculares, tratamentos dialíticos e oxigenação por membrana extracorpórea (ECMO). A simples mudança dos eletrodos dos membros para o tórax auxilia na identificação desses artefatos de pseudo*flutter*.

Quadro clínico

A manifestação clínica do FLA atrial depende, em grande parte, da frequência ventricular alcançada,[3,6] a qual comumente se encontra em torno de 120 a 150 bpm, devido à condução AV 2:1.[6]

Eventualmente, o FLA pode ser assintomático por semanas ou meses. Contudo, a perda tanto da efetividade da contração atrial, quanto da sincronia com a contração ventricular e as frequências ventriculares elevadas predispõe a ocorrência de: palpitações; angina; hipotensão;[6] fadiga; dispneia, pré-síncope ou síncope;[2] formação de trombos nos átrios; desenvolvimento de embolia pulmonar ou sistêmica; e quadros de taquicardiomiopatia.[3] Esta consiste em uma possível complicação crônica do FLA. É uma entidade rara e se caracteriza por disfunção ventricular sistólica e insuficiência cardíaca congestiva secundárias às taquiarritmias persistentes ou repetitivas.

Além dessas manifestações, a associação do FLA com síndrome de WPW com via acessória e período refratário curto pode acarretar a morte súbita.[3] Ressalta-se que, na presença da via anômala, o estímulo elétrico, após despolarizar os ventrículos, pode retornar ao átrio, através da via acessória, e reentrar nos ventrículos pelo feixe de His. Nesse sentido, a morte súbita ocorre, em geral, devido à alta resposta ventricular que degenera em taquicardia ventricular e fibrilação ventricular.

Assim como na FA, a estratificação de risco e a profilaxia antitrombótica se fazem necessárias nos pacientes com FLA,[2] no que tange a prevenção de embolização sistêmica e de acidente vascular cerebral. Ademais, cabe ressaltar, que as manifestações clínicas do FLA típico comum e reverso são indistinguíveis.[6]

Tratamento
Na urgência

A abordagem do FLA na urgência se inicia com a realização imediata de monitorização cardíaca, oxigenoterapia e acesso venoso calibroso para administração de medicamentos. Como o tratamento do FLA na urgência diferencia-se de acordo com o estado clínico do paciente, torna-se fundamental a realização de exame físico direcionado para avaliar sinais vitais e possíveis marcadores de instabilidade hemodinâmica, sendo eles: hipotensão arterial, angina pectoris, choque cardiogênico, alteração aguda do estado mental e sinais de insuficiência cardíaca.[4,6,8,10]

Em caso de instabilidade hemodinâmica, é recomendado a cardioversão elétrica (CVE) sincronizada com carga inicial (100 J monofásico e 50 J bifásico), após devida sedação do paciente para a qual o etomidato é a droga de escolha em virtude do menor risco de agravar a instabilidade hemodinâmica. Caso haja falha, a carga pode ser aumentada progressivamente a cada tentativa. A ausência de jejum adequado e o potencial de tromboembolismo não devem ser fatores para postergar a CVE em paciente instável, devendo-se estar atento para mitigar os efeitos de possível broncoaspiração e para realizar anticoagulação adequada em momento posterior ao procedimento.[4,6,8,10]

Em caso de estabilidade hemodinâmica, analisa-se o tempo de início do FLA, considerando se a duração é menor ou igual/maior que 48 horas. Se menor que 48 horas, deve-se realizar o controle da frequência cardíaca e acompanhar a possibilidade de reversão espontânea do quadro. O controle da frequência cardíaca é almejado para reduzir a condução nodal AV e evitar a exaustão miocárdica. As drogas mais utilizadas para esta finalidade são os bloqueadores de canal de cálcio não di-hidropiridínicos (diltiazem e verapamil), beta-bloqueadores; como segunda escolha, outra opção é a digoxina ou a amiodarona as quais em raríssimas vezes convertem o *flutter* para ritmo sinusal.[4,6,8,10]

CAPÍTULO 12 ■ *Flutter* atrial

Caso não ocorra reversão espontânea do FLA, deve ser realizada a cardioversão (farmacológica ou elétrica). O FLA apresenta baixa responsividade à cardioversão farmacológica, sendo que seus efeitos não são imediatos como na CVE. As drogas mais usadas são os antiarrítmicos procainamida; flecainamida; propafenona; ibutilida; dofetilida; amiodarona e sotalol.[4,6,8,10] Para mais informações sobre as doses empregadas, consulte a tabela de medicamentos utilizados na terapêutica do FLA ao final deste capítulo.

Em quadros com duração igual ou maior que 48 horas ou de tempo indeterminado, deve-se iniciar a heparinização associada à anticoagulação oral imediatamente, além do controle da frequência cardíaca. Nesses casos, deve-se iniciar a anticoagulação oral por, no mínimo, três semanas para em seguida realizar o procedimento de cardioversão. Entretanto, caso haja a disponibilidade de ecocardiograma transesofágico para a pesquisa direcionada quanto a presença de trombos, a cardioversão sem a necessidade de três semanas de anticoagulação plena poderá ser feita na ausência de trombos ou contraste espontâneo.[4,6,10,8] Após a cardioversão, as principais causas precipitantes devem ser investigadas, identificadas e tratadas. Se ausentes, os pacientes são monitorados por 2 a 4 horas, podem receber alta hospitalar e são encaminhados para o acompanhamento ambulatorial.[8] Este manejo do FLA pode ser resumido no fluxograma da Figura 12.7.

Ambulatorial

No acompanhamento ambulatorial de pacientes com FLA é realizado controle de ritmo cardíaco. Na ausência de doença arterial coronariana, cardiopatia estrutural ou distúrbios de condução ao ECG, utiliza-se a propafenona. Caso o paciente apresente alguma dessas condições, a medicação de escolha deve ser o sotalol ou a amiodarona. Além disso, faz-se anticoagulação oral plena por quatro semanas após a cardioversão, caso haja FLA não valvar e risco tromboembólico baixo, ou indefinidamente nos casos de FLA com etiologia valvar

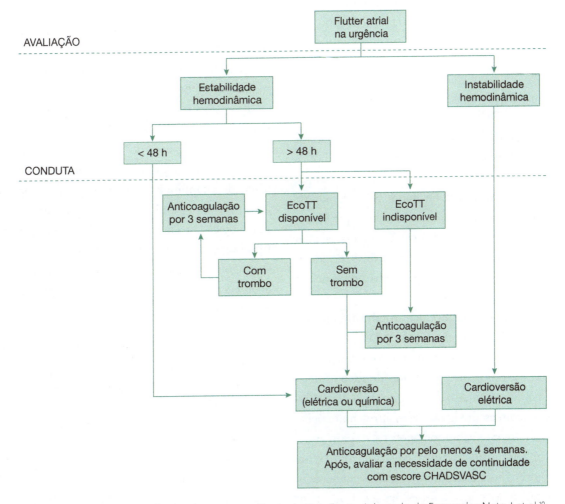

Figura 12.7. Fluxograma da abordagem na urgência do FLA. Fonte: Adaptado de Fernandes Neto J et al.[10]

ou risco tromboembólico elevado.[8] Em pacientes que persistem cronicamente em FLA, está indicado o uso de medicações para controle da frequência cardíaca. Para mais informações sobre as doses empregadas, consulte a tabela de medicamentos utilizados na terapêutica do FLA ao final deste capítulo.

Pacientes sob anticoagulação prolongada beneficiam-se de encaminhamento para especialista para que sejam avaliadas a continuidade da anticoagulação e as possíveis estratégias terapêuticas. A internação hospitalar está indicada em casos em que o tratamento não foi capaz de reverter o ritmo ou controlar a resposta ventricular e/ou na presença de condição de base descompensada.[8]

O estudo eletrofisiológico seguido de ablação do circuito arritmogênico com cateteres é considerado o tratamento definitivo do FLA, apresentando taxa de sucesso superior a 90%, raras complicações, pequena taxa de recidiva e pode ser indicado logo após o primeiro episódio. Além disso, é uma opção adequada para pacientes que apresentem contraindicações às medicações para controle de ritmo/frequência ou que não as toleram.[4]

Anticoagulação

O FLA é capaz de promover o surgimento e a coexistência dos fatores da Tríade de Virchow (estase sanguínea atrial, lesão endotelial e aumento da trombogenicidade sanguínea), produzindo assim um estado pró-trombótico no organismo. A formação de trombos não é condição obrigatória do FLA, porém há maior risco de acordo com o tempo de duração da arritmia (maior que 48 horas) e a presença de fatores de risco, devendo-se avaliar cada paciente individualmente. A partir disso, decide-se sobre a necessidade de anticoagulação e o tempo de uso da medicação pós-cardioversão.[4]

Para avaliar o risco de eventos tromboembólicos é recomendado utilizar o escore CHADS2VASC (Tabela 12.1), que gera uma pontuação de acordo com a presença ou a ausência dos principais fatores de risco associados. Nesse sentido, define-se a estratégia de anticoagulação. Pacientes com escore igual a zero apresentam baixo risco para fenômenos tromboembólicos e, para estes, não deve ser administrada anticoagulação; com escore igual a um (risco moderado), administram-se anticoagulantes e antitrombóticos; e com escore igual ou maior

Tabela 12.1. Escore CHADS2VASc para anticoagulação

		Pontos
C	Insuficiência cardíaca/disfunção sistólica do ventrículo esquerdo	1
H	HAS	2
A	Idade ≥ 75 anos	1
D	Diabetes *mellitus*	1
S	AVC/AIT/Tromboembolismo sistêmico	2
V	Doença vascular (IAM, doença arterial periférica, ateroma aórtico)	1
A	Idade ≥ 65 e < 75 anos	1
Sc	Gênero feminino	1

Fonte: Arquivo pessoal dos autores.

que dois (alto risco) administram-se anticoagulantes. Se a única pontuação no escore for devido ao gênero feminino, não há necessidade de intervenção.[4]

É importante também avaliar o risco de sangramento dos pacientes candidatos a receberem anticoagulação e para isso recomenda-se o uso do escore HAS-BLED (Tabela 12.2). Pacientes com escores iguais ou maiores que três apresentam alto risco de sangramentos significativos, sendo que altas pontuações não significam contraindicação ao uso de anticoagulantes, porém indicam a necessidade de maior cautela e acompanhamento mais rigoroso do paciente.[4]

Em paciente instável, como dito anteriormente, prioriza-se a realização de CVE, realizando, se possível, a anticoagulação antes do procedimento com heparina em *bolus* e obrigatoriamente mantendo-a com antagonistas da vitamina k (AVK) por quatro semanas após a cardioversão. A anticoagulação após cardioversão (farmacológica ou elétrica) se justifica pelo seu potencial trombogênico ao causar atordoamento dos átrios e estase sanguínea atrial. Cerca de 80% dos eventos embólicos acontecem no período dentro dos três primeiros dias ou em até 15 dias após a cardioversão.[4]

Tabela 12.2. Escore HASBLED para risco de sangramentos.

H	PA sistólica > 160 mmHg	1
A	Função renal/ hepática alteradas (1 ponto para cada)	1 ou 2
S	AVC	1
B	Predisposição a sangramento	1
L	RNI lábil	1
E	Idade > 75 anos	1
D	Medicamentos (aspirina, AINES) e etilismo	1 ou 2

Em paciente estável com FLA de duração menor que 48 horas, deve-se administrar dose de ataque de heparina imediatamente antes da CVE e manter uso de AVK por pelo menos quatro semanas, com alvo de RNI entre 2,0 e 3,0. Em paciente estável com FLA de duração maior ou igual a 48 horas ou duração desconhecida e na impossibilidade de ecocardiograma transesofágico, deve-se realizar heparina associada à anticoagulante AVK. Após, realiza-se anticoagulação com AVK com alvo de RNI entre 2,0 e 3,0 por pelo menos três semanas previamente à cardioversão (farmacológica ou elétrica) e depois mantém-se a medicação por pelo menos quatro semanas. Na possibilidade de realizar ecocardiograma transesofágico, e o resultado excluir trombose intracavitária, pode-se anticoagular o paciente como em caso de duração menor que 48 horas. Os novos anticoagulantes orais também podem ser utilizados no lugar dos AVKs, desde que não haja valvulopatias ou próteses metálicas.[4]

Prognóstico

A ablação por cateter de radiofrequência apresenta índice de recorrência inferior a 5%, exceto em pacientes com doença atrial extensa, nos quais novos circuitos podem se desenvolver com o tempo. A persistência do FLA pode causar cardiomiopatia induzida por taquicardia, apresentando difícil controle e sendo responsável por múltiplas hospitalizações.[7]

■ CASO CLÍNICO E RESOLUÇÃO COMENTADA

Caso clínico

Homem de 35 anos, tabagista 15 anos-maço e portador de hipertensão não medicada durante 5 anos, apresenta-se ao Pronto-Socorro com queixa de palpitações taquicárdicas de início súbito, regulares, acompanhadas de leve desconforto torácico e cansaço. Nega síncope ou outros sintomas. Ao exame físico, o paciente se encontra em bom estado geral, corado, hidratado, dispneico +/4+, com os seguintes sinais vitais: Pressão Arterial 140 ×100 mmHg; F. Cardíaca 156 bpm; Saturação 95% ar ambiente.

Propedêutica torácica: bulhas rítmicas, taquicárdicas, regulares e sem sopros. Ausculta pulmonar normal. Restante do exame físico sem alterações. Realizado o seguinte eletrocardiograma (Figura 12.8).

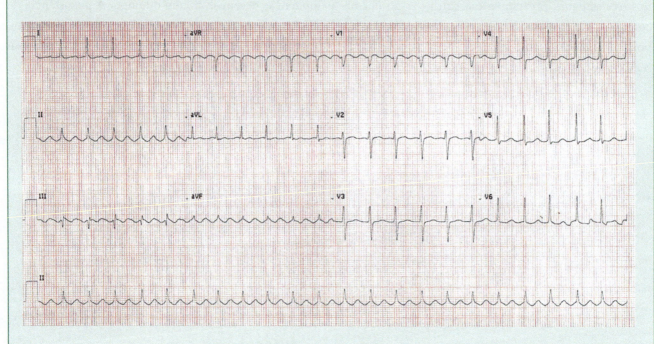

Figura 12.8. ECG do caso clínico acima. Fonte: Arquivo pessoal do professor orientador Horácio Gomes.

Qual a conduta para este caso?

Trata-se de episódio agudo de FLA, estável, com condução 2:1. Caso haja dúvidas, manobras vagais e adenosina podem auxiliar uma vez que permitem melhor visualização das ondas F na linha de base. A indicação do tratamento deve ser pela cardioversão elétrica sincronizada com 50 J, sendo a opção de escolha classe I de indicação. Amiodarona poderia ser uma opção, porém com menor taxa de sucesso para reversão que a CVE. Para a manutenção do ritmo sinusal, se não houver contraindicações, amiodarona, sotalol ou propafenona. Avaliar anticoagulação por 4 semanas, conforme score CHADSVASC2 e sua continuidade.

■ CONCLUSÃO

O FLA constitui arritmia supraventricular com características próprias de diagnóstico e manejo. Conhecer suas particularidades permite abordagem segura para o paciente, seja na fase aguda ou no seguimento dos quadros crônicos, até que eventual terapia definitiva seja indicada.

■ PONTOS-CHAVE

- FLA é uma arritmia supraventricular com FC > 100 bpm.
- Depende de mecanismo macrorreentrada atrial.
- Tem como etiologia cardiopatias estruturais, como DAC, HVE e IM, além de idade avançada.

CAPÍTULO 12 ■ *Flutter* atrial

- O eletrocardiograma característico apresenta a presença de ondas F na linha de base, que confere aspecto de serrilhado.
- Pode estar relacionado com palpitações, fadiga, tontura e eventos tromboembólicos.
- O tratamento de escolha na fase aguda é a cardioversão elétrica, mas controle de resposta e anticoagulação são considerados na incerteza do início do quadro.
- O manejo crônico do FLA envolve uso de antiarrítmicos para manutenção do ritmo sinusal ou controle da resposta ventricular, além de anticoagulação.
- Tratamento definitivo por técnicas ablativas.

Tabela 12.3. Doses das medicações para cardioversão química e para terapêutica ambulatorial. Fonte: Adaptado de Pavanello R, Valente LC, Bernardez S, Ferreira Junior E, Nazareno C, Pachón H et al.[11]

Fármaco	Urgência		Ambulatório
	Dose ataque	Dose manutenção	Dose
Amiodarona	1,5 a 2 mg/kg em 10 minutos (IV)	50 mg/hora com máx. de 1 g nas 24 horas (IV)	200 mg 3×/dia por 4 semanas, depois 2×/dia por 4 semanas e então 1×/dia (VO)
Propafenona	450 a 600 mg (VO)	–	150 a 300 mg 3×/dia (VO)
Sotalol	–	160 a 480 mg/dia (VO)	80 a 160 mg 2×/dia (VO)

Tabela 12.4. Doses dos anticoagulantes. Fonte: Adaptado de Pavanello R, Valente LC, Bernardez S, Ferreira Junior E, Nazareno C, Pachón H et al.[11]

Anticoagulante	Dose
Enoxaparina (SC)	1 mg/kg/ 2×/dia ou 1,5 mg/kg 1×/dia
Fondaparinux (SC)	5 mg 1×/dia se peso < 50 kg 7,5 mg 1×/dia se > 50 kg 10 mg 1×/dia se > 100 kg
Dabigatrana (VO)	150 mg 2×/dia
Rivaroxabana (VO)	20 mg 1×/dia
Apixabana (VO)	5 mg 2×/dia
Varfarina (VO)	2 a 10 mg 1×/dia de acordo com o RNI
Heparina não fracionada (IV)	Bolus de 80 UI/kg, seguido de 18 UI/kg/h ou dose ajustada pelo peso
Edoxabana (VO)	60 mg 1×/dia

Tabela 12.5. Doses das medicações para controle de frequência cardíaca. Fonte: Adaptado de Pavanello R, Valente LC, Bernardez S, Ferreira Junior E, Nazareno C, Pachón H et al.11

Fármaco	Dose IV	Dose VO
Diltiazem	0,25 mg/kg em 2 min (até 20 mg) Se a resposta for inadequada 0,35 mg/kg (até 25 mg), Podendo repetir após 15 min Após, infusão contínua 10 mg/h	30 a 60 mg 3 a 4×/dia ou 120 a 240 mg 1×/dia (liberação programada)
Tartarato de metoprolol	2,5 a 5 mg bolus em 2 min (até 3 doses)	25 a 100 mg 2×/dia
Succinato de metoprolol XL	–	50 a 400 mg 1×/dia
Atenolol	–	25 a 100 mg 1×/dia
Carvedilol	–	3,125 a 25 mg 2×/dia
Bisoprolol	–	2,5 a 10 mg 1×/dia
Digoxina	–	0,125 a 0,25 mg 1×/dia
Lanatosídio C	Bolus de 80 UI/kg seguido de 18 UI/kg/h ou dose ajustada Pelo peso	–

Referências bibliográficas

1. Sanches PCR, Moffa PJ. Eletrocardiograma: uma abordagem didática. 1. ed. São Paulo: Roca; abr. 2010. 194-195 e 236-237. ISBN-13: 978-8572418706.
2. Manolis AS. Contemporary Diagnosis and Management of Atrial Flutter. Cardiology in Review. dez 2017; 25(6): 289-297. doi: 10.1097/CRD.0000000000000162.
3. Lorga A, Lorga-Filho A, D'Ávila A, Rassi-Jr A, Paola AAV, Pedrosa Anísio et al. Diretrizes para avaliação e tratamento de pacientes com arritmias cardíacas. Arq Bras Cardiol. 2002; 79: 1-50. doi: 10.1590/S0066-782X2002001900001.
4. Magalhães LP, Figueiredo MJO, Cintra FD, Saad EB, Kuniyishi RR, Teixeira RA et al. II Diretrizes Brasileiras de Fibrilação Atrial. Arq Bras Cardiol, abr. 2016; 106(4Supl.2):1-22. doi: 10.5935/abc.20160055.
5. Pastore CA, Pinho JA, Pinho C, Samesima N, Pereira-Filho HG, Kruse JCL et al. III Diretrizes da Sociedade Brasileira de Cardiologia sobre análise e emissão de laudos eletrocardiográficos. Arq Bras Cardiol. abr. 2016; 106: 1-23. doi: 10.5935/abc.20160054.
6. Cosío FG. Atrial flutter, typical and atypical: a review. Arrhythm Electrophysiol Rev. jun 2017; 6(2): 55. doi: 10.15420/aer.2017.5.2.
7. Ziccardi MR, Goyal A, Maani CV. Atrial Flutter. StatPearls; Treasure Island (FL); StatPearls Publishing [internet]. 11 ago. 2021. Disponível em: https://www.ncbi.nlm.nih.gov/books/NBK540985/.
8. Scuotto F, Voss TH, Paul LC, Fenelon G, Figueiredo MJO. Arritmias na Sala de Emergência e UTI. Taquicardias de QRS Estreito: Fundamentos para a Abordagem. Rev Soc Cardiol Estado de São Paulo. ago. 2018; 28(3):276-85. doi: 10.29381/0103-8559/20182803276-85.
9. Sareen S, Nayyar M, Wheeler B, Skelton M, Khouzam RN. Electrocardiographic artifact potentially misleading to the wrong management. Ann Transl Med. jan 2018; 6(1):17. doi: 10.21037/atm.2017.11.33.
10. Fernandes Neto J, Moreira HT, Miranda CH. Fibrilação Atrial. Revista Qualidade HC. FMRP-USP Ribeirão Preto. jul. 2018.
11. Pavanello R, Valente LC, Bernardez S, Ferreira Junior E, Nazareno C, Pachón H et al. Protocolo Assistencial de Fibrilação Atrial. São Paulo: Hospital do Coração; 2020: 132.

CAPÍTULO 13

Fibrilação Atrial

André Cintra Bachega
José Geanderson Claudino dos Santos
Monteiro Pires Bastos Junior
Horácio Gomes Pereira Filho

■ INTRODUÇÃO

A fibrilação atrial (FA) trata-se de uma taquiarritmia supraventricular, na qual há uma completa desorganização na ativação elétrica dos átrios e consequente perda de sua capacidade de contração, tendo como repercussão a ausência da sístole atrial.[1] O diagnóstico da FA é dado pelo eletrocardiograma (ECG), por meio da documentação dos seguintes achados (Figura 13.1):

- ausência das ondas P repetitivas, constantes e seguidas de um complexo QRS cada (características do ritmo sinusal);
- linha de base com tremor desorganizado e com ondas caóticas de alta frequência (ondas f).
- intervalos RR irregulares.[1,2]

■ HISTÓRICO E EPIDEMIOLOGIA

Os primeiros registros históricos remontam ao ano 1700 a.C. quando o médico do Imperador Chines Hung Ti Ne descreve a ocorrência de "pulso acelerado e irregular".

No Ocidente apenas no no século XV a FA passou a ser reconhecida, recebendo diversas denominações, todas elas referindo-se ao ritmo irregular e acelerado observado na arritmia, por exemplo *delirium cordis*. Em 1894, Mackenzie faz a correlação em um paciente portador de estenose mitral e FA. Em 1903, Hering descreveu as ondas f. Em 1912, Lewis faria a correlação dos achados eletrocardiográficos com as alterações atriais. Desde então, cada vez mais tem-se notado os avanços nos estudos sobre essa patologia, devido ao seu grande impacto na saúde pública.[1,2]

Em todo o mundo, a FA é a arritmia cardíaca sustentada mais comum, com prevalência estimada entre 2% e 4% em adultos, aumentando substancialmente com a idade.[1] A média de idade dos pacientes com FA é de 75 anos, sendo que 70% da população com FA está na faixa etária dos 65 aos 85 anos, com pequeno predomínio no sexo feminino, em virtude da maior sobrevida nesse gênero. Estudos apontam que a FA seja responsável por 33% de todas as internações por arritmias, estando

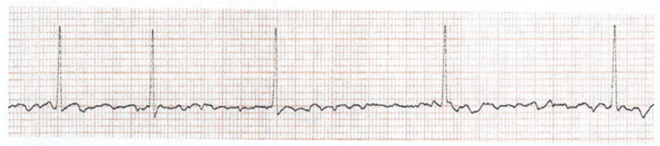

Figura 13.1. Eletrocardiograma da fibrilação atrial. Ausência de onda P, presença de ondas f e irregularidade dos intervalos RR. Fonte: Acervo do autor.

comumente associada a doenças estruturais cardíacas.[2] Com isso, a FA traz grandes prejuízos hemodinâmicos e complicações tromboembólicas que implicam fortemente na economia pública e na morbimortalidade da população geral. A Figura 13.1 mostra os achados eletrocardiográficos clássicos da fibrilação atrial.[2]

■ ETIOLOGIA E FATORES DE RISCO

A etiologia da FA é variada, podendo inclusive estar associada a diversos fenômenos. A seguir, faremos uma divisão didática das possíveis causas da FA (Figura 13.2).[1]

Causas reversíveis de FA

Situações transitórias, como a ingestão de álcool (*holiday heart syndrome*), cirurgias, choque elétrico, infarto do miocárdio, pericardite, miocardite, embolia pulmonar, doenças pulmonares, hipertireoidismo e outras doenças metabólicas podem levar a uma FA.[2] Nesses casos, a abordagem do paciente deve ser pelo tratamento das causas de base para retomar o ritmo sinusal.[2]

FA sem doença cardíaca associada

Cerca de 40% dos casos de FA paroxística e 25% dos casos de FA persistente ocorrem em pacientes jovens sem cardiopatia estrutural demonstrável (FA idiopática ou lone AF).[2] No entanto, uma causa cardíaca inicialmente não detectável pode vir à tona com o tempo.[2] A FA pode ser uma arritmia isolada ou de ocorrência familiar. No idoso sem cardiopatia estrutural aparente, as alterações funcionais e estruturais que ocorrem com o envelhecimento, como a perda de complacência muscular e consequente enrijecimento, podem ser suficientes para levar à instalação da FA.[2]

FA familial

Pacientes com história familiar de parente de primeiro grau portador de FA têm maior risco de desenvolver essa patologia, o que sugere uma susceptibilidade familiar.[1,2]

Alguns estudos apontam que em certas famílias essa herança parece estar relacionada com mutações genéticas em sítios cromossômicos específicos (p. ex., nos portadores de síndrome do QT curto congênito), enquanto em outras, a transmissão do risco de FA pode não estar diretamente relacionada com alterações elétricas primárias, porém associada à hipertensão arterial sistêmica, a diabetes ou a IC de caráter familiar.[1,2]

FA associada à doença cardíaca

Algumas condições clínicas específicas estão associadas com FA, entre elas figuram a doença valvar (mais comumente afecções da valva mitral), insuficiência cardíaca (IC), doença arterial coronariana (DAC) e hipertensão arterial sistêmica (HAS), esta última, principalmente quando associada à hipertrofia ventricular esquerda. Além disso, a FA pode estar associada a cardiomiopatia hipertrófica, miocardiopatia dilatada, cardiopatias congênitas, especialmente em adultos com defeito do septo interatrial. Outras etiologias possíveis também incluem cardiomiopatias restritivas (amiloidose, endomiocardiofibrose e hemocromatose), tumores cardíacos, pericardite constritiva, valvopatias (prolapso da válvula mitral e calcificação do anel mitral), cor pulmonale e dilatação idiopática do átrio direito e a síndrome de apneia obstrutiva do sono.[2]

O risco de FA ao longo da vida depende da idade, genética e fatores clínicos, como a obesidade. O impacto observado do fator de risco clínico carga/comorbidade múltipla no risco de FA sugere que uma intervenção precoce e controle de fator de risco modificável possa reduzir o incidente FA. A Figura 13.2 traz de maneira esquemática os fatores de risco para a FA.[1]

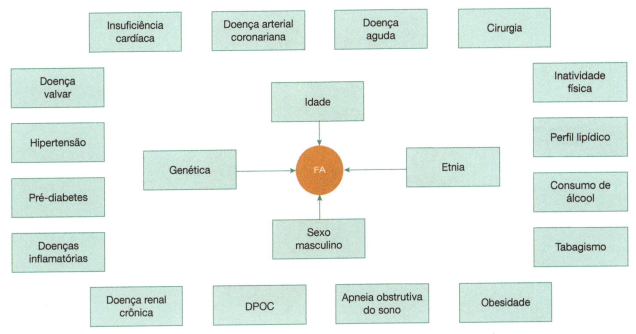

Figura 13.2. Resumo dos fatores de risco para fibrilação atrial. Fonte: Acervo do autor.

■ FISIOPATOLOGIA

Várias alterações fisiopatológicas levam à ocorrência de fibrilação, incluindo fatores hemodinâmicos, como aumento da pressão intra-atrial, eletrofisiológicos, estruturais, dentre os quais se destacam fibrose atrial e inflamação, autonômicos, além de fatores desencadeantes representados pelas extrassístoles e taquicardias atriais. Tais alterações modificam a estrutura do átrio, interferindo na atividade elétrica das células e resultando em desorganização da atividade elétrica atrial.[3]

As teorias mais aceitas para o início da arritmia e a sua manutenção são a presença de focos ectópicos como deflagradores da arritmia localizados sobretudo nas veias pulmonares e a reentrada que ocorre principalmente no miocárdio atrial como fator de manutenção (Figura 13.3). Características eletrofisiológicas, estruturais e anatômicas são fundamentais para a ocorrência e a manutenção de circuitos de reentrada na manutenção da arritmia.[3]

A reentrada pode ser anatômica (com obstáculos criando zonas de condução lenta, como fibrose) ou funcional (refratariedade heterogênea, decorrente de propagação errática da frente de onda de ativação elétrica atrial). Essas condições aumentam a probabilidade de ocorrência de múltiplas ondas simultâneas de reentrada, facilitando a perpetuação da FA (fibrilação atrial gera mais fibrilação atrial). A atividade autonômica também desempenha papel fundamental no início e na manutenção da FA. A ativação vagal pode alterar correntes de potássio dependentes da acetilcolina, com consequente redução da duração do potencial de ação conseguindo, dessa forma, estabilizar circuitos de reentrada. Ademais, a ativação adrenérgica tem potencial de provocar o acúmulo de cálcio intracelular, o que pode deflagrar a arritmia.[3]

Mudanças na estrutura do miocárdio atrial, principalmente a fibrose, separam as fibras musculares, interferindo na continuidade da condução do impulso elétrico, o que resulta em redução da velocidade de condução, que é fundamental para a reentrada. Embora fatores eletrofisiológicos, incluindo o remodelamento elétrico, e morfológicos, como a fibrose e a dilatação atrial (remodelamento estrutural), sejam considerados os principais fatores envolvidos na fisiopatologia da FA, vem crescendo a quantidade de evidências científicas de que processos inflamatórios ou infecciosos podem estar ligados a essas duas situações.[3]

■ QUADRO CLÍNICO

A FA possui uma grande variabilidade de apresentações clínicas, que vai desde a forma assintomática até sintomática com instabilidade clínica e/ou hemodinâmica. Na apresentação sintomática, os principais sinais

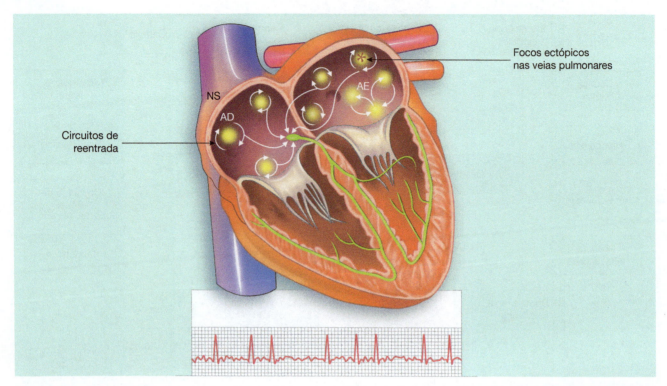

Figura 13.3. Resumo dos principais mecanismos relacionados à gênese da fibrilação atrial – o automatismo anormal a partir de focos ectópicos nas veias pulmonares e os múltiplos circuitos de reentrada em AE (átrio esquerdo) e AD (átrio direito), que suplantam o NS (nó sinusal) e levam à caótica atividade que constitui a FA. Fonte: Adaptada de Smiley, A. and Simon, D. (2016).

e sintomas são as palpitações irregulares, dispneia e fadiga. Além disso, pode ocorrer dor em aperto no tórax, pouca tolerância ao esforço, tontura, síncope, sonolência, entre outros.[1]

Caso o paciente encontre-se hemodinamicamente instável, podem ocorrer complicações mais graves, como sinais e sintomas indicativos de hipotensão (astenia, tontura, síncope, pele fria, taquicardia, visão turva, dispneia e confusão mental), insuficiência cardíaca aguda, edema agudo de pulmão, isquemia miocárdica e choque cardiogênico.[1]

O tromboembolismo é o principal evento relacionado com as complicações da FA, que são formados dentro do coração e são disseminados para qualquer ponto arterial, causando isquemia em qualquer órgão ou tecido do corpo.[1,4]

Com relação às complicações clínicas com mais relevância associadas aos eventos trombóticos, encontram-se principalmente o acidente vascular encefálico (AVE) de mecanismo isquêmico cardioembólico, além dos eventos embólicos para as artérias dos membros (oclusões arteriais agudas) e vasos esplâncnicos (como na isquemia mesentérica).[1,4]

DIAGNÓSTICO ELETROCARDIOGRÁFICO

O padrão de referência para o diagnóstico da fibrilação atrial (FA) é o eletrocardiograma (ECG) de 12 derivações. Caracterizamos como ritmo sinusal um ciclo básico de ECG, o qual é composto por uma onda P positiva nas derivações DI, DII e aVF, seguida por único complexo QRS e uma onda T. Patologicamente, a FA pode ser descrita como uma anormalidade deste padrão de organização da atividade elétrica atrial (Figura 13.4). No ECG, essa anormalidade apresenta-se pela ausência de onda P e ondas R que aparecem em intervalos irregulares[5]. Um único registro de ECG já é suficiente para o diagnóstico da FA, desde que ele seja obtido durante a ocorrência da arritmia, porém, um resultado normal de um ECG não descarta o diagnóstico, já que essa arritmia é frequentemente paroxística[6].

Portanto, do ponto de vista eletrocardiográfico e eletrofisiológico, os critérios diagnósticos para a FA são:[7]

1. ausência de onda P (de despolarização atrial organizada);

CAPÍTULO 13 — Fibrilação Atrial

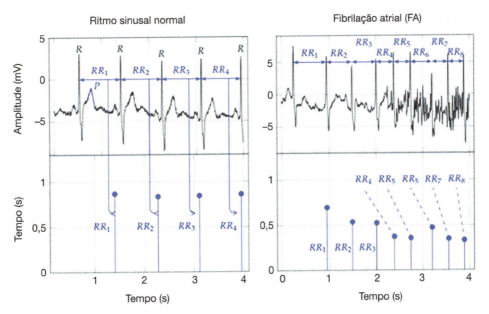

Figura 13.4. A primeira linha descreve dois registros de ECGs e a segunda linha os traços dos intervalos RR correspondentes. Os dois gráficos na primeira coluna à esquerda mostram os aspectos do ritmo sinusal regular e os gráficos na segunda linha mostram o padrão caótico e irregular da FA. Fonte: adaptada de FAUST, CIACCIO e ACHARYA (2020).

2. linha de base caótica, irregular, variável e de alta frequência;
3. irregularidade no intervalo RR.

CLASSIFICAÇÃO

As tentativas de classificação da FA são diversas e contemplam diferentes aspectos da arritmia, entre eles as alterações eletrocardiográficas, clínicas, conforme etiologia, temporalidade etc. Do ponto de vista temporal, podemos classificar a FA como:

a. **Paroxística:** episódios que duram menos de 7 dias, frequentemente menos de 24 horas, com reversão espontânea;
b. **Persistente:** episódios que duram mais de 7 dias e necessitam de cardioversão química ou elétrica;
c. **Persistente de longa duração:** semelhante à anterior, porém com duração superior a 1 ano;
d. **Permanente:** episódios nos quais a cardioversão falhou ou quando se decide não mais tentar o retorno ao ritmo sinusal.

Do ponto de vista eletrocardiográfico, que é uma forma de classificação frequentemente utilizada para a FA utilizando-se a frequência cardíaca atingida (Figura 13.5), a mesma pode ser classificada como de:

a. **Alta resposta ventricular:** quando a FC está acima de 120 bpm, normalmente nos episódios agudos;
b. **Leniente resposta ventricular:** entre 100 a 120 bpm;
c. **Adequada resposta ventricular:** FC varia de 60 a 100 bpm;
d. **Baixa resposta ventricular:** abaixo de 60 bpm, normalmente por uso de medicamentos ou por doença associada no sistema de condução.

DIAGNÓSTICO DIFERENCIAL

O diagnóstico diferencial da FA se faz com o *flutter atrial* (FLA), a taquicardia atrial (TA) multifocal e TA com condução AV variável. Na FLA ocorre uma linha de base de aspecto serrilhado, enquanto na TA multifocal, visualiza-se múltiplas morfologias de ondas P no ECG devido à presença de múltiplos focos atriais ectópicos. Já na TA com condução variável, evidencia-se a presença de linha isoelétrica entre os complexos QRS, com onda P de aspecto não sinusal (Figura 13.6).

TRATAMENTO

A Sociedade Europeia de Cardiologia (ESC),[1] criou em *guideline* lançado em 2020, a sequência denominada ABC para o tratamento da FA, que contempla os aspectos: "A" corresponde à anticoagulação/evitar acidente vascular cerebral; "B" melhor (*better*) gerenciamento de sintomas; "C" otimização cardiovascular e de comorbidade. Em recente documento, a Sociedade

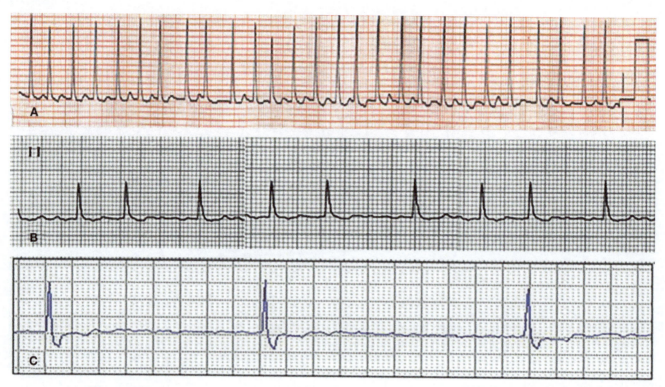

Figura 13.5. Aspectos da (**A**) fibrilação atrial de alta, (**B**) adequada e (**C**) baixa resposta ventricular.

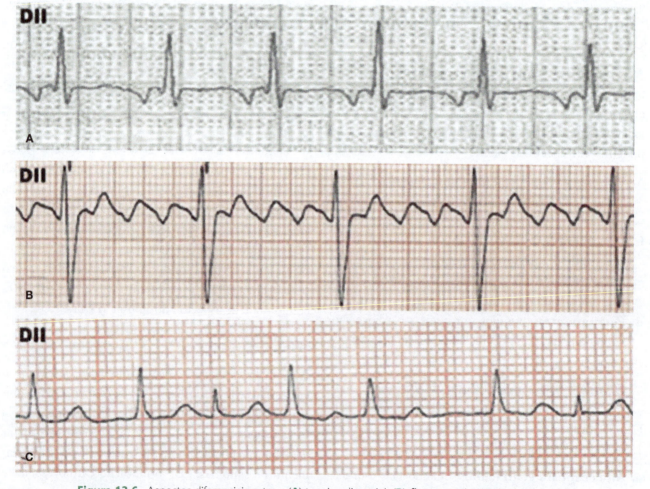

Figura 13.6. Aspectos diferenciais entre a (**A**) taquicardia atrial, (**B**) *flutter* atrial e (**C**) fibrilação atrial.

CAPÍTULO 13 ■ Fibrilação Atrial

Brasileira de Cardiologia aponta como pontos fundamentais do tratamento da FA até o momento:

a. mudança da qualidade de vida e controle rigoroso dos fatores de risco;

b. prevenção dos eventos trombo-embólicos;

c. controle da frequência cardíaca;

d. controle do ritmo cardíaco.

De maneira geral, a FA aumenta o risco de AVC em cinco vezes, porém esse risco não é homogêneo, dependendo também da presença e interação de outros atores específicos que modifiquem o risco de AVC. Para fins didáticos, dividiremos o tratamento nas abordagens de emergência e ambulatorial.

■ TRATAMENTO NA EMERGÊNCIA
Fase aguda
Paciente instável

A cardioversão elétrica sincronizada deve ser realizada em pacientes com FA considerados instáveis, sendo a instabilidade clínica e/ou hemodinâmica indicada pelas presenças de dispneia, dor torácica, hipotensão, rebaixamento do nível de consciência e síncope. Nestes casos, é imprescindível dar suporte adequado ao paciente, considerando-se:[7]

1. orientar e esclarecer ao paciente sobre o procedimento a ser realizado;

2. monitorização de PA, ECG e oximetria, durante todo o procedimento;

3. ofertar oxigênio, conforme necessário;

4. heparina não fracionada, EV, 60 a 70 U/kg, máximo de 4.000 U;

5. sedação com Propofol 0,5 mg/kg em pacientes sem cardiopatia estrutural (devido ao risco de hipotensão e dromotropismo negativo) ou Etomidato 0,2 a 0,3 mg/kg em pacientes com cardiopatia;

6. realizar CVE sincronizada: 100J bifásico ou 200J monofásico;

7. caso não ocorra reversão para ritmo sinusal, tentar choques com cargas maiores, até 360 J;

8. em casos refratários, também pode ser usada amiodarona, EV, para ajudar no resultado final:

    8.1. dose de ataque de 150 a 300 mg, podendo-se repetir mais 150 mg após 15 minutos;

    8.2. dose de manutenção de 1 mg/min por 6 horas, seguida de 0,5 mg/min por 18 horas;

    8.3. dose máxima de 2,2 g em 24 horas;.

9. manter anticoagulação após reversão.

Paciente estável

Nesses pacientes, pode ser tentado o controle da FC ou a reversão para ritmo sinusal. Oitenta por cento dos pacientes com FA somente com controle da frequência revertem para ritmo sinusal em até 48 horas. É importante verificar se a FA do paciente tem período maior que 48 horas de duração – já que quanto maior o tempo de fibrilação, maiores são as chances de surgirem trombos no AE, inclusive em pacientes que não apresentem risco cardioembólico alto.[7]

Em situações de duração menor que 48 horas, a duração da anticoagulação dependerá do risco tromboembólico. Caso o risco seja alto, cardioverter e anticoagular "para sempre", mesmo retomado o ritmo sinusal. Em caso de baixo risco (CHADSVASC = 0), cardioverter, e anticoagular por 4 semanas. Tal medida se faz necessária porque o átrio leva um certo tempo até ter sua capacidade contrátil plenamente recuperada, o chamado miocárdio atrial atordoado e, nessa condição, mesmo funcionando sob ritmo sinusal, é necessária a proteção com anticoagulante.[7]

Já em pacientes nos quais a FA tem duração maior que 48 horas é necessário fazer o ECO-TE (no qual visualiza-se melhor a aurícula esquerda para pesquisa da existência de trombos), já que independente do risco cardioembólico intrínseco ao paciente, há grandes chances de ter se desenvolvido um trombo na aurícula do AE antes da cardioversão. No ECO-TE tem trombo? Se SIM: anticoagular por 4 semanas (tempo suficiente para lise da maioria dos trombos pelo sistema fibrinolítico endógeno do paciente), cardioverter após e manter anticoagulação em sequência conforme o risco. Se NÃO: cardioverter e anticoagular conforme o risco.[7]

IMPORTANTE

Se não puder fazer um ECO-TE, assumir o risco de que o trombo possa existir!

Em situações de estabilidade clínica e/ou hemodinâmica e ausência de trombos, pode-se optar pela cardioversão elétrica (CVE) (conforme descrito anteriormente) ou pela cardioversão química (CVQ) com utilização de fármacos, como a amiodarona e a propafenona.

Amiodarona na CVQ

Utilizar dose de ataque de 5 mg/kg ou de 150 a 300 mg EV, sendo permitido repetir mais 150 mg após 15 minutos. A dose de manutenção é de 1 mg/min por 6 horas, seguida de 0,5 mg/min por 12 horas (diluir preferencialmente em solução de glicose (SG) a 5%). A máxima dose recomendada é de 2,2 g em 24 horas e após, pode-se passar para uso oral de 400 a 600 mg/dia na primeira semana. Contraindicações: BAV de segundo ou terceiro grau, bradicardia, bloqueio sinoatrial, gravidez, lactação.[7]

Propafenona na CVQ

Usar dose de 2 mg/kg, EV, em 10 minutos, ou 450 a 600 mg VO (apresentação mais comum). Em geral, recomenda-se administração de betabloqueador ou de antagonista de canais de cálcio (verapamil ou diltiazem) 30 minutos antes da administração da propafenona. Tal conduta tem como objetivo prevenir uma resposta ventricular elevada caso haja reversão de FA para *flutter*. Contraindicações: insuficiência cardíaca manifesta, choque cardiogênico, bradicardia acentuada, transtornos preexistentes de alto grau das conduções sinoatrial, atrioventricular e intraventricular, síndrome do nódulo sinusal, doença pulmonar obstrutiva grave, miastenia grave.[7]

Em caso de opção por controle da frequência cardíaca (não reversão para ritmo sinusal), pode-se usar os seguintes fármacos:

Verapamil

A dose utilizada inicialmente é de 5 mg em 15 minutos, e pode ser repetida até chegar ao máximo de 30 mg. É contraindicado em casos de BAV de segundo ou terceiro grau, hipotensão, bradicardia, bloqueio sinoatrial, FA complicando Wolf-Parkinson-White, insuficiência cardíaca e insuficiência ventricular esquerda.[7]

Diltiazem

Usa-se doses iniciais de 15 a 20 mg (0,25 mg/kg), EV, em 2 minutos, e após a primeira dose, pode-se repetir de 20 a 25 mg após 15 minutos. As contraindicações

são: BAV de segundo ou terceiro grau, hipotensão, bradicardia, bloqueio sinoatrial, FA complicando Wolf-Parkinson-White, insuficiência cardíaca e insuficiência ventricular esquerda.[7]

Metoprolol

É indicado iniciar com dose de 5 mg, que pode ser repetida por mais duas vezes de 5 mg cada (chegando à dose máxima de 15 mg). É contraindicado em casos de BAV de segundo ou terceiro graus, hipotensão, bradicardia, bloqueio sinoatrial, FA complicando Wolf-Parkinson-White, insuficiência cardíaca, insuficiência ventricular esquerda, asma e doença pulmonar obstrutiva crônica.[7]

Desnalatosídeo

A dose é composta por 1 a 4 ampolas, o que corresponde de 0,4 a 1,6 mg ao dia, EV, em *bolus*. Contraindicado nos casos de bloqueio AV completo e bloqueio AV de segundo grau (especialmente 2:1), parada sinusal e bradicardia sinusal excessiva.[7]

Amiodarona

Em pacientes crônicos com baixa chance de reversão para ritmo sinusal, a amiodarona em doses de 150 mg EV pode ser utilizada.

Sendo obtida reversão, para manter o controle de ritmo (manutenção em sinusal), pode-se usar:

Propafenona

Dose usual de 150 a 300 mg ao dia.

Amiodarona

Após a impregnação inicial, a amiodarona é dada na dose de 600 mg na primeira semana, 400 mg na segunda semana e após, manutenção diária na dose de 100 a 200 mg.

Sotalol

Usado VO nas doses de 160 a 480 g/dia, com intervalos entre doses de 12 horas. É um fármaco que não apresenta resultados significativos na reversão aguda da FA, porém é útil na prevenção de recorrências, na qual é descrito manutenção do ritmo sinusal em até

72% dos pacientes em 6 meses em determinados grupos. Ele também diminui a sintomatologia ao reduzir a resposta ventricular dos episódios graças ao seu efeito betabloqueador. Efeitos colaterais mais comuns são cansaço e fadiga, estes ligados ao efeito betabloqueador. Porém, o mais importante é o prolongamento do intervalo QT e o desenvolvimento de Torsade de Pointes. É contraindicado em pacientes com ICC.[2]

Manejo antitrombótico

Conforme indicado nas diretrizes, pacientes com FA, seja ela paroxística, persistente ou permanente, devem ter avaliados os riscos e os benefícios da anticoagulação. Os escores CHADS2 e CHA2DS2VASc indicam a necessidade ou não de anticoagulação, e o HAS-BLED avalia as contraindicações à anticoagulação. É importante deixar claro que que os escores de CHADS2 e CHA2DS2VASc não servem para pacientes com doença valvar ou miocárdio não compactado, pois esses apresentam alto risco de evento tromboembólico e devem sempre ser anticoagulados. No CHA2DS2VASc, poucos são os pacientes com escore 0, e um maior número de pacientes acaba por ser anticoagulado, porém esse escore discrimina melhor os pacientes de alto risco.[7]

Tabela 13.1. Escore CHADS2, com componentes e pontuação de cada.

C	Insuficiência cardíaca	1 ponto
H	Hipertensão arterial	1 ponto
A	Idade ≥ 75 anos	1 ponto
D	Diabetes Mellitus	1 ponto
S	AVC	2 pontos

Nos casos de CHADS2 igual a 1, considerar o CHA2DS2VASc:

Tabela 13.2. Escore CHA2DS2VASc, com componentes e pontuação de cada.

C	Insuficiência cardíaca	1 ponto
H	Hipertensão arterial	1 ponto
A	Idade ≥ 75 anos	1 ponto
D	Diabetes Mellitus	1 ponto
S	AVC	2 pontos
V	Doença vascular	1 ponto
A	Idade entre 65 e 74 anos	1 ponto
S	Sexo feminino	1 ponto

Tabela 13.3. Escore HAS-BLED,com componentes e pontuação de cada.

H	HAS descontrolada	1 ponto
A	Alteração hepática ou renal	1 ponto cada
S	AVC	1 ponto
B	Sangramento prévio ou predisposição	1 ponto
L	Labilidade da razão normalizada internacional (INR)	2 pontos
E	Idade de 65 anos	1 ponto
D	Drogas que interfiram na Varfarina ou uso de álcool	1 ponto cada

Pacientes com 0 ponto têm baixo risco de eventos tromboembólicos, portanto não necessitam receber medicações antitrombóticas. Pacientes com 1 ponto (no CHADS2) têm moderado risco, portanto podem ser tanto anticoagulados com varfarina ou antiagregados com ácido acetilsalicílico (AAS). Considerar o escore CHA2DS2VASc nesses casos. Se escore CHADS2 ≥ 2, indicar anticoagulação oral. Pacientes com 2 ou mais pontos pelo escore CHA2DS2VASc têm alto risco, portanto devem ser anticoagulados, exceto se houver alguma contraindicação.[7]

Considera-se hipertensão arterial se pressão arterial sistólica (PAS) ≥ 140 mmHg;[8] alteração renal, se houver insuficiência renal crônica (IRC) dialítica, transplante renal ou Cr ≥ 2,6 mg/dL; alteração hepática, se houver doença hepática crônica como cirrose, elevação de bilirrubinas acima de 2× normal, transaminase glutâmico oxalacética (TGO) ou transaminase glutâmica pirúvica (TGP) acima de 3× normal; labilidade de INR se o valor for instável, alto ou com pouco tempo em níveis terapêuticos (< 60%); exemplos de drogas que interferem na varfarina: antiplaquetários, anti-inflamatórios não esteroides (AINEs).[7]

A anticoagulação deve ser repensada em pacientes com três ou mais pontos e, se optado por manter anticoagulação, eles devem ser acompanhados mais regularmente e manter valores de RNI (exame que avalia o tempo e a atividade de protrombina) entre 2,0 e 2,5. Nos pacientes com contraindicação à anticoagulação, outra opção seria a oclusão do apêndice atrial esquerdo, porém ainda são necessários mais estudos para comprovar o real benefício desta terapêutica.[7]

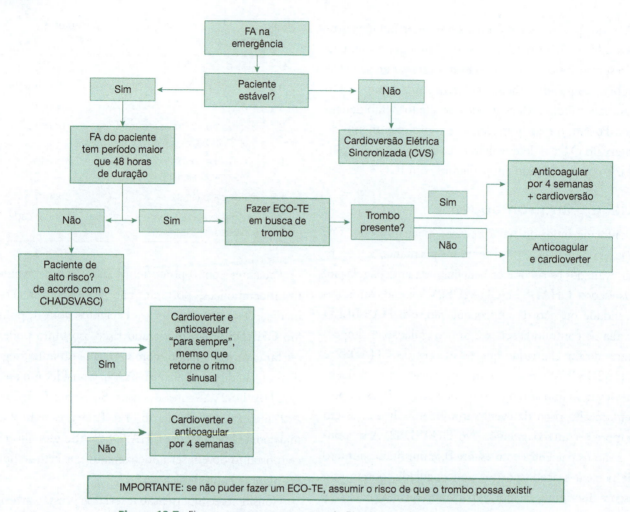

Figura 13.7. Fluxograma para tratamento da FA na emergência. Fonte: autores.

■ TRATAMENTO AMBULATORIAL

Nesse tratamento, os alvos são a redução dos sintomas e a prevenção de complicações. A seguir, são apresentados os principais fármacos utilizados.

■ TRATAMENTO ANTITROMBÓTICO AMBULATORIAL

Varfarina

A varfarina possui um efeito pró-coagulante paradoxal durante os primeiros dias de uso, e é um antagonista da vitamina K. De início, alguns pacientes têm uma queda mais acentuada dos fatores anticoagulantes. Ou seja, até 72 horas após a administração, alguns indivíduos têm uma inversão no sistema hemostático que favorece a coagulação, o que pode desencadear a formação de trombos.[7]

Dose de acordo com INR (manter entre 2-3): Iniciar com doses menores em idosos e pacientes em uso de amiodarona. Contraindicações: gravidez; pacientes com tendências hemorrágicas ou discrasias sanguíneas; úlceras gastrintestinais ou sangramento gastrintestinal, respiratório, geniturinário, hemorragia cerebrovascular, aneurisma cerebral, dissecção da aorta, pericardite e efusões pericárdicas, cirurgia recente ou programada do sistema nervoso central (SNC), ocular ou qualquer cirurgia traumática que requer grandes superfícies abertas.[7]

IMPORTANTE

A heparina não fracionada ou a de baixo peso molecular (preferencial) protege o indivíduo do primeiro efeito da varfarina. Enoxaparina 1 mg/kg a cada 12 horas pela via subcutânea associada à varfarina, manter os dois em conjunto até a varfarina atingir seu efeito de anticoagulante pleno.

Novos anticoagulantes orais (NACOs)

A partir da ingestão, o paciente já está anticoagulado, sem precisar fazer controle de INR. São, atualmente, drogas preferenciais à varfarina. Não devem ser usados em portadores de valva mecânica ou valvopatia reumática.[7]

a. Inibidor Direto de Trombina: Dabigatrana.
b. Inibidor Direto do Fator Xa: Rivaroxabana e Apixabana.

Dabigatrana

Não há exame para controle. A dose a ser usada é de 150 mg, de 12/12 horas, na maioria dos pacientes, e de 110 mg, de 12/12 horas, para pacientes maiores de 80 anos, com IRC (clearance de creatinina (ClCr) entre 30 e 50 mL/min) e em uso de amiodarona. Contraindicada em: valvopatia; insuficiência renal grave (ClCr < 30 mL/min); hemorragia ativa clinicamente significativa; lesões orgânicas com risco DE hemorragia; alteração espontânea ou farmacológica da hemostase; doença em tratamento concomitante com cetoconazol sistêmico, ciclosporina, itraconazol e tacrolimus.[7]

Rivaroxabana

Não há exame para controle para essa droga, que tem dose recomendada de 20 mg/d. Para pacientes que tenham a função renal prejudicada a dose é de 15 mg do medicamento, e as contraindicações são: valvopatia; hemorragias ativas clinicamente, doenças hepáticas associadas à coagulopatia e a risco de hemorragia.[7]

IMPORTANTE

Sempre avaliar a função renal do paciente antes de prescrever um NACO ao paciente com FA, e aqueles que sejam portadores de insuficiência renal com importante comprometimento no clearance de creatinina não devem fazer uso desses medicamentos. É importante considerar também as interações medicamentosas, que podem influenciar nos resultados de segurança e de eficácia desses fármacos e o uso de medicamentos como os inibidores de bomba de prótons podem ser considerados para reduzirem o risco de sangramento gastrintestinal.[7]

■ CONTROLE DA FREQUÊNCIA AMBULATORIAL

Estudos demonstraram que não há benefícios com relação à mortalidade na escolha entre o controle de ritmo e o controle da FC. A nova recomendação, oriunda de dados do RATE II, indica que o controle de FC rigoroso (FC < 80 bpm em repouso ou < 110 bpm após teste de caminhada de 6 minutos) não acarreta benefício ao controle mais tolerante (FC < 110 bpm) nos portadores de FA com função estável do ventrículo esquerdo sem sintomas ou naqueles com sintomas toleráveis.[7] As seguintes medicações podem ser usadas:

Betabloqueadores

1. Propranolol 80 a 240 mg/dia; ou
2. Atenolol 25 a 100 mg/dia; ou
3. Metoprolol 25 a 200 mg/dia.

Contraindicações: BAV de segundo ou terceiro grau, hipotensão, bradicardia, bloqueio sinoatrial, insuficiência cardíaca, insuficiência ventricular esquerda, asma e doença pulmonar obstrutiva crônica.[7]

Bloqueadores do canal de cálcio

1. Verapamil 360 a 480 mg/dia; ou
2. Diltiazem 120 a 360 mg/dia.

Contraindicações: BAV de segundo ou terceiro grau, hipotensão, bradicardia, bloqueio sinoatrial, insuficiência cardíaca e insuficiência ventricular esquerda.[7]

Digoxina

Dose de 0,125 a 0,5 mg ao dia.

Contraindicações: em casos de bloqueio cardíaco completo intermitente ou bloqueio atrioventricular de segundo grau, arritmias causadas por intoxicação por glicosídeos cardíacos.[7]

Amiodarona

Usada somente em casos refratários ou com cardiopatia estrutural, em doses de 200 a 600 mg/dia.

Contraindicações: BAV de segundo ou terceiro grau, bradicardia, bloqueio sinoatrial, gravidez, lactação.[7]

■ ABLAÇÃO NO CONTROLE DE FREQUÊNCIA

Em casos refratários de FA, pode-se optar por ablação do nó atrioventricular e implante de marca-passo definitivo.

CONTROLE AMBULATORIAL DO RITMO CARDÍACO

Devem ser usados antiarrítmicos para manutenção do ritmo sinusal. Melhores resultados são vistos em pacientes sem cardiopatia estrutural, com átrio esquerdo menor que 50 mm e com FA de início mais recente.[7] Podem ser drogas de escolha:

Betabloqueadores

Efeito modesto no controle do ritmo.

1. Propranolol 80 a 240 mg/dia; ou
2. Atenolol 25 a 100 mg/dia; ou
3. Metoprolol 25 a 200 mg/dia.

Contraindicações: BAV de segundo ou terceiro grau, hipotensão, bradicardia, bloqueio sinoatrial, insuficiência cardíaca, insuficiência ventricular esquerda, asma e doença pulmonar obstrutiva crônica[7].

Propafenona

Droga de escolha para FA sem cardiopatia ou hipertensão arterial sistêmica (HAS) sem hipertrofia ventricular esquerda (HVE), em doses usuais de 150 a 600 mg/dia, fracionada em duas ou três doses[7].

Contraindicações: insuficiência cardíaca manifesta, choque cardiogênico, bradicardia acentuada, transtornos preexistentes de alto grau das conduções sinoatrial, atrioventricular e intraventricular, síndrome do nódulo sinusal, doença pulmonar obstrutiva grave, miastenia grave[7].

Amiodarona

Usada na dose de 100 a 600 mg/dia.

Contraindicações: em casos de BAV de segundo ou terceiro grau, bradicardia, bloqueio sinoatrial, gravidez, lactação.[7]

ABLAÇÃO

Considerar seu uso em pacientes que permaneçam sintomáticos apesar do tratamento medicamentoso otimizado, principalmente se a FA for paroxística ou naqueles com contraindicações ao uso de antiarrítmicos. Nesse tipo de tratamento há 60% de recorrência da FA em três anos no primeiro procedimento. Além disso, a ablação apresenta melhores resultados nos casos de *flutter*, e a anticoagulação deve ser feita por pelo menos três meses após o procedimento – avaliar risco de tromboembolismo para manter ou não anticoagulação.[7]

A Tabela 13.4 traz sugestões da escolha do antiarrítmico e da terapia adjuvante conforme a condição clínica do paciente.

CONCLUSÃO

A importância da FA deve-se principalmente por se tratar da arritmia mais comum em todo o planeta, com alta prevalência na população de idade avançada. Devido ao grande impacto socioeconômico causado por esta doença, seu diagnóstico, tratamento e, principalmente, sua profilaxia primária são necessários. A mudança de hábitos de vida, como controle do peso, cessar o tabagismo, combate ao sedentarismo, uso comedido de álcool e otimização do padrão do sono, visando o controle de fatores de riscos modificáveis associada ao tratamento rigoroso de comorbidades cardiovasculares, como a insuficiência cardíaca, a hipertensão arterial sistêmica e a dislipidemia, são os grandes pilares para sua profilaxia. O uso de alguns medicamentos, como as estatinas e o óleo de peixe, para prevenção da FA ainda é controverso, necessitando de mais estudos para comprovar sua real eficácia.

Tabela 13.4. Sugestões de escolha do antiarrítmico e de terapia adjuvante

Doença cardíaca	Primeira escolha	Segunda escolha	Terapia adjuvante
Doença mínima ou ausente	Propafoenona/Sotalol	Amiodarona	IECA, BRA, Estatina ou Betabloqueador S/N
HAS sem HVE	Propafoenona/Sotalol	Amiodarona	IECA, BRA, Estatina ou Betabloqueador S/N
HAS sem HVE	Amiodarona	Não há	IECA, BRA, Estatina ou Betabloqueador S/N
DAC	Sotalol	Amiodarona	IECA, BRA, Estatina ou Betabloqueador S/N
ICC	Amiodarona	Não há	IECA, BRA, Estatina ou Betabloqueador S/N

HVE = hipertrofia de VE; DAC = doença arterial coronariana; ICC = insuficiência cardíaca congestiva.

CAPÍTULO 13 ■ Fibrilação Atrial

■ CASO CLÍNICO E RESOLUÇÃO COMENTADA

Homem, 82 anos, chega à emergência com queixa de palpitação associada a pré-síncope de início há 12 horas. Antecedentes pessoais: internação por um infarto do miocárdio há 3 meses. Alega ser diabético, hipertenso e nega outras comorbidades e alergias. Refere que parou o Metoprolol por 1 mês por conta própria. Estava em uso de Metoprolol 25 mg 12/12 horas. Está em uso de Enalapril 10 mg 12/12 horas, AAS 10 mg, Rosuvastatina 20 mg e Metformina 850 mg 2× ao dia. Ao exame físico: REG, orientado, dispneico, anictérico, acianótico, afebril e hidratado. RCI em 3T BNF sem presença de sopros. Ausculta pulmonar sem alterações. Abdome globoso e indolor a palpação. Sem presença de edemas em MMII e sem outras alterações em extremidades. PA: 140 × 90 mmHg. FC: 160 bpm. SatO$_2$: 94%. Aos exames complementares foi realizado um eletrocardiograma na sala de emergência.

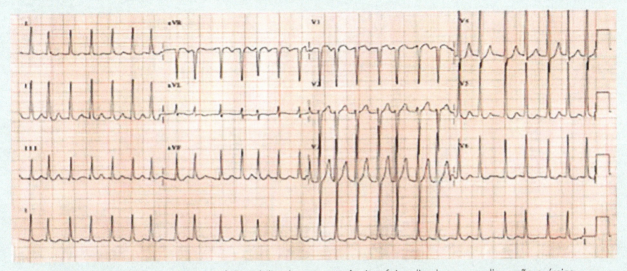

Figura 13.8. Conduta: o paciente foi estabilizado na emergência e foi realizada uma cardioversão química.

Comentário: Trata-se de um caso de fibrilação atrial com alta resposta ventricular. Como o paciente encontra-se hemodinamicamente estável foi realizada uma cardioversão química. Caso ele estivesse instável a conduta preconizada seria uma cardioversão elétrica. Além disso, como o paciente possui alto risco CHA2DS2VASC deve ser realizada a anticoagulação mesmo com retorno ao ritmo sinusal.

Referências bibliográficas

1. Hindricks G, Potpara T, Dagres N, Arbelo E, Bax J, Blomström-Lundqvist C et al. 2020 ESC Guidelines for the diagnosis and management of atrial fibrillation developed in collaboration with the European Association for Cardio-Thoracic Surgery (EACTS). European Heart Journal. 2020; 42(5):373-498.
2. Zimerman LI, Fenelon G, Martinelli Filho M, Grupi C, Atié J, Lorga Filho A et al. Sociedade Brasileira de Cardiologia. Diretrizes Brasileiras de Fibrilação Atrial. Arq Bras Cardiol 2009; 92(6 supl.1):1-39.
3. Cintra F, Figueiredo M. Fibrilação Atrial (Parte 1): Fisiopatologia, Fatores de Risco e Bases Terapêuticas. Arquivos Brasileiros de Cardiologia. 2021; 116(1):129-139.
4. January CT, Wann LS, Alpert JS, Calkins H, Cigarroa JE, Cleveland JC Jr. et al. 2014 AHA/ACC/HRS guideline for the management of patients with atrial fibrillation: a report of the American College of Cardiology/American Heart Association Task Force on Practice Guidelines and the Heart Rhythm Society. J Am Coll Cardiol. 2014; 64(21):e1-76.
5. Faust O, Ciaccio EJ, Acharya UR. A review of atrial fibrillation detection methods as a service. Int J Environ Res Public Health. 2020;17(9).
6. Zimetbaum P. Atrial Fibrillation. Ann Intern Med. 2017; 166(5):ITC33–48.
7. Santos ECL, Figuinha FCR, Lima AGS, Henares M F (ed.). Manual de cardiologia: Cardiopapers. 2° ed. São Paulo: Atheneu; 2019.
8. Barroso WKS, Rodriguez CIS BL et al. Diretrizes Brasileiras de Hipertensão Arterial-2020 Barroso et al. Arq Bras Cardiol. Arq Bras Cardiologia [Internet]. 2021; 116(3):516–658.

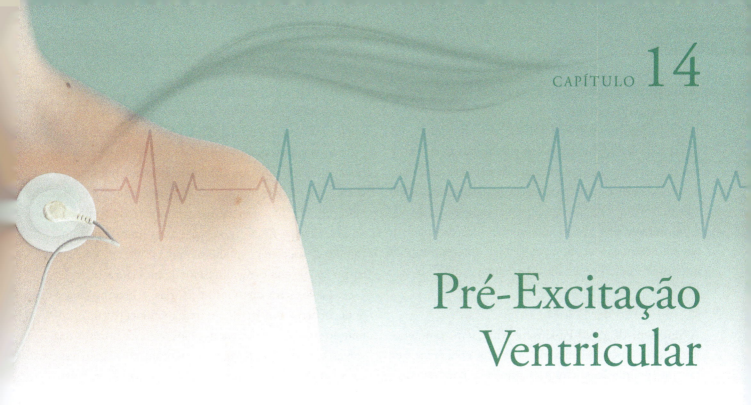

CAPÍTULO 14

Pré-Excitação Ventricular

Everhton Paulo de Freitas Primo
Heron Alves Vale
Luísa do Couto Sponchiado
Maurício Luís Spessatto

■ INTRODUÇÃO

A ativação elétrica cardíaca normal dos ventrículos inicia-se após o impulso emergir do nó atrioventricular, atravessar o feixe de His e se propagar pelos ramos e fascículos, para então atingir as fibras de Purkinge.[4]

As anormalidades de condução desse processo de ativação elétrica geram a ativação mecânica assíncrona dos ventrículos que pode ocorrer por ativação de um mecanismo de reentrada de uma área ventricular ou de uma ativação precoce, conhecida como pré-excitação.[1]

O estudo da eletrofisiologia evoluiu principalmente com a descrição detalhada do sistema elétrico do coração e das vias anômalas. Neste capítulo descrevemos de forma breve a pré-excitação ventricular, com destaque para o padrão eletrocardiográfico de Wolf-Parkinson--White e a síndrome de Wolff-Parkinson-White.[3]

■ HISTÓRICO

O sistema de condução elétrico do coração começou a ser descrito no ano de 1876 por Palatino que descreveu a comunicação entre os átrios e ventrículos realizada pelas fibras musculares.[2] A primeira descrição sobre QRS largo ocorreu em 1909 realizada por Hoffmann[3] sendo esta considerada o primeiro registro sobre a síndrome de pré-excitação ventricular. A descrição completa da síndrome de Wolff-Parkinson-White (WPW) foi publicada por Wolff, Parkinson e White no *American Heart Journal* em 1930.[1]

Nos anos subsequentes, diversos profissionais se dedicaram ao estudo elétrico do coração. Assim, em 1967 Durrer e Ross foram pioneiros a proceder no mapeamento intraoperatório para localização de vias anômalas. Este fato impulsionou novos estudos anos mais tarde que ajudaram a desenvolver e realizar a técnica de ablação por radiofrequência, considerada hoje o padrão-ouro de tratamento.[5]

■ EPIDEMIOLOGIA

A síndrome de WPW tem prevalência menor, quando comparada aos dados do padrão eletrocardiográfico, sendo bastante variável na literatura devido ao tempo de duração dos estudos.[7-9]

O padrão de WPW no ECG tem prevalência estimada de 0,13% a 0,25% na população em geral e tende a ser mais alta em parentes de primeiro grau que apresentam este padrão eletrocardiográfico. Tal dado sugere um componente familiar na patologia.[7,8,9]

Estima-se que aproximadamente 30% dos pacientes com taquicardia supraventricular apresentem vias acessórias ocultas como foco da taquiarritmia.[12]

■ ETIOLOGIA

A Síndrome de Wolff-Parkinson-White tem como etiologia a presença de uma via acessória congênita que permite condução anterógrada (do átrio para o ventrículo) de forma a gerar uma onda delta e encurtar o intervalo PR, o que pode gerar taquicardia paroxística.[10]

■ FISIOPATOLOGIA

Relembrando a fisiologia, sabe-se que o impulso elétrico normal é originado no átrio direito pelo nó sinoatrial (SA). Através do nó atrioventricular (AV) e do sistema His-Purkinje, alcança os ventrículos e despolariza-os. Tal percurso até a despolarização ventricular é inscrito no eletrocardiograma como intervalo PR de duração normal e varia entre 120 ms e 200 ms.[11]

No entanto, ocasionalmente esse trajeto pode ser modificado pela presença de vias acessórias ou anômalas. *Via acessória* é um termo genérico que caracteriza fibras extranodais, fora do sistema de condução natural anteriormente descrito, que conectam diretamente átrios e ventrículos e contornam o nó AV, por conseguinte, formam um circuito alternativo, geralmente de condução rápida.[11] Desse modo, essas vias irão funcionar como "atalho elétrico" e possibilitarão uma ativação ventricular precoce – conforme apresentado na Figura 14.1.

A localização das vias acessórias é heterogênea e pode ocorrer em qualquer região miocárdica, excetuando-se as áreas ocupadas pelos trígonos fibrosos das valvas cardíacas nas quais o músculo atrial não está em contato direto com o miocárdio ventricular. Nesse sentido, para melhor descrever a posição dessas vias, o plano transversal no nível do nó AV, foi dividido em quatro quadrantes: lateral ou parede livre esquerda; posteroseptal; lateral ou parede livre direita; e anterosseptal – conforme ilustra a Figura 14.2.[14]

De acordo com estudos de eletrofisiologia, sabe-se que a maioria (46% a 60%) das vias acessórias tem localização lateral esquerda, em 25% dos casos posição posteroseptal, em seguida 13% a 21% pela via lateral direita e, mais raramente, 2% das vezes com percurso anterosseptal.[14] Ao eletrocardiograma, cada localização

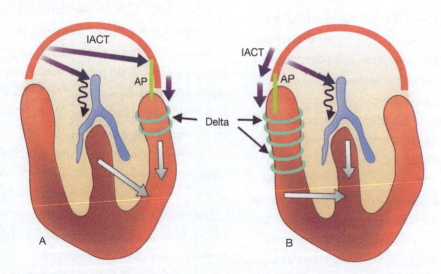

Figura 14.1. Diagrama ilustrando o circuito de despolarização ventricular na presença de uma via acessória. Em vermelho: miocárdio (atrial e ventricular); em azul: sistema atrioventricular e feixe de *His*. IACT: tempo de condução interatrial do nó SA para o local de inserção da via anômala e/ou para o nó AV; AP: via acessória. Em (**A**) via acessória à esquerda. Em (**B**) via à direita. Note que a condução no nó AV é lenta (seta ondulada) enquanto a condução na via acessória é rápida, levando à ativação ventricular precoce (linhas curvas cinzas), associado à despolarização ventricular normal (setas brancas). Observe também que em (**B**) a quantidade de miocárdio despolarizado pela via acessória é superior, isso se deve à proximidade do local de inserção da via acessória (lado direito) com relação ao nó SA.[12]

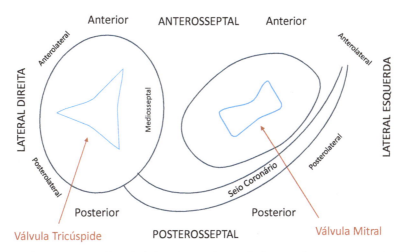

Figura 14.2. Ilustra o corte plano transversal a nível de valvas atrioventriculares e descreve os quadrantes convencionados para localização da via acessória. Fonte: próprio autor.

dessa se apresenta de maneira distinta – como veremos mais adiante neste capítulo.

Além da localização, as vias anômalas são classificadas de acordo com a direção em que conduzem o estímulo, em anterógradas, quando propiciam a condução do impulso elétrico dos átrios para os ventrículos; retrógradas, quando a condução ocorre dos ventrículos para os átrios ou bidirecionais. Como a velocidade de condução nessas vias é maior, o tempo de condução é mais curto, a ativação miocárdica acontece prematuramente, predispondo à pré-excitação ventricular e/ou ao surgimento de taquicardias supraventriculares.[12,13]

As vias acessórias capazes de conduzir apenas retrogradamente, o eletrocardiograma em ritmo sinusal não produz nenhum indício eletrocardiográfico específico, dessa forma elas são classificadas como vias ocultas.[12]

■ QUADRO CLÍNICO

A apresentação clínica da pré-excitação ventricular é variável e compreende um amplo espectro, desde os assintomáticos, as taquiarritmias supraventriculares sintomáticas, até morte súbita, embora este último evento seja muito raro e normalmente seja precedido por taquiarritmias sintomáticas.[13]

Quando há pré-excitação ventricular no eletrocardiograma em um paciente com sintomas compatíveis com taquicardia, constitui-se a síndrome de Wolff-Parkinson-White.[12] Os principais sintomas encontrados são: palpitações, poliúria, tontura, pré-síncope ou até síncope, dor torácica e parada cardíaca súbita. Entre as arritmias mais frequentemente associadas à síndrome de Wolff-Parkinson-White estão a taquicardia atrial, taquicardia por reentrada atrioventricular, fibrilação atrial e *flutter* atrial.[13,16]

As palpitações têm início e término abruptos, em ritmo regular, com frequência usualmente superior a 200 bpm. A associação com dor precordial, dispneia ou sinais de insuficiência cardíaca é mais comum na presença de disfunção ventricular esquerda.[13] A síncope ocorre com o início ou imediatamente após o fim da taquicardia, devido à impossibilidade de manter o fluxo sanguíneo cerebral adequado em decorrência da alta frequência ventricular ou à depressão do nó sinoatrial que pode levar a um período de assistolia até haver restauração do ritmo sinusal. A poliúria está presente relacionada com o aumento da liberação de peptídeo natriurético atrial.[12]

■ DIAGNÓSTICO

Em situação de normalidade, quando o estímulo elétrico passa pelo nó AV, a despolarização ventricular ocorre pelo sistema de condução His-Purkinje, gerando, portanto, um intervalo PR maior que 120 ms e complexo QRS estreito. Entretanto, a presença da via acessória evidencia uma comunicação elétrica entre os átrios e os ventrículos que evade o nó atrioventricular. Nesse caso, quando a despolarização atrial atinge a via acessória, o estímulo é conduzido para o ventrículo antes do nó atrioventricular a fim de permitir a comunicação elétrica com o ventrículo. A despolarização da musculatura cardíaca fora do sistema His-Purkinje é mais lentificada, pois ocorre de célula a célula, o que resulta em um

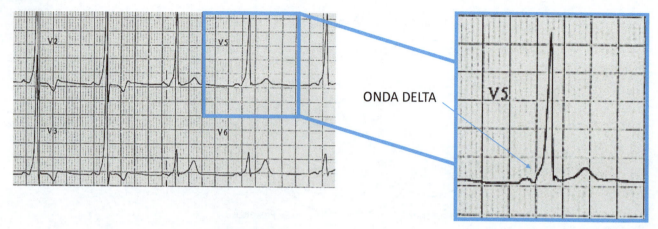

Figura 14.3. Onda delta. Fonte: Próprio autor.

intervalo PR curto (< 120 ms) e complexo QRS alargado devido à onda lenta e indolente no início do QRS. Essa onda é denominada onda delta.[12,16]

A identificação dessas características eletrocardiográficas da via acessória fomenta o diagnóstico de pré-excitação. O diagnóstico diferencial com a situação de PR curto sem onda delta, presente na síndrome de Lown-Ganong-Levine,[15] e o PR normal com pré-excitação ventricular, presente na variante de Mahaim, devem ser lembrados.

Ademais, as vias acessórias podem ser categorizadas quando o complexo QRS é predominantemente positivo (R) em V1 e V2, indicando a via acessória à esquerda, e quando o QRS é negativo (QS ou rS), a via encontra-se à direita. As vias laterais esquerdas manifestam-se no eletrocardiograma por meio de onda delta negativa nas derivações D1 e/ou aVL, positiva nas derivações D2, D3 e aVF, e em V1 e V2. As vias anômalas direitas apresentam onda delta positiva nas derivações D1, D2 e aVL e, geralmente, negativa nas derivações D3 e aVF, assim como em V1. O eixo elétrico do QRS no plano frontal é desviado para a esquerda. As vias anterosseptais manifestam no ECG onda delta positiva nas derivações D1, aVL, D2, D3 e aVF com eixo elétrico do QRS normal. Já as vias posterosseptais apresentam ao ECG onda delta negativa em D2, D3 e aVF. A análise dos complexos QRS em V1 e V2 fará a diferenciação se estão à direita ou à esquerda.[17]

Desse modo, a partir dos achados no ECG foram desenvolvidos algoritmos para localizar o feixe anômalo e orientar o encaminhamento dos pacientes para tratamento adequado. Esses algoritmos utilizam como parâmetros a polaridade da onda delta ou a orientação espacial do QRS descritos.[18]

O termo síndrome de Wolff-Parkinson-White (WPW) se refere à presença de uma via acessória de condução atrioventricular associada a manifestações clínicas, como as taquiarritmias, com destaque para a taquicardia por reentrada atrioventricular (componente das taquicardias supraventriculares paroxísticas) e a fibrilação atrial com pré-excitação. Para o diagnóstico, deve-se associar a clínica referente às arritmias como palpitações, síncopes, pré-síncope e a presença das manifestações específicas no ECG características da pré-excitação ventricular.[19] Ressalta-se a importância do reconhecimento desta síndrome, uma vez que, na presença de fibrilação atrial o nó AV e o feixe anômalo são bombardeados por estímulos e estes são conduzidos, ora pelo nó AV, ora pelo feixe anômalo e como período refratário da via anômala pode ser mais curto, a condução dos estímulos ocorre na maior parte pela via acessória podendo propiciar a fibrilação ventricular elevando, assim, o risco de morte súbita nesses pacientes.[20]

■ TRATAMENTO

Existem controvérsias entre trabalhos a respeito da indicação do estudo eletrofisiológico em pacientes portadores de pré-excitação ventricular e que sejam assintomáticos. Em pacientes assintomáticos, o risco de morte súbita cardíaca ao longo da vida é de, no máximo, 0,6%.[21] Existem fatores associados a menor e maior risco de morte súbita em pacientes assintomáticos e que sejam portadores de pré-excitação.

O estudo eletrofisiológico para estratificação de risco pode ser considerado em indivíduos assintomáticos

CAPÍTULO 14 ■ Pré-Excitação Ventricular

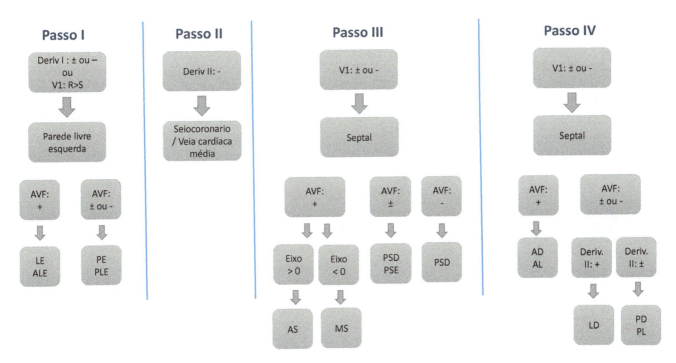

Figura 14.4. Algoritmo proposto por Arruda. Os símbolos (−), (+) e (±) referem-se à polaridade dos 20 ms iniciais da onda delta nas respectivas derivações. Regiões: LE: lateral esquerda; ALE: anterolateral esquerda; PE: posterior esquerda; PLE: posterolateral esquerda; AS: anterosseptal; MS: mediosseptal; PSD: posterosseptal direita; PSE: posterosseptal esquerda; AD: anterior direita; LD: lateral direita; PD: posterior direita; PL: posterolateral; ± onda delta isoelétrica; + onda delta positiva; − onda delta negativa.

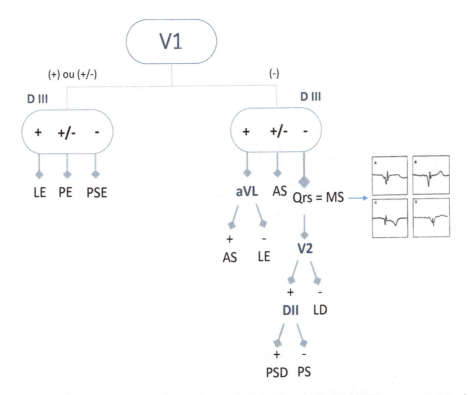

Figura 14.5. Algoritmo de D'Ávila. Os símbolos (−), (+) e (+/−) referem-se à polaridade do QRS nas respectivas derivações. Regiões: LE: lateral esquerda; PE: posterior esquerda; PSE: posterosseptal esquerda; AS: anterosseptal; MS: mediosseptal; PSD: posterosseptal direita; PS: posterosseptal; LD: lateral direita.

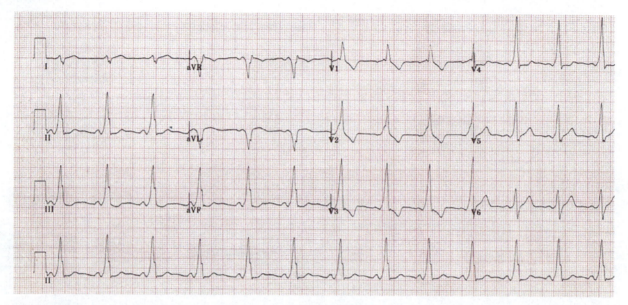

Figura 14.6. Pré-excitação ventricular. Via acessória lateral esquerda. Fonte: Acervo pessoal dos autores.

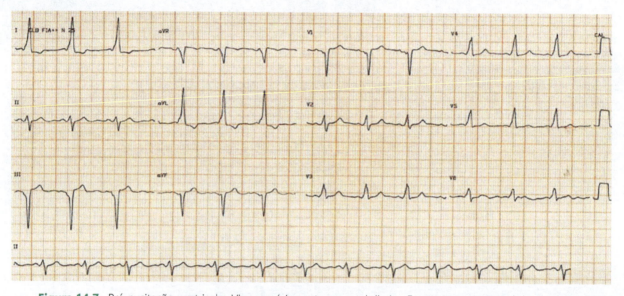

Figura 14.7. Pré-excitação ventricular. Via acessória posterosseptal direita. Fonte: Acervo pessoal dos autores.

com pré-excitação ventricular.[21] Existe uma tendência atual à realização do estudo eletrofisiológico para a estratificação dos pacientes assintomáticos e que apresentem fatores de baixo risco para morte súbita, pois apesar de baixo, o risco ainda está presente.[22]

Em pacientes assintomáticos com alto risco a ablação por cateter pode ser considerada. Assim como, em indivíduos que fazem atividades esportivas de alta intensidade ou em esportistas profissionais e naqueles com ocupações de risco (p. ex. piloto de avião).[21]

Em pacientes sintomáticos, o tratamento de escolha consiste na ablação da via acessória por cateter, apresentando taxas de sucesso de 89% a 97% na dependência da localização da via. A recorrência da condução pela via acessória, após uma ablação ocorre em aproximadamente 5% a 12% dos casos, e esses pacientes podem ser submetidos a uma nova intervenção. Embora a mortalidade do procedimento seja de apenas 0,1%, outras complicações relacionadas com localizações específicas podem ocorrer, como bloqueio atrioventricular total nas vias anterosseptais e médiosseptais, raramente em vias posterosseptais; infarto agudo do miocárdio por aplicação inadvertida dentro da circunflexa ou por dissecção de uma artéria coronária; perfuração cardíaca e tamponamento; acidente vascular encefálico, ou acidentes isquêmicos transitórios; lesão valvar mitral ou aórtica; complicações arteriais e venosas no local da punção; além de complicações secundárias à exposição de raio X.[21]

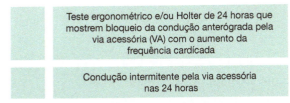

Figura 14.8. Fatores associados que conferem baixo risco.[21]

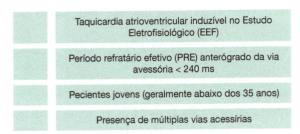

Figura 14.9. Fatores associados que conferem alto risco.[21]

Ademais a ablação, a terapia farmacológica pode ser utilizada para controle das taquiarritmias estáveis e prevenção de novas crises, a fim de reduzir o risco de morte súbita. A prevenção desses sintomas pode ser obtida com o bloqueio da via acessória ou inibição dos focos automáticos das ectopias ou aumento do período refratário da via acessória com antiarrítmicos. Indicada para pacientes que não concordam em realizar a ablação ou para aqueles nos quais esse procedimento esteja associado a maiores complicações.[23,24]

O tratamento deve ser individualizado, mas os antiarrítmicos da classe IC, como a propafenona possuem a relação benefício/risco mais favorável e são as drogas de escolha para a prevenção de taquicardia atrioventricular ortodrômica recorrente. A amiodarona (classe III) também é uma opção, no entanto, apresenta vários efeitos adversos comuns, incluindo toxicidade pulmonar, tireoidiana e hepática, o que é uma preocupação para pacientes com WPW os quais geralmente são jovens e podem exigir muitos anos de terapia.[25,26]

CONCLUSÃO

Desse modo, a pré-excitação ventricular se caracteriza pela presença de uma comunicação elétrica entre os átrios e os ventrículos fora do sistema de condução normal, decorrente de uma falha da separação fibrosa e da presença de conexões musculares que carreiam o estímulo elétrico para o ventrículo, denominada de via acessória.

Essas vias podem conduzir impulsos de forma anterógrada (do átrio para o ventrículo) ou retrógrada (do ventrículo para o átrio) sendo substratos potenciais para ocorrência de taquicardias reentrantes. Na condução anterógrada, o estímulo elétrico gerado no nó sinusal ao ser conduzido até o nó atrioventricular sofreria um atraso fisiológico, mas a presença da via acessória permite o início precoce da despolarização ventricular pelas fibras musculares. Isso resulta em um intervalo PR curto (< 120 ms) que causa uma onda delta no ECG, essencial para o diagnóstico dessa patologia.

A apresentação clínica desses pacientes é variável, uma vez que podem ser assintomáticos ou cursar com sintomas que caracterizam a síndrome de WPW e ocorrem em todas as faixas etárias. Já em conduções exclusivamente retrógradas, a via acessória não apresenta achados no ECG em ritmo sinusal, sendo denominada via acessória oculta. O tratamento dos pacientes com pré-excitação deve ser embasado na estratificação do risco de morte súbita, sendo a ablação das vias anômalas indicada principalmente a pacientes com sinais e sintomas associados aos achados eletrocardiográficos.

PONTOS-CHAVE

- Vias acessórias ou anômalas correspondem a fibras extranodais de condução rápida que fazem a conexão direta átrio e ventrículos, predispondo à ativação miocárdica prematura (pré-excitação ventricular) e/ou ao surgimento de taquicardias supraventriculares.
- Vias anômalas podem ocorrer em qualquer região da conexão atrioventricular e são classificadas de acordo com a direção de condução em anterógradas, retrógradas ou bidirecionais.
- O espectro de apresentação da pré-excitação ventricular é amplo e varia desde os assintomáticos, as taquiarritmias supraventriculares sintomáticas e síndrome de Wolff-Parkinson-White, até a morte súbita.
- Para o diagnóstico de pré-excitação ventricular, devemos pautar a avaliação das características específicas do eletrocardiograma.
- Nem toda pré-excitação leva a arritmias. Este é o ponto que diferencia o padrão de Wolff-Parkinson-White da doença.
- O padrão de WPW ocorre quando existe a onda delta sem ocorrência de sintomas. Já a síndrome de Wolff-Parkinson-White ocorre na presença de onda delta associada à ocorrência de sintomas.
- O tratamento é embasado na estratificação de risco em pacientes assintomáticos e ablação da via acessória por cateter em sintomáticos.

CASO CLÍNICO E RESOLUÇÃO COMENTADA

F.L.C., sexo masculino, 27 anos, atleta de artes marciais, natural e procedente de Florianópolis (SC), deu entrada na emergência em decorrência de palpitações durante 30 minutos.

Paciente queixava-se de palpitações acompanhadas de tontura, sudorese e escurecimento visual, que se iniciaram durante o treino de Jiu-jitsu. Relatava dois episódios prévios nos 6 meses anteriores, porém de duração menor, durante as quais não chegou a procurar atendimento. Negou síncope, dispneia ou dor torácica.

Paciente previamente hígido, negou comorbidades ou uso diário de medicações. Sem internações ou cirurgias anteriores. História familiar: pai hipertenso e mãe diabética.

Ao exame, estado geral regular, consciente e orientado em tempo e espaço, taquicárdico, sudoreico, levemente taquipneico, afebril (Tax 36,5°C), normocorado e hidratado. ACV: RCI em 2T, BNF, sem sopros ou estalidos. Pulsos amplos, simétricos e irregulares. FC: 162 bpm. PA: 80 × 45 mmHg, AR: MV+ em AHTx, simétricos, sem ruídos adventícios, sem sinais de esforço respiratório em ar ambiente. FR: 22 irpm. Abdome: sem alterações. Extremidades: sudoreicas e frias.

Foi solicitado monitorização contínua, realização de eletrocardiograma de doze derivações (Figura 14.10) e exames laboratoriais gerais (sem alterações).

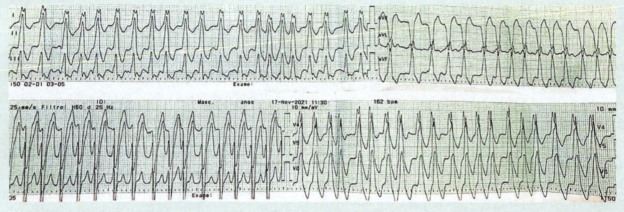

Figura 14.10.

1. Qual o diagnóstico mais provável?
2. Quais achados eletrocardiográficos corroboram com sua hipótese diagnóstica?
3. Diante desse diagnóstico qual a melhor conduta a ser realizada?
4. Qual exame estaria mais bem indicado para seguimento e avaliação deste paciente?
5. Qual o tratamento definitivo mais indicado para este perfil de paciente?

Resolução comentada

1. Fibrilação atrial com pré-excitação ventricular.
2. Taquicardia com ritmo irregular, frequência cardíaca > 160 bpm, ausência de intervalo PR, com complexo QRS alargado e variável.
3. Como estava-se diante de uma síndrome de Wolff-Parkinson-White/Taquiarritmia instável, a conduta na emergência é cardioversão elétrica sincronizada (CVE), para controle de ritmo cardíaco. Neste paciente, optou-se pela cardioversão elétrica com 200 J, com reversão para ritmo sinusal, conforme ECG apresentado na Figura 14.11.

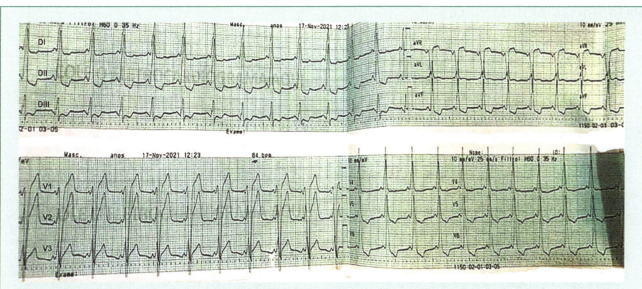

Figura 14.11. Ritmo revertido para sinusal, FC: 84 bpm, intervalo PR curto < 120 ms, presença de onda delta, compatível com pré-excitação ventricular, com localização sugestiva em região anterosseptal. Fonte: Acervo pessoal Dr. Maurício Luís Spessatto.

1. Para confirmar suspeita eletrocardiográfica e caracterizar a via acessória, o melhor exame é o estudo eletrofisiológico. Neste caso, esse estudo foi realizado e confirmou a existência de via anômala anterosseptal direita.
2. O tratamento de escolha nos pacientes com taquicardia sintomática e instabilidade hemodinâmica, como o caso do paciente, é ablação da via acessória por cateter. Sendo a ablação também indicada nos pacientes assintomáticos que praticam atividades esportivas de alta intensidade ou, ainda, naqueles que apresentam alto risco – vide Figura 14.9.

Na Figura 14.12, é possível observar o ECG do paciente do caso após a realização da ablação da via anômala.

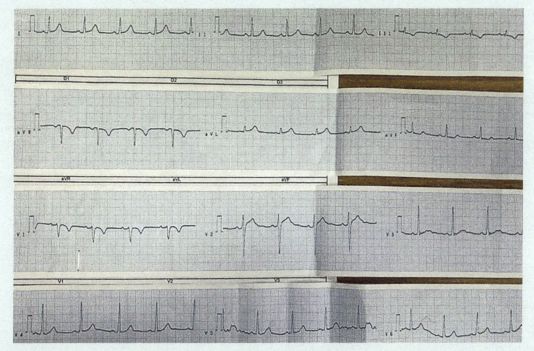

Figura 14.12. ECG pós-realização com sucesso da ablação por cateter de via acessória anterosseptal. Ritmo sinusal, FC: 68 bpm, intervalo PR de 160 ms, ausência de onda delta, QRS estreito (78 ms). Fonte: Acervo pessoal Dr. Maurício Luís Spessatto.

Referências bibliográficas

1. Wolff L, Parkinson J, White PD. Bundle-branch block with short P-R interval in healthy young people prone to paroxysmal tachycardia. Am Heart J. 1930; 5:685. 2.
2. Paladino G. Contribuzione a l'anatomia, istologia e fisiologia del cuore. Moiv Med. 1876; 8:428-437.
3. Von Knorre GH. The earliest published electrocardiogram showing ventricular preexcitation. PACE. 2005; 28:228-230.
4. Oliveira et al. Memória cardíaca, um diagnóstico esquecido. Int J Cardiovasc Sci. 2017; 30(4):359-362.
5. Scheinman MM. History of Wolff-Parkinson-White Syndrome. San Francisco: University of California; 2005. 28:152-155.
6. Sociedade de Eletrofisiologia Pediátrica e Congênita (PACES). Sociedade de Ritmo Cardíaco (HRS). Fundação do Colégio Americano de Cardiologia (ACCF). Declaração de consenso de especialistas do PACES / HRS sobre o manejo do paciente jovem assintomático com um padrão eletrocardiográfico Wolff-Parkinson-White (WPW, pré-excitação ventricular): desenvolvido em parceria entre a Sociedade de Eletrofisiologia Pediátrica e Congênita (PACES) e a Sociedade de Ritmo Cardíaco (HRS) endossado pelos órgãos diretivos do PACES, HRS, American College of Cardiology Foundation (ACCF), American Heart Association (AHA), American Academy of Pediatrics (AAP) e Canadian Heart Rhythm Society (CHRS). Heart Rhythm. 2012; 9:1006.
7. Krahn AD, Manfreda J, Tate RB et al. The natural history of electrocardiographic preexcitation in men. The Manitoba Follow-up Study. Ann Intern Med. 1992; 116:456.
8. Kobza R, Toggweiler S, Dillier R et al. Prevalence of preexcitation in a young population of male Swiss conscripts. Pacing Clin Electrophysiol. 2011; 34:949.
9. Page RL, Joglar JA, Caldwell MA et al. ACC / AHA / HRS Diretrizes para o Tratamento de Pacientes Adultos com Taquicardia Supraventricular: um Relatório do American College of Cardiology / Força-Tarefa da American Heart Association sobre as Diretrizes de Prática Clínica e da Heart Rhythm Society. Circulation. 2016; 133: e506.
10. Sanches PC. Arritmias cardíacas. In: Sanches PC, Moffa PJ (eds.) Eletrocardiograma: uma abordagem didática. São Paulo: Roca; 2014.
11. Olgin JE, Zipes DP. Arritmias específicas: diagnóstico e tratamento. In: Mann DL (ed.). Braunwald Tratado de Doenças Cardiovasculares. 10 ed. Gea – Consultoria Editorial (trad.) Rio de Janeiro: Elsevier; 2018.
12. Almendral J, Castellanos E, Ortiz M. Paroxysmal supraventricular tachycardias and preexcitation syndromes. Revista Española de Cardiología (English Edition) [Internet]. Maio 2012 [citado 4 out 2021]; 65(5):456-69. Disponível em: https://doi.org/10.1016/j.rec.2011.11.020.
13. Knight BP. Anatomy, pathophysiology, and localization of accessory pathways in the preexcitation syndrome. In: Zimetbaum PJ, Yeon SB. UpToDate. 2021.
14. Knight BP. General principles of asynchronous activation and preexcitation. In: Zimetbaum PJ, Yeon SB. UpToDate. 2021.
15. Biase LD, Walsh EP. Wolff-Parkinson-White syndrome: Anatomy, epidemiology, clinical manifestations, and diagnosis. In: Levy S, Knight BP, Yeon SB. UpToDate. 2021.
16. Lapa E. Quais os critérios diagnósticos da síndrome de Wolff-Parkinson-White. [Citado em: 2021 out 1]. 2014. Disponível em: https://cardiopapers.com.br/quais-os-criterios--diagnosticos-da-sindrome-de-wolff-parkinson-white/.
17. Bernard L et al. The Syndrome of Short P-R Interval Normal QRS Complex and Paroxysmal Rapid Heart Action. Journal of the American Heart Association. 1952 maio 10; 5:693-706.
18. Moraes LG et al. A Acurácia dos Algoritmos Eletrocardiográficos mais Complexos na Localização das Vias Anômalas na Síndrome de Wolff-Parkinson-White. Revista da Sociedade de Cardiologia do Estado do Rio de Janeiro. 2006;19(4):331-8.
19. Moss J et al. ECG Criteria for Accurate Localization of Left Anterolateral and Posterolateral Accessory Pathways. Pacing and Clinical Electrophysiology. 2012 jul 27; 35:1444-1450.
20. Dreifus LS et al. Ventricular Fibrillation: A Possible Mechanism of Sudden Death in Patients with Wolff-Parkinson-White Syndrome. Circulation Journal of the American Heart Association. 1971; 43(4):320-7.
21. Arnar DO et al. Management of asymptomatic arrhythmias: a European Heart Rhythm Association (EHRA) consensus document, endorsed by the Heart Failure Association (HFA), Heart Rhythm Society (HRS), Asia Pacific Heart Rhythm Society (APHRS), Cardiac Arrhythmia Society of Southern Africa (CASSA), and Latin America Heart Rhythm Society (LAHRS). EP Europace. 2019;1-32.
22. ESC Guidelines. European Heart Journal. 2020; 41:655720. doi:10.1093/eurheartj/ehz467.
23. Ellis C. Wolff-Parkinson-White Syndrome Treatment & Management [Internet]. 8 jan 2017 [citado em 29 jan 2022]. Disponível em: https://emedicine.medscape.com/article/159222-treatment.
24. Page RL et al. ACC/AHA/HRS Guideline for the Management of Adult Patients With Supraventricular Tachycardia. Journal of the American College of Cardiology. 2015; 67(13):27-115.
25. Rosenbaum MB, Chiale PA, Ryba D, Elizari MV. Control of tachyarrhythmias associated with Wolff-Parkinson-White syndrome by amiodarone hydrochloride. Am J Cardiol 1974; 34:215.
26. Feld GK, Nademanee K, Weiss J et al. Electrophysiologic basis for the suppression by amiodarone of orthodromic supraventricular tachycardias complicating pre-excitation syndromes. J Am Coll Cardiol. 1984; 3:1298.

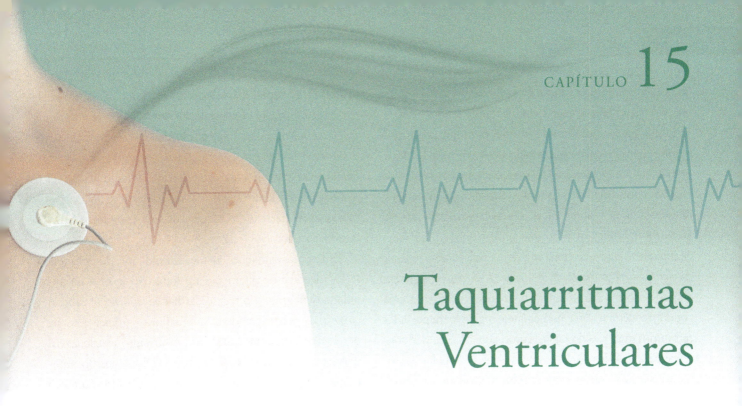

CAPÍTULO 15

Taquiarritmias Ventriculares

João Victor Silva Souza
João Inácio Migliorini Silva
Letícia Santos Moraes
Fernanda M. Consolim-Colombo

■ INTRODUÇÃO

A taquiarritmia ou taquicardia ventricular (TV) pode ser definida como

> evento elétrico multifatorial caracterizado por uma alteração na formação dos impulsos elétricos cardíacos, sendo confirmada mediante a detecção de ao menos três batimentos sequenciais ventriculares, com frequência cardíaca maior que 100 bpm.[1]

A TV pode se apresentar de forma *não sustentada*, quando tem duração inferior a 30 segundos, ou *sustentada*, quando dura mais que 30 segundos.

A prevalência da TV é muito variável e depende das características da população avaliada. Estima-se acometer de 1% a 3% da população geral, aumentando com a idade (4% em idosos) e atingindo até 15% de pacientes com doença estrutural cardíaca.[1]

Na avaliação do prognóstico das TVs, diferentes condições devem ser consideradas, em especial o aspecto morfológico obtido com o exame eletrocardiográfico e a presença de doenças subjacentes. Quando presente em indivíduos hígidos (com coração estruturalmente normal), a TV é na maioria das vezes assintomática e tem evolução potencialmente benigna. Por outro lado, em cardiopatas graves, há manifestação clínica da TV (associada a palpitações, mal-estar, alterações hemodinâmicas) e a sua evolução é maligna.[2] De fato, a presença de disfunção ventricular (fração de ejeção do VE < 40%) é o melhor marcador de risco de morte súbita cardíaca em pacientes com arritmias ventriculares complexas.[2]

■ FISIOPATOLOGIA

Na maioria das vezes o substrato arritmogênico da TV é o *mecanismo de reentrada*. Na condição normal, a atividade elétrica cardíaca se inicia no nó sinusal e a corrente elétrica percorre as estruturas do sistema de condução para atingir e despolarizar as células miocárdicas, permanecendo até que todo o coração tenha sido ativado por completo.[3,4] Após as fibras terem sido despolarizadas, elas entram em um estado refratário e, durante esse breve período de tempo, não respondem a novo estímulo. Deste modo, é necessário que haja o fim de um estímulo para que o impulso seguinte consiga iniciar outro ciclo, com as células tornam-se novamente excitáveis de forma simultânea. Porém, caso existam fibras que recuperem a excitabilidade em tempos diferentes após a onda inicial de despolarização, haverá áreas do músculo cardíaco que podem sofrer uma reexcitabilidade, algo que pode ser denominado de *movimento circular* ou *excitação reentrante*. Portanto, o *mecanismo de reentrada* pode ocorrer na presença de áreas no ventrículo cuja condução elétrica não é homogênea: regiões com períodos refratários mais rápidos assim como aquelas com períodos refratários mais lentos. O estímulo elétrico despolariza primeiro a região com período refratário rápido e em seguida a região com período refratário lento. Em geral, essa diferença de despolarização não altera o funcionamento cardíaco, porém em determinadas situações, como na presença de "gatilhos" (p. ex., extrassístoles, aumento da frequência cardíaca, isquemia, distúrbios hidroeletrolíticos ou aumento de catecolaminas), o estímulo que passa pela área de condução lenta pode retornar diretamente para a área de condução rápida (já repolarizada), o que inicia um ciclo de estimulações elétricas locais (ativação da reentrada) que se propagam para todo o ventrículo. A despolarização do ventrículo a partir desse foco tem a duração mais prolongada do que a normal (que decorre da estimulação do sistema His-Purkinje com 8 a 10 ms), o que leva ao aspecto morfológico clássico das taquicardias de complexos QRS largos, com duração > 12 ms.[3,4]

Em outras situações, o mecanismo que desencadeia a TV decorre de alterações no automatismo ou na atividade deflagrada do tecido cardíaco.[2,3] Como se sabe, o *automatismo* é a capacidade que a fibra cardíaca tem de desencadear espontaneamente um impulso elétrico, sem necessidade de um estímulo prévio. Distúrbios no automatismo podem ocorrer em células miocárdicas ou fibras de Purkinje, excitadas por alterações metabólicas, catecolaminas e uso de substâncias estimulantes. A automaticidade anormal muda as concentrações intracelulares de Ca^{2+} e outros íons que atuam na manutenção do potencial de membrana, causando as despolarizações repetitivas e rápidas em áreas do ventrículo – fase 4 do potencial de ação (Figura 15.1).[3-5] A *atividade deflagrada* pode ser descrita

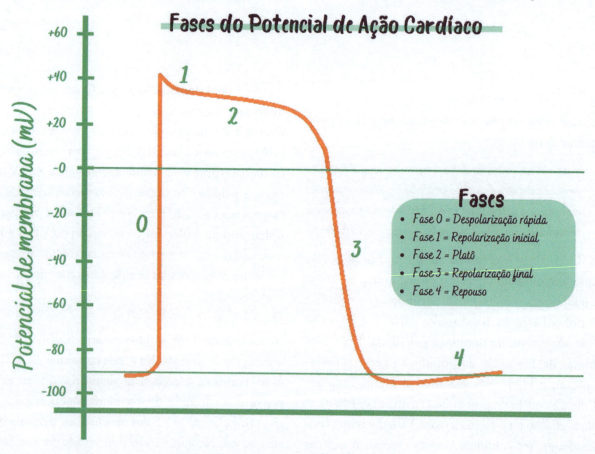

Figura 15.1. Fases do Potencial de Ação Cardíaco.

CAPÍTULO 15 ■ Taquiarritmias Ventriculares

como a atividade elétrica oriunda de alterações geradas por variações no potencial de membrana, frequentemente nas fases 2 e 3 do potencial de ação do ciclo cardíaco, denominadas pós-despolarização precoce. Uma atividade elétrica precoce pode atenuar a saída de íons na célula ou até facilitar a entrada de íons positivos capazes de originar novos potenciais. Um exemplo desse mecanismo é a ocorrência de TV desencadeada por extrassístole ventricular com um tempo de acoplamento muito curto com a onda T (fenômeno "R sobre T"). Entretanto, a atividade deflagrada também pode acontecer na fase 4, depois do término da repolarização do potencial de membrana, na qual é chamada de pós-despolarização tardia.[6]

■ ETIOLOGIA, MANIFESTAÇÃO CLÍNICA E DIAGNÓSTICO MORFOLÓGICO

Lesões estruturais crônicas do coração podem levar ao desenvolvimento de fibrose no ventrículo (cicatrizes), que é o substrato arritmogênico mais prevalente para a TV. O tecido miocárdio heterogêneo, localizado em epicárdio ou subendocárdio, leva a disseminação dos potenciais elétricos em diferentes velocidades, permite o fenômeno da reentrada, seja em micro ou macrorregiões.[7] Os casos de TV em pacientes portadores de cardiopatia estrutural, como miocardiopatia isquêmica, chagásica, hipertrófica ou idiopática, bem como na displasia arritmogênica do ventrículo direito, apresentam prognóstico sempre mais graves. Entretanto, isquemia miocárdica aguda, hipóxia e distúrbios hidroeletrolíticos são importantes causas de TV. Pacientes com miocardite aguda podem também apresentar TV (Tabela 15.1).

Existem TVs em corações estruturalmente normais, com características benignas, como a TV idiopática (monomórfica repetitiva, de origem no VE, ou de origem na VSVD). Já outras TVs, mais raras, como doenças dos canais iônicos do coração (denominadas canalopatias – síndrome de Brugada, síndrome do QT longo congênito) têm potencial para desenvolver morte súbita (Tabela 15.1).[7]

A presença de sintomas decorrentes da TV depende de vários fatores, como sensibilidade do paciente, presença de cardiopatia de base e duração da arritmia. As manifestações clínicas variam de assintomáticas, sintomas leves, como sensação de palpitações, dispneia ou desconforto torácico inespecífico e sintomas graves, como pré-síncope, síncope, insuficiência cardíaca, choque cardiogênico e até parada cardíaca.[5,7]

Análise eletrocardiográfica

O diagnóstico morfológico da TV depende das suas características no registro eletrocardiográfico (ECG) e esse exame é mandatório em qualquer suspeita de arritmia.[8]

A taquicardia ventricular é geralmente regular, com frequência cardíaca entre 100 e 250 bpm, mas em alguns casos pode ter um ritmo irregular. Lembre-se de que na TV, a atividade atrial independe dos ventrículos e em muitos casos ela pode ser detectada entre os batimentos ventriculares (dissociação átrio-ventricular). Existem dois grandes grupos de TV: as monomórficas e polimórficas. Enquanto as TVs monomórficas apresentam complexos QRS de amplitudes e formas

Tabela 15.1. Classificação e etiologia das Taquicardias Ventriculares.

	Classificação	Etiologia
Idiopática	Reentrada através dos ramos da câmara ventricular esquerda	Idiopática
	Atividade Deflagrada	
Secundária	TV sustentada monomórfica	Infarto do miocárdio com cicatriz prévia Cardiomiopatia devido a Doença de Chagas Displasia Arritmogênica da câmara ventricular direita Cicatriz devido a procedimento cirúrgico prévio
	TV polimórfica	Isquemia Aguda do Miocárdio Hipocalemia Síndrome de Brugada
	TV por reentrada de ramo	Alterações na condução elétrica cardíaca
	Torsade de Pointes	Intervalo QT aumentado

similares, nas TVs polimórficas, os sucessivos complexos QRS possuem amplitudes distintas.[8,9]

Um ritmo totalmente caótico de TV é a *fibrilação ventricular* que cursa com severa redução de débito cardíaco e progride depressa para óbito se não tratada rapidamente. Há um potencial inerente às diversas TVs de degenerarem para FV, especialmente em pacientes previamente cardiopatas ou durante eventos isquêmicos agudos.

A *taquicardia ventricular monomórfica (TVM)* é aquela em que a morfologia do complexo QRS é uniforme (Figura 15.2). Quando é possível a realização do ECG de 12 derivações, podem-se obter importantes informações, como padrão de distúrbio de condução do QRS e o seu eixo, que talvez indiquem a origem da arritmia[9] (Figura 15.2). A TV pode também ser detectada em exame ambulatorial, como Holter[10] e Teste Ergométrico (Figura 15.3), ou em monitorização durante internação hospitalar[11] (Figura 15.4). Como já descrito, quando a duração da TV é menor que 30 segundos e cursando com fim espontâneo, é denominada taquicardia ventricular não sustentada (TVNS) (Figura 15.5); quando dura mais que 30 segundos, é denominada taquicardia ventricular monomórfica sustentada (TVMS) (Figura 15.6).[12,13] Pode-se utilizar a denominação de *flutter* ventricular para uma TV monomórfica com frequência de mais de 300 bpm.

TVMS com padrão de bloqueio de ramo esquerdo (BRE) em V1, QS em V6 e desvio do eixo para esquerda, sugere localização do foco arritmogênico em ponta de ventrículo direito.[9]

Na taquicardia ventricular polimórfica (TVP), o eixo QRS assume morfologias variáveis em cada batimento cardíaco, podendo também ser sustentada ou não sustentada, seguindo os mesmos critérios descritos anteriormente.[12,13] Além disso, durante um ritmo sinusal é importante avaliar o intervalo QT, que pode estar prolongado, e verificar presença de sinais de isquemia miocárdica.[13] A *taquicardia ventricular tipo Torsades de Pointes* é um padrão de TVP de eixo QRS largo que alterna a sua polaridade em torno da linha de base do ECG[13,14] (Figura 15.7). Na maioria das vezes, é iniciada com uma sequência longa-curta e associada a um intervalo QT longo. O uso de determinados medicamentos pode levar ao prolongamento do período de repolarização cuja manifestação é o QT longo.[14]

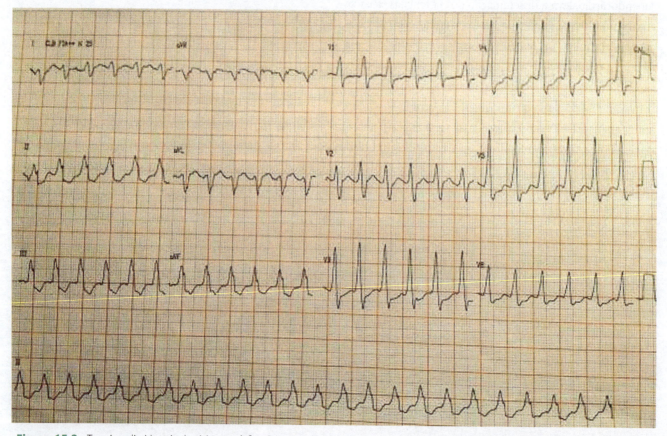

Figura 15.2. Taquicardia Ventricular Monomórfica Sustentada (TVMS) em exame de ECG de 12 derivações. Fonte: Imagem gentilmente cedida pelo Dr. Daniel Soares Sousa, Arritmologista em Divinópolis/BH – MG.

CAPÍTULO 15 ■ Taquiarritmias Ventriculares

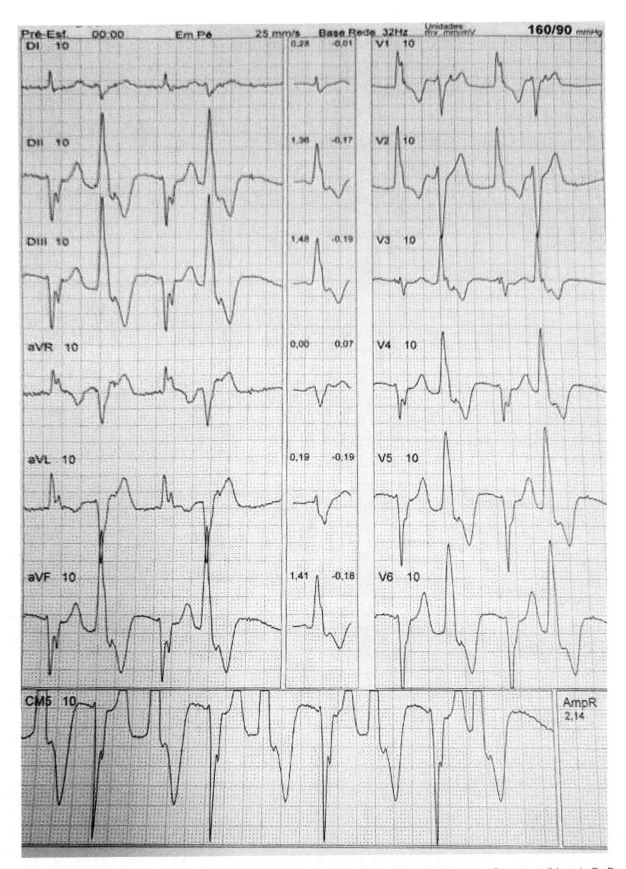

Figura 15.3. Taquicardia Ventricular Bidirecional em exame de Teste Ergométrico. Fonte: Imagem gentilmente cedida pelo Dr. Daniel Soares Sousa, Arritmologista em Divinópolis/BH – MG)

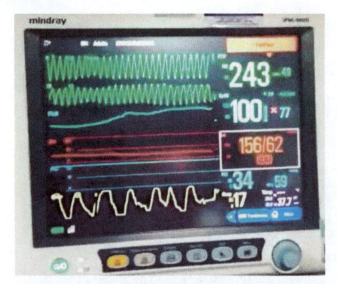

Figura 15.4. Taquicardia Ventricular Monomórfia em monitor. Na tela do monitor há o destaque para os registros de TVM nos traçados de ECG (linhas de cor verde), além da saturação de O2 (linha azul) e da pressão arterial (ondas em vermelho).

Outra morfologia característica da TV é a *taquicardia ventricular bidirecional* (TVBD), que é identificada no plano frontal do ECG por meio de um batimento com QRS positivo, seguido de outro batimento com QRS negativo, mantendo essa mesma apresentação, tipicamente entre 140 e 180 bpm.[12,13] Entre as causas relacionadas, as mais comuns incluem intoxicação por digoxina, TV polimórfica catecolaminérgica, isquemia aguda, miocardite, e distúrbios metabólicos[15] (Figura 15.3).

Entre as taquicardias de QRS largo cujo intervalo do eixo ultrapassa 0,12 segundos, é de extrema importância o diagnóstico diferencial entre a taquicardia ventricular (TV) e a taquicardia supraventricular com aberrância de condução (TSV-A) ou condução por uma via anômala (p. ex., síndrome de WPW). Algumas características podem ajudar na distinção entre as etiologias de taquicardias com QRS largos, discutidos adiante.

Dois algoritmos são os comumente usados na prática clínica, a fim de auxiliar nesse diagnóstico diferencial. Os critérios de Brugada,[16] de 1991, baseiam-se nas derivações do plano horizontal (V1 a V6) para o diagnóstico diferencial entre TV e TSV-A, enquanto os critérios de Vereckei, de 2017, avaliam as derivações do plano frontal (DI, DII, DII, AVR, AVL e AVF).[17]

Brugada *et al.*[16] propuseram um algoritmo para o diagnóstico diferencial de taquicardia de QRS largos, com alta sensibilidade (98%) e especificidade (96%) na população estudada, que consiste em quatro critérios sequenciais:

1. ausência de complexo RS em todas as derivações precordiais = TV;
2. intervalo RS em qualquer derivação precordial com complexo RS >100 ms = TV;
3. dissociação AV = TV;
4. critérios morfológicos específicos presentes em V1 e V6 (incluindo-se a razão da velocidade de ativação ventricular, Tabela 15.2).

O algoritmo de Vereckei *et al.*[17] também consiste em quatro passos, validados na população estudada:

1. se a dissociação AV estiver presente, o diagnóstico de TV é feito. Caso contrário, seguir para o próximo passo;
2. na presença de onda R inicial em aVR, o diagnóstico de TV feito. Caso contrário, seguir para o próximo passo;
3. se a morfologia da taquicardia de QRS largos não corresponde a bloqueio de ramo (BR) ou bloqueio fascicular, o diagnóstico de TV é feito. Caso contrário, seguir para o último passo;
4. por fim, quando a relação entre a velocidade de ativação inicial e a velocidade de ativação terminal (vi/vt) é ≤ 1 o diagnóstico de TV é feito e, caso a relação vi/vt seja > 1, é feito o diagnóstico de TSV.

Tabela 15.2. Critérios Morfológicos de Brugada (V1 e V6).

Morfologia de BRE		TSV	TV
	V1	Padrão Rs em V1-V2, similar ao BRE	V1 ou V2 onda R > 30 ms, >60ms ao nadir do S, ou "entalhe" em S
	V6	Padrão R-R', similar ao BRE	QR ou QS, R monofásico
Morfologia de BRD	V1	QRS trifásico	R monofásico, complexos QR ou RS
	V6	QRS trifásico, relação R/S > 1	R monofásico, Complexos QRS ou QR, relação R/S < 1

CAPÍTULO 15 ■ Taquiarritmias Ventriculares

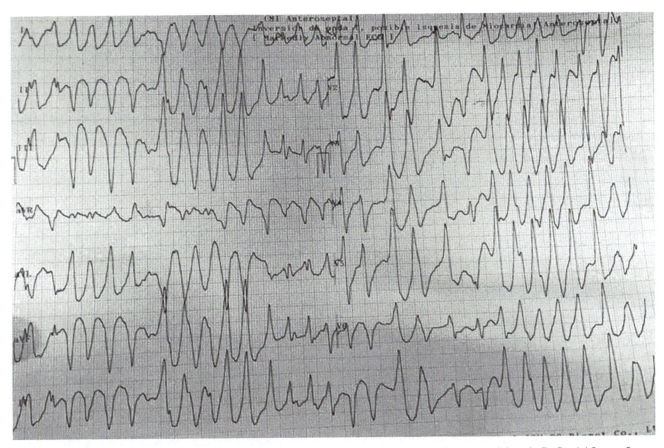

Figura 15.5. Taquicardia Ventricular Polimórfica (tipo Torsades de Pointes) (Imagem gentilmente cedida pelo Dr. Daniel Soares Sousa, Arritmologista em Divinópolis/BH – MG)

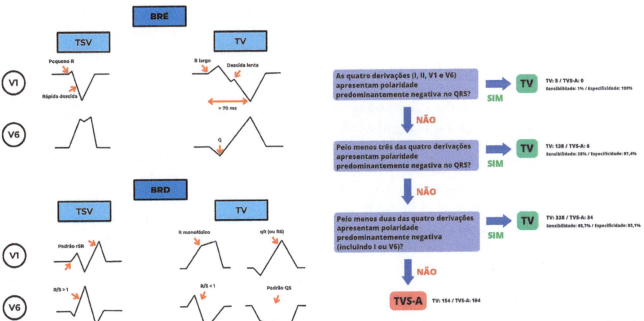

Figura 15.6. Critérios Morfológicos de Brugada (V1 e V6).

Figura 15.7. Algoritmo D12V16 (TV = Taquicardia Ventricular; TSV-A = Taquicardia Supraventricular com Aberrância de condução).

Recentemente, foi publicado por Santos Neto *et al.*[18] a acurácia de um algoritmo simplificado (D12V16) para discriminar TV de TVS-A. Esse algoritmo é de fácil memorização e tem alta especificidade global para o diagnóstico de TV (85,1%). O algoritmo D12V16 tem um alto valor preditivo positivo (90,9%), semelhante ao critério de Brugada (85,8%) e acurácia similar (73,8% *vs.* 81,4%, respectivamente) para o diagnóstico de TV. Os autores concluíram que o algoritmo simplificado pode ser um método útil para reconhecer TV no ECG, principalmente para médicos menos experientes.

O algoritmo D12V16 é baseado na análise das derivações I, II, V1 e V6, e tem três etapas (Figura 15.10). Na primeira etapa, (1) a TV é considerada se as quatro derivações (I, II, V1 e V6) apresentam uma polaridade predominantemente negativa (razão R/S < 1). Na ausência desse achado, prossegue-se para a segunda etapa; (2) a TV é diagnosticada, se pelo menos três das quatro derivações apresentam polaridade predominantemente negativa. Se essa etapa não for completada, prossegue-se para a terceira etapa; (3) o diagnóstico de TV é definido, se pelo menos duas das quatro derivações apresentam polaridade predominantemente negativa (DI ou V6 necessariamente incluídas). Se essas etapas não são totalmente completadas, assume-se o diagnóstico de taquicardia supraventricular com aberrância de condução (TSV-A) intraventricular.[18]

ABORDAGEM INICIAL E TRATAMENTO

A apresentação clínica da TV e o local do atendimento (emergência ou consultório) leva a abordagens diferentes. Na apresentação aguda, o tratamento deve focar na interrupção da arritmia e posteriormente na investigação das suas etiologias; no segundo cenário, na fase crônica, deve-se avaliar o paciente globalmente para compreender a etiologia, os fatores desencadeantes e o risco de morte súbita, e delinear a estratégia terapêutica para evitar a recorrência da arritmia.[2,5,12]

Tratamento agudo

Pacientes com TV sustentada que apresentam *instabilidade hemodinâmica*, com sintomas de baixo débito (hipotensão com má perfusão, rebaixamento do nível de consciência, confusão mental e dor precordial anginosa) e/ou congestão pulmonar (dispneia, edema agudo pulmonar) deverão ser encaminhados à sala de emergência, monitorizados e estabilizados.[2,7] O diagnóstico do tipo de taquiarritmia deverá ser feito concomitantemente, avaliando-se os registros do eletrocardiograma/monitorização. Considerando-se que a TV é responsável por 80% dos casos de taquiarritmias sustentadas com QRS largo, essa causa deve ser sempre considerada até prova em contrário.[19]

Assim, quando o paciente estiver clinicamente instável com uma possível TV monomórfica está indicada a *cardioversão elétrica*. Esta deverá ser feita de forma sincronizada, com corrente direta, inicialmente com 100 J.

Na presença de uma TV polimórfica deverá ser feita a *desfibrilação cardíaca*, com uso de choque não sincronizado e energia adequada, sendo maior ou igual a 100 J.

Em todos os pacientes, devem ser coletadas amostras de sangue durante o atendimento na sala de emergência para a realização de exames laboratoriais abrangentes (hematológicos, metabólicos, enzimáticos); exames complementares de imagem devem ser solicitados após o retorno ao ritmo normal.[2,7,19]

Se o paciente estiver *estável hemodinamicamente*, o tratamento inicialmente é medicamentoso. O diagnóstico de TV deverá ser confirmado utilizando-se os critérios descritos anteriormente e a administração de fármacos antiarrítmicos deverá ser iniciada rapidamente.

Comumente, usa-se amiodarona como dose de ataque administrada à 15 mg/min por um tempo de aproximadamente 10 minutos. Essa dosagem mantém a infusão de 1 mg/min durante um período de 6 horas; e após, como dose de manutenção, recomenda-se usar a dose de 0,5 mg/min por 18 horas seguidas ou, caso necessário, pelos próximos dias.[2] Outros antiarrítmicos também podem ser utilizados como doses de ataque, a exemplo da procainamida IV ou da lidocaína, visando a remissão aguda, associado à infusão de manutenção do medicamento que o paciente teve mais benefícios.[2] O paciente deve ficar constantemente monitorizado, pois caso a TV não responda como esperado à medicação, será necessário realizar a cardioversão elétrica e, se houver desenvolvimento de instabilidade hemodinâmica, deve-se proceder à reversão elétrica.[7,12,19]

Após reestabelecer o ritmo normal do paciente, é de suma importância estabelecer planos para impedir a recorrência da arritmia.

Tratamento em longo prazo

Os objetivos do tratamento crônico incluem: (1) otimizar o tratamento da cardiopatia e condições clínicas subjacentes; (2) evitar recorrências das arritmias; e (3) prevenir morte súbita.[7,12,19]

Assim, questões essenciais devem ser investigadas, pois alguns sinais e sintomas sugerem quadro mais grave e pior prognóstico: presença de sintomas, como palpitações, síncope ou pré-síncope; frequência dos episódios sintomáticos; fatores desencadeantes, em especial a associação com esforço físico; e uso de drogas com potencial arritmogênico.

Na investigação complementar das arritmias, deve-se sempre utilizar registros de ECG de longa duração (p. ex., holter), já os testes provocativos (p. ex., teste ergométrico) dependerá de cada caso. Nos relatos de arritmias que ocorrem durante atividade física em pacientes com história de isquemia miocárdica, é fundamental a solicitação de um teste ergométrico ou testes de estresse farmacológico.[20] Deve-se ainda investigar rigorosamente a presença de alteração na estrutura e função do coração (p. ex., ecocardiograma com doppler, RNM cardíaca). Em algumas situações, quando não se conseguir o registro da arritmia com os exames iniciais, mas o quadro clínico for de manifestação grave, a exemplo de uma síncope em um paciente portador de cardiopatia estrutural grave, existe a indicação de estudo eletrofisiológico para o correto diagnóstico e devida orientação terapêutica.[7,12,19]

Prevenção da recorrência de TV

O tratamento com antiarrítmicos específicos deve considerar não somente o tipo de TV, mas em especial a presença ou não de cardiopatia estrutural. Existem indicações e contraindicações específicas para o uso de fármacos antiarrítmicos que estão além do escopo desta revisão. As drogas antiarrítmicas mais usadas para controle de TV são betabloqueadores e amiodarona. Dentre eles, o sotalol e a propafenona são os menos indicados, pois apresentam mais efeitos adversos e devem ser evitadas em pacientes com cardiopatia estrutural ou isquêmica.

Para a indicação de cardiodesfibriladores implantáveis, dispositivos direcionados à redução de morte súbita, sugerimos a leitura de recentes diretrizes. De forma geral, estes dispositivos são indicados para pacientes com TV sustentada nos quais existe um comprometimento hemodinâmico associado a uma função ventricular ruim, assim como para pacientes que foram recuperados de uma parada cardíaca.[7,12,19]

■ TIPOS ESPECÍFICOS DE TV
Taquicardia ventricular idiopática

É definida como idiopática, por não apresentar alteração na estrutura cardíaca nos exames de imagem e funcionais. Quando se apresenta como TV monomórfica em indivíduos jovens, em geral bem tolerada, tem evolução predominantemente benigna. Porém, quando se apresenta como TV polimórfica, geralmente se associa a sintomas clínicos e tem pior evolução, podendo eventualmente ocorrer morte súbita. A TV polimórfica com coração normal (idiopática) pode estar associado a outras condições ou síndromes, como: síndrome do QT longo ou curto, síndrome de Brugada, e TV catecolaminérgica.[7,20] Essas síndromes estão associadas a alterações genéticas raras que levam a alterações no funcionamento dos canais iônicos, denominadas canalopatias. Como exemplo, a **TV polimórfica catecolaminérgica** é um tipo de canalopatia genética rara, que se associa a alterações nos canais das células miocárdicas. Além disso, também tem forte relação com sintomas de estresse emocional.[20] É mais comum surgir na faixa etária de 2 a 21 anos e tem uma prevalência geral de 1 a 5.000/10.000 indivíduos.[21] Pelo fato de o ECG ser normal durante o repouso ou na ausência dos fatores desencadeantes, uma análise eletrocardiográfica feita pelo teste ergométrico é fundamental. Classicamente, apresenta-se como uma TV bidirecional e polimórfica, sobretudo em casos de exercícios mais extenuantes. Em exercícios mais leves ou moderados, pode surgir um padrão de batimentos monomórficos, polimórficos ou TVNS. Além disso, outros achados como bradicardia sinusal e ondas U proeminentes também podem surgir.[22] O tratamento envolve a remoção de fatores desencadeantes, como o controle do estresse e evitar exercícios físicos intensos. Como medidas terapêuticas farmacológicas, os betabloqueadores vêm sendo usados como tratamento de primeira linha, em sua dose máxima tolerada pelo paciente.[23]

CASO CLÍNICO E RESOLUÇÃO COMENTADA
Caso clínico

Homem, 62 anos, portador de cardiopatia chagásica e disfunção ventricular esquerda grave (fração de ejeção [FE] = 29%). Havia apresentado um episódio de síncope há 8 dias. Encontrava-se internado para investigação diagnóstica, quando apresentou episódio de palpitação com sudorese profusa. O eletrocardiograma (ECG) realizado no momento do sintoma encontra-se na Figura 15.8. Qual o diagnóstico eletrocardiográfico e a conduta indicada?

A. Taquicardia paroxística supraventricular (TPSV) com aberrância pelo ramo direito. Amiodarona venosa e, caso não reverta, cardioversão elétrica.
B. Taquicardia ventricular polimórfica. Cardioversão elétrica e revisão laboratorial.
C. Taquicardia ventricular monomórfica sustentada. Cardioversão elétrica de imediato. Implante de cardioversor desfibrilador implantável (CDI) para profilaxia secundária.
D. Fibrilação atrial com elevada resposta ventricular. Cardioversão elétrica de imediato. Amiodarona.
E. Taquicardia ventricular monomórfica sustentada. Amiodarona. Implante de cardioversor desfibrilador implantável (CDI) por profilaxia primária.

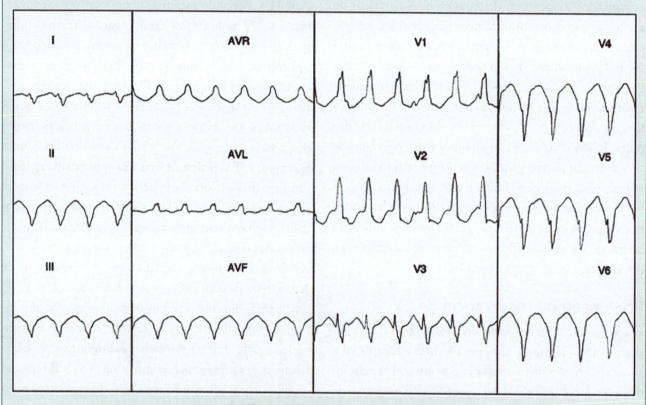

Figura 15.8. ECG do paciente.

Comentário: O ECG demonstra uma taquicardia regular, QRS com > 130 ms, com morfologia de bloqueio de ramo direito (BRD) e hemibloqueio do fascículo anterossuperior esquerdo. Utilizando-se os critérios de Brugada, conclui-se que se trata de uma taquicardia ventricular monomórfica: R monofásico em V1, rS em V6; e presença de dissociação AV. É possível utilizar ainda os critérios de Vereckei para diferenciação entre TV e TSV, pois nesse caso existe R puro em aVR. Tal como neste caso, a TV que precipita hipotensão, choque, angina, insuficiência cardíaca congestiva ou sintomas de hipoperfusão cerebral deve ser tratada imediatamente com cardioversão elétrica.

A maioria dos pacientes tratados para TV sintomática recorrente tem doença cardíaca prévia, como no caso apresentado (síncope prévia, por provável arritmia). Entre as etiologias mais frequentes, destacamos miocardiopatia isquêmica, hipertensiva, chagásica e hipertrófica. Pacientes que sofreram uma TV sustentada apresentam maior probabilidade de ter fração de ejeção reduzida, distúrbio de condução intraventricular e anormalidades no eletrocardiograma (p. ex, QRS largo), aneurismas do VE e infarto do miocárdio prévio. Os desfibriladores implantáveis proporcionam sobrevida melhor que a amiodarona, particularmente em pacientes com fração de ejeção ventricular esquerda (FEVE) abaixo de 0,35. Portanto, como no caso apresentado, em pacientes que sobreviveram a uma parada cardíaca ou que têm TV sustentada resultando em comprometimento hemodinâmico e função muito reduzida do VE, o CDI tem indicação precisa.

Resposta: Alternativa C

CONCLUSÃO

Mediante o exposto, fica evidente que a taquiarritmia ventricular (TV) é uma patologia de extrema relevância, uma vez que tende a acometer um número expressivo da população e pode chegar a uma prevalência de 15% em portadores de doença cardíaca estrutural. Ainda, em significativa porcentagem de pacientes, a TV tem mal prognóstico, incluindo risco elevado de morte súbita. A apresentação aguda deve ser sempre atendida na sala de emergência e tratada como uma arritmia potencialmente fatal. Na fase crônica, o diagnóstico da sua etiologia é fundamental e inclui ampla avaliação cardíaca. Além da avaliação pela eletrocardiografia, é necessária a investigação da anatômica e funcional do coração, presença ou não de isquemia miocárdica, e a realização de testes para pesquisar cardiomiopatias específicas, por exemplo, buscar pela presença ou não doença de Chagas, miocardites, estado nutricional etc. Com essas informações, o médico pode indicar ao paciente a melhor estratégia de tratamento, tanto clínico quanto de intervenção (ablação do foco arritmogênico, ou implante de CDI). Por fim, conclui-se que um paciente com diagnósticos de TV submetido ao tratamento mais apropriado para seu contexto clínico, no geral, poderá ter um prognóstico favorável e uma boa qualidade de vida.

Referências bibliográficas

1. Paola AA, Silva BT, Pimenta TL. Taquicardias ventriculares monomórficas. In: Hachul DT, Kuniyoshi RR, Brito HL Júnior, Jorge JC, Teixeira RA (eds). Tratado de Arritmias Cardíacas: Fisiopatologia, Diagnóstico e Tratamento. Rio de Janeiro: Atheneu; 2019. Cap. 37, p. 454-443.

2. Olgin J, Zipes DP. Specific Arrhythmias: diagnosis and treatment. In: Bonow RO, Mann DL, Zipes D, Libby P (eds). Braunwald's Heart Disease. 9 ed. 2012; 1(39):771-813.

3. Zipes D, Jalife J, Stevenson WG. Ventricular Tachyarrhythmias: mechanisms, Clinical feature, and management. In: Cardiac Electrophysiology: From Cell to Bedside. 7 ed. Amsterdan: Elsevier; 2018. XII: 776-982.

4. Burton F. Dispersion of ventricular repolarization and refractory period. Cardiovascular Research. 2001 Apr; 50(1):10-23.

5. Singh BN, Sarma JS. Mechanisms of action of antiarrhythmic drugs relative to the origin and perpetuation of cardiac arrhythmias. Journal of Cardiovascular Pharmacology and Therapeutics. 2001; 6(1):69-87.

6. Fischbach PS. Physiology of the Cardiac Conduction System. In: Dick M (ed). Clinical Cardiac Electrophysiology in the Young. Boston: Springer US; 2006. 2: 403p. chapter 2 pp. 17-31.

7. Pisani C, Darrieux F, Scannavaca M. Tratamento clínico e percutâneo das arritmias ventriculares. In: Consolim-Colombo FM, Saraiva JF, Izar MC (eds). Tratado de Cardiologia SOCESP. 4 ed. São Paulo: Manole; 2019. 5(15): 987-1001.

8. Kaiser E, Darrieux FCC, Barbosa SA, Grinberg R, Assis-Carmo A, Sousa JC et al. Differential diagnosis of wide QRS tachycardias: comparison of two electrocardiographic algorithms. Europace. 2015; 17(9):1422-7.

9. Gonçalves E, Rustum MD, de Oliveira TML, Maciel W. Taquicardia Ventricular de Difícil Controle em Caso Atípico de Miocardite com Acometimento de Ventrículo Direito. Rev Bras Cardiol. 2011; 24(6):387-390.

10. Arritmias Ventriculares. My EKG. Disponível em: https://pt.my-ekg.com/arritmias-cardiacas/arritmias-ventriculares.html.

11. Tloventures T. Tachycardia Ventricular No Monitor. Dreamstime. 2021. Disponível em: https://pt.dreamstime.com/foto-de-stock-tachycardia-ventricular-no-monitor-image85586686.

12. Al-Khatib SM, Stevenson WG, Ackerman MJ, Bryant WJ, Callans DJ, Curtis AB et al. AHA/ACC/HRS Guideline for Management of Patients With Ventricular Arrhythmias and the Prevention of Sudden Cardiac Death. Journal of the American College of Cardiology. 2018; 72(14):e91-220.

13. Pastore C, Pinho J, Pinho C, Samesima N, Pereira-Filho H, Kruse J et al. III Diretrizes da Sociedade Brasileira de Cardiologia sobre análise e emissão de laudos eletrocardiográficos. Arquivos Brasileiros de Cardiologia. 2016 Apr; 106(4): 4-5.

14. Wu TC, Sacilotto L, Darrieux FC da C, Pisani CF, Melo SL de, Hachul DT et al. Controle do Intervalo QT para Prevenção de Torsades de Pointes durante uso de Hidroxicloroquina e/ou Azitromicina em Pacientes com COVID-19. Arquivos Brasileiros de Cardiologia. 2020; 114(6):1061-6.

15. Santos I, Alves Teixeira J, Costa C, Vale L. Bidirectional ventricular tachycardia due to hypokalaemia. BMJ Case Reports. 2018; 11(1):e228195.

16. Brugada P, Brugada J, Mont L, Smeets J, Andries EW. A new approach to the differential diagnosis of a regular tachycardia with a wide QRS complex. Circulation 1991; 83(5):1649-59.

17. Vereckei A, Duray G, Szenasi G, Altemose GT, Miller JM. Application of a new algorithm in the differential diagnosis of wide QRS complex tachycardia. European Heart Journal. 2006; 28(5):589-600.

18. Santos F, Pisani CF, Darrieux FC da C, Cirino CMF, Hachul DT, Santos AM et al. Validação de um Algoritmo Simples para Detecção de Taquicardia Ventricular no Eletrocardiograma. Arquivos Brasileiros de Cardiologia. 2021; 116(3): 454-463.

19. Pisani CF, D'Avila AL, Scanavacca M. Taquicardias ventriculares. In: Castro I, Précoma DB, Albuquerque DC, Bacal F, Queiroga M, Dutra OP et al. (eds). Livro-texto da Sociedade Brasileira de Cardiologia. 3 ed. Barueri: Editora Manole; 2021. p. 487-477.

20. Priori SG, Mazzanti A, Santiago DJ, Kukavica D, Trancuccio A, Kovacic JC. Precision Medicine in Catecholaminergic Polymorphic Ventricular Tachycardia. Journal of the American College of Cardiology. 2021; 77(20):2592-612.

21. Pérez-Riera AR, Barbosa-Barros R, de Rezende Barbosa MPC, Daminello-Raimundo R, de Lucca AA, de Abreu LC. Catecholaminergic polymorphic ventricular tachycardia, an update. Annals of Noninvasive Electrocardiology. 2017; 23(4):1-10.

22. Lieve KV, van der Werf C, Wilde AA. Catecholaminergic Polymorphic Ventricular Tachycardia. Circulation Journal. 2016; 80(6):1285-91.

23. Kallas D, Lamba A, Roston TM, Arslanova A, Franciosi S, Tibbits GF et al. Pediatric Catecholaminergic Polymorphic Ventricular Tachycardia: A Translational Perspective for the Clinician-Scientist. International Journal of Molecular Sciences. 2021; 22(17): 9293.

24. Hampton JR. ECG 150 casos clínicos. 4 ed. Elsevier; 2014. p. 233-234.

CAPÍTULO 16

Ritmos Chocáveis e Ritmos Não Chocáveis

Isabela de Andrade Cassandre
Enrico Manfredini
Lara Bianca Soares Brandão
Braian Valério Cassiano de Castro

■ DESTAQUES

- O rápido reconhecimento da parada cardiorrespiratória e o início precoce da ressuscitação cardiopulmonar impactam em maiores chances de retorno da circulação espontânea e alta hospitalar com bom nível neurológico;[1]
- O correto reconhecimento dos ritmos de PCR é fundamental, pois influencia diretamente na conduta de desfibrilar ou não;
- Deixar de desfibrilar uma fibrilação ventricular, grossa ou fina, é inadmissível![1]

■ INTRODUÇÃO

A parada cardiorrespiratória (PCR) é uma das maiores emergências médicas, apresentando-se como condição ameaçadora à vida que requer intervenção o mais precocemente possível.[1] Logo, entende-se a importância de compreender suas nuances e principais apresentações, de modo a buscar adquirir a avidez em reconhecer uma PCR e os protocolos disponíveis para conduzi-la, de forma medular e eficaz.

Como as taquiarritmias com pulso, passíveis de choque, foram abordadas em outros momentos neste livro, neste capítulo serão apresentados e discutidos os principais ritmos chocáveis e não chocáveis de PCR, suas particularidades, métodos diagnósticos e terapêuticos para situações intra e extra-hospitalares, buscando explanar as informações essenciais para fornecer um atendimento inicial que possibilite melhor prognóstico a esses pacientes.

■ CONCEITO E ETIOLOGIA
Parada cardiorrespiratória

Define-se como *parada cardiorrespiratória* a cessação da atividade mecânica do coração, confirmada pela ausência de pulso, arresponsividade e apneia.[1-3] Vale destacar que, no início da PCR, pode haver respiração agônica (*gasping*), indicando que ainda há fluxo sanguíneo para o tronco encefálico. Porém, apesar do aparente *drive* respiratório, o *gasping* deve ser considerado como ausência de respiração.[1-3] Logo, na vigência de uma PCR, o sistema cardiovascular não é mais capaz de perfundir adequadamente os sistemas.

Morte súbita cardíaca

Corresponde à morte natural de causa cardíaca, que ocorre em até uma hora após início dos sintomas.[4] Portanto, pode-se considerar que a morte súbita cardíaca é o resultado de uma PCR com desfecho fatal.

Ritmo de parada

Refere-se ao primeiro ritmo monitorizado, analisado e interpretado por uma pessoa no monitor/desfibrilador, que pode desencadear uma tentativa de desfibrilação.[5] São quatro ritmos de parada: taquicardia ventricular sem pulso (TVsp), fibrilação ventricular (FV), atividade elétrica sem pulso (AESP) e assistolia.[1-4] Cada ritmo apresenta características distintas e condutas diferentes a serem tomadas, sendo fundamental a correta identificação deles.

Taquicardia venticular sem pulso (TVsp)

Consiste em uma taquicardia com QRS largo e morfologia monomórfica, com origem do estímulo abaixo do feixe de His – origem ventricular (Figura 16.1). Apresenta uma atividade elétrica organizada, mas que não permite tempo suficiente para enchimento ventricular, logo, não gera débito cardíaco suficiente.[1,6]

Fibrilação ventricular (FV)

A maior causa de FV é por isquemia. O fenômeno isquêmico que caracteriza o infarto agudo do miocárdio leva a alterações metabólicas nas células cardíacas, resultando em atraso da condução elétrica e ocasionando a FV pelo mecanismo de reentrada, no qual múltiplos focos disparam uma condução elétrica sem que haja conexão entre si. Tal evento tem maior probabilidade de acontecer em corações eletricamente danificados, nos quais há maior propensão de dispersão de refratariedade – áreas de condução lentas – e, nesse contexto, caso haja um gatilho (como isquemia, áreas de cicatriz fibrótica, extrassístole ventricular ou taquicardia ventricular), o estímulo para fibrilação é deflagrado.[6]

A FV consiste na perda de contração rítmica, levando o miocárdio a contrair de forma anárquica em uma elevada frequência (150 a 500 por minuto). Tal padrão elétrico não produz débito cardíaco.[6]

Há duas apresentações:

- FV grossa: a forma clássica que é facilmente identificada no monitor (Figura 16.2);
- FV fina: usualmente é uma evolução da FV grossa e deve-se ter atenção para não confundir o ritmo de assistolia com FV fina, pois isso muda a conduta (Figura 16.3).

Atividade elétrica sem pulso (AESP)

Abrange um grupo heterogêneo de ritmos elétricos organizados que ocorrem em uma frequência que deveria produzir pulso, mas não produz (Figura 16.4). A razão para isso é que esse ritmo não está associado com contração ventricular ou com uma contração muito fraca para gerar pulso, ou existe alguma circunstância como uma hemorragia maciça que compromete a circulação, mesmo quando o coração bate normalmente.[6]

- Pseudo-AESP: atividade elétrica organizada presente, porém com alguma contração cardíaca;
- AESP verdadeira: atividade elétrica organizada presente, porém com ausência de contração cardíaca.

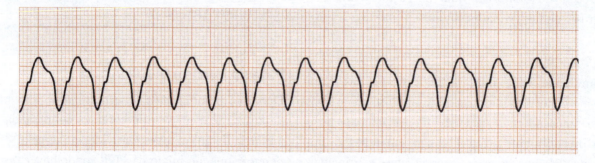

Figura 16.1. Traçado eletrocardiográfico de TV monomórfica. Fonte: Acervo dos autores.

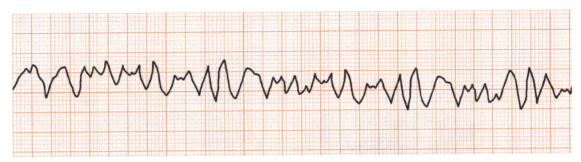

Figura 16.2. Traçado eletrocardiográfico de FV grossa. Fonte: Acervo dos autores.

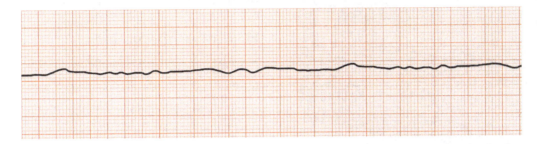

Figura 16.3. Traçado eletrocardiográfico de FV fina. Fonte: Acervo dos autores.

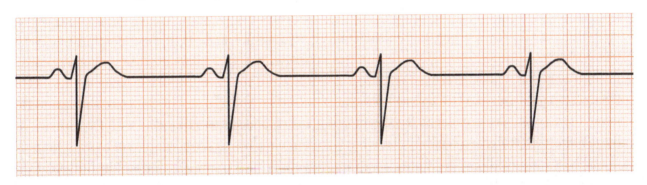

Figura 16.4. Traçado eletrocardiográfico de AESP. Fonte: Acervo dos autores.

Assistolia

Caracteriza-se como ausência de atividade elétrica ventricular, contudo, ocasionalmente podem haver ondas P no traçado (Figura 16.5). A assistolia tem o pior prognóstico e baixas taxas de sobrevida, inferiores a 17%.[1]

Ritmos chocáveis e não chocáveis

São ritmos de PCR que podem ou não se beneficiar da desfibrilação, conforme Tabela 16.1.[1-4]

Desfibrilação × Cardioversão

A desfibrilação e a cardioversão elétrica (CVE) consistem na aplicação de corrente elétrica de alta energia para reversão de arritmias cardíacas.[1] A CVE diferencia-se da desfibrilação em dois pontos: carga e momento do ciclo cardíaco em que o choque é entregue. Na CVE, a carga é menor e é sincronizada com a onda R do QRS (Figura 16.6), evitando-se o fenômeno de R sobre T, que poderia desencadear uma FV, caso o

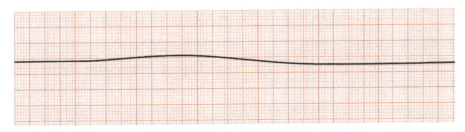

Figura 16.5. Traçado eletrocardiográfico de assistolia. Fonte: Acervo dos autores.

Tabela 16.1. Ritmos chocáveis e não chocáveis.

Ritmos chocáveis	Ritmos não chocáveis
FV	AESP
TVsp	Assistolia

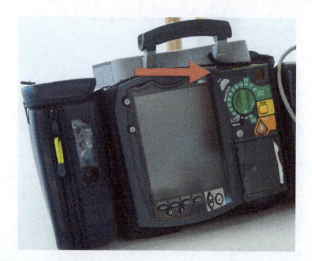

Figura 16.6. Desfibrilador manual. Seta vermelha representa o botão de sincronizar, que deve ser pressionado para realizar a cardioversão elétrica, caso contrário, será desfibrilação. Fonte: Acervo dos autores.

choque fosse entregue no período refratário do músculo cardíaco.[7] Em pacientes em PCR, não há necessidade de sincronizar o choque com a onda R, portanto, o choque administrado sempre será a desfibrilação.

■ EPIDEMIOLOGIA

A taxa de sobrevivência de pacientes com PCR é de menos de 1% na população mundial e cerca de 5% nos Estados Unidos. No Brasil, apesar dos dados escassos,[1] um estudo revelou que a taxa de sobrevivência foi de 48,8% após 24 horas, 13% após alta hospitalar, 4,3% após seis meses e de 3,8% após um ano.[8] Assim, lamentavelmente, apesar dos esforços para se instituir condutas e algoritmos eficazes, a PCR ainda é um evento de alta morbimortalidade, cuja identificação precoce e manejo adequado dos pacientes influencia significativamente o desfecho.[1-4] Dos ritmos de parada, os ritmos não chocáveis são os de pior prognóstico, principalmente a assistolia.[1,3] Ainda, há algumas particularidades entre a ocorrência da parada cardiorrespiratória em ambientes extra e intra-hospitalar.

PCR extra-hospitalar

A PCR em ambiente extra-hospitalar é a mais frequente, somando cerca de 60% dos casos, dos quais somente 25% apresentam retorno da circulação espontânea (RCE).[9] Felizmente, dos pacientes que têm alta hospitalar, cerca de 82% evoluem com desfecho neurológico favorável.[4,9]

Fora do ambiente hospitalar, a parada cardiorrespiratória tem como principal etiologia a síndrome coronariana aguda (SCA), gerando arritmias graves de origem ventricular, em sua maioria ritmos chocáveis, que podem evoluir para ritmos não chocáveis, se não receberem tratamento em tempo hábil.[2,4]

PCR intra-hospitalar

No ambiente intra-hospitalar, a PCR é normalmente uma evolução de algum quadro metabólico grave, como sepse, por exemplo. Nesse contexto, uma vez que normalmente a causa da PCR não se dá por uma arritmia primária, os principais ritmos de parada são assistolia e AESP,[4] sendo que no Brasil a assistolia perfaz 40,7% dos ritmos de parada no intra-hospitalar.[8]

Ao contrário da PCR extra-hospitalar, o paciente internado possui monitorização de horário ou constante e o tempo de resposta diante de uma PCR é menor, o que impacta diretamente na taxa de RCE, correspondendo a cerca de 44%.[2] De maneira similar, na parada cardiorrespiratória extra-hospitalar, dentre aqueles que sobrevivem a alta hospitalar, cerca de 86% evoluem com desfecho neurológico favorável.

■ FISIOPATOLOGIA E MECANISMOS ARRITMOGÊNICOS

A PCR pode ser dividida em quatro fases de acordo com sua fisiopatologia:[4]

a) **Fase pré-parada:** A primeira fase. O paciente encontra-se em risco de parada e instabilidade hemodinâmica;

b) **Fase sem fluxo:** Ocorre a PCR de fato e devem ser instituídas as medidas de suporte de vida imediatamente;

c) **Fase de fluxo lento:** Início da reanimação cardiopulmonar;

d) **Fase pós-parada:** Por fim, caso a reanimação seja bem-sucedida e haja RCE, inicia-se a fase pós-parada, na qual devem ser instituídos os cuidados pós-parada.

DIAGNÓSTICO

Para uma realização bem-sucedida da terapêutica e posterior seguimento clínico, faz-se necessário o diagnóstico da PCR e o reconhecimento do ritmo de parada apresentado pelo paciente.

Parada cardiorrespiratória (PCR)

Critérios diagnósticos:[1-3]
- Arresponsividade;
- Ausência de respiração ou *gasping;*
- Ausência de pulso central.

Fibrilação ventricular (FV)

Critérios eletrocardiográficos definidores:[6]
- Onda P, complexo QRS e onda T irreconhecíveis;
- Ondulações ocorrem entre 150 e 500/min;
- Não há padrão rítmico regular.

Taquicardia ventricular sem pulso (TVsp)

Critérios eletrocardiográficos definidores:[1]
- Sequência de 3 ou mais batimentos com FC > 100 bpm;
- QRS largo (≥ 120 ms);
- Estar em PCR.

Atividade elétrica sem pulso (AESP)

Critérios eletrocardiográficos definidores:[6]
- Presença de atividade elétrica organizada (outra que não a taquicardia ventricular), que normalmente estaria associada a pulso central palpável, mas não está;
- Pode apresentar QRS largo ou estreito;
- Frequência cardíaca pode estar elevada, normal ou diminuída.

Segundo a American Heart Association (AHA),[10] nos pacientes em AESP, a largura do QRS pode ter relação com alguma provável causa. Vítimas em PCR em AESP com QRS largo e bradicardia podem ter parado por hipercalemia, hipotermia, hipóxia, acidose metabólica ou intoxicação exógena, por exemplo, por tricíclicos. Já pacientes em AESP com QRS estreito e taquicardia podem indicar causas mecânicas, como tromboembolismo pulmonar (TEP) e tamponamento cardíaco.

Assistolia

Critério eletrocardiográfico definidor:[6]
- Um critério definidor ainda é inexistente, contudo, classicamente, define-se assistolia como a ausência de atividade ventricular, podendo ocasionalmente haver ondas P.

É muito importante ressaltar que a apresentação de assistolia no monitor pode ter relação com problemas técnicos. Por isso, para um correto diagnóstico, sempre que ocorrer esse ritmo, deve-se verificar os cabos do monitor/desfibrilador e o ganho do aparelho (amplitude das ondas), já que a assistolia pode ser um ritmo com a onda muito fraca. Ainda, deve-se trocar a derivação utilizada, que no caso do desfibrilador, corresponde à mudança na posição das pás.[1,2]

Para tal, utiliza-se o protocolo da linha reta,[11] através do mnemônico CAGAD (Tabela 16.2), para frisar todos os pontos supracitados e permitir um protocolo com menor índice de erros: conferir **CA**bos, **GA**nhos e **D**erivações (CAGAD).

TRATAMENTO

O tratamento da PCR e dos ritmos de parada está baseado no Advanced Cardiac Life Support (ACLS),[3] que visa padronizar as condutas de acordo com cada ritmo apresentado. Essencialmente, há duas condutas básicas, aquela para ritmos chocáveis e aquela para ritmos não chocáveis, entretanto, a sequência inicial à vítima deve ser a mesma seguindo o mnemônico CAB (compressões, vias aéreas, respiração), pois isso resultou em melhores desfechos.[3]

Além do manejo cardiológico propriamente, o ACLS preconiza diversas outras medidas de suporte que não cabem ao escopo deste livro. Na Figura 16.7, pode-se observar o algoritmo completo da atualização do ACLS de 2020.

Tabela 16.2. Protocolo da linha reta (CAGAD).[11]

Elementos	O que verificar
CAbos e conexões	- Estão em bom estado de funcionamento; - Estão corretamente ligados e conectados.
GAnho ou sensibilidade	- Aumentar o ganho do monitor/desfibrilador (assim, evita-se não identificar uma FV fina, que muitas vezes pode ser confundida com assistolia).
Derivações	- Pás/eletrodos estão corretamente posicionados; - Pás estão em contato efetivo com a pele; - Se estiver usando pás, girar em 90°.

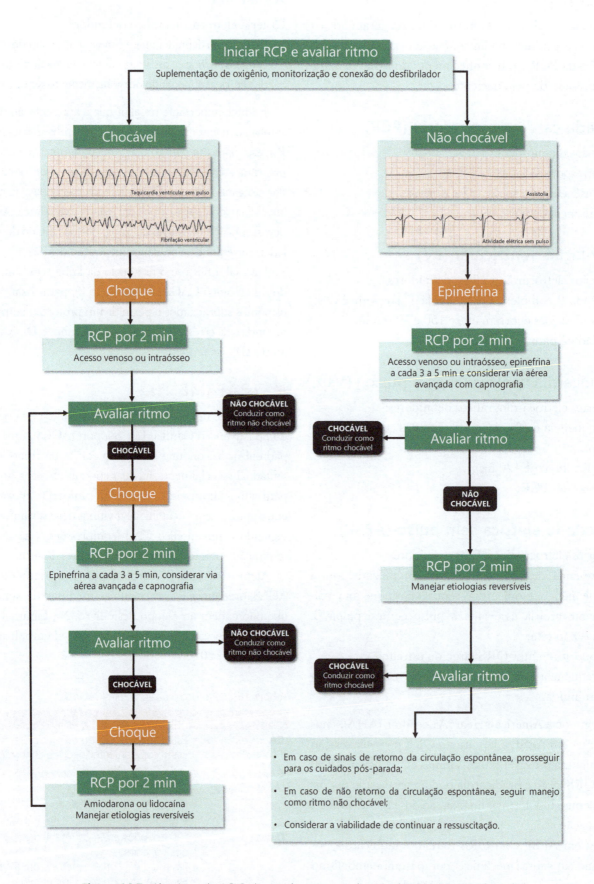

Figura 16.7. Algoritmo do ACLS, de acordo com a atualização de 2020. Fonte: adaptada.[3]

Ritmos chocáveis (TVsp e FV)

O tratamento desses ritmos consiste em RCP de alta qualidade por 2 minutos, administração de epinefrina após o segundo choque (1 mg a cada 3 a 5 min), administração de antiarrítmicos após o terceiro choque e após o quinto choque (amiodarona ou lidocaína) e desfibrilação[4] com carga máxima, pois cada aparelho, dependendo da marca e se é monofásico ou bifásico, pode apresentar valores de carga diferentes. O manejo de via aérea também é de fundamental importância. Por isso, deve-se avaliar a necessidade de uma via aérea avançada,[3,4,7] caso a ventilação com a bolsa-válvula-máscara não esteja efetiva. Em pacientes com intubação orotraqueal, o capnógrafo é uma ferramenta importante para avaliação da qualidade e efetividade das compressões torácicas.[1,3,4,7] Por fim, é fundamental tentar identificar e corrigir possíveis causas reversíveis de PCR em ritmo chocável, compiladas no mnemônico 5H e 5T, apresentados na Tabela 16.3.[1,3,4]

- Primeira pá: colocada no ápice cardíaco, na região de V6 do ECG, sobre a linha axilar média;[7]

- Segunda pá: colocada em região infraclavicular direita.[7]

Ritmos não chocáveis (AESP e Assistolia)

De acordo com o algoritmo do ACLS (Figura 16.7), na vigência de um ritmo não chocável, deve-se iniciar RCP de alta qualidade por 2 minutos, adquirir um acesso venoso calibroso e administrar epinefrina (1 mg a cada 3 a 5 min) *o quanto antes*, além de avaliar a necessidade de uma via aérea avançada.[1,3,4,7] A ventilação pode ser feita com sistema bolsa-válvula-máscara e suplementação de oxigênio conforme necessário.

Existem diversas etiologias associadas à PCR, sendo as doenças cardiovasculares as mais frequentes.[4] Na prática clínica, para fins de memorização das etiologias possivelmente reversíveis, tanto para ritmos chocáveis, como ritmos não chocáveis, pode-se utilizar o mnemônico dos 5 Hs e 5 Ts (Tabela 16.3) preconizado pela American Heart Association (AHA)[3] e pela Sociedade Brasileira de Cardiologia (SBC).[1]

Tabela 16.3. Mnemônico 5Hs e 5Ts.

5 Hs	5 Ts
Hipóxia	**T**romboembolismo pulmonar
Hipovolemia	**T**rombose cardíaca (síndrome coronariana aguda)
Hipotermia	**T**ensão no tórax (pneumotórax hipertensivo)
Hipocalemia/**H**ipercalemia	**T**amponamento cardíaco
H$^+$ (acidose)	**T**oxinas (drogas e medicações)

CASO CLÍNICO E RESOLUÇÃO COMENTADA

Caso Clínico

Paciente do sexo masculino de 70 anos de idade, previamente hipertenso e diabético, deu entrada no pronto socorro (PS) com história de dor torácica em aperto, retroesternal, com irradiação para membro superior esquerdo há 1 hora. Familiar que presenciou o quadro relata que o paciente referia piora da dor ao deambular. Prontamente se encaminharam por meios próprios para o serviço de emergência mais próximo de sua residência, contudo, durante o percurso o paciente perdeu consciência.

Ao chegar no PS, o paciente rapidamente foi triado e alocado na sala de emergência para avaliação. O emergencista de plantão, em sua avaliação inicial, prontamente identificou ausência de responsividade e chamou ajuda de seus colegas médicos, enfermeiros e auxiliares. Imediatamente após, foi checado pulso central e respiração que estavam ausentes. Identificada a parada cardiorrespiratória, prontamente foi iniciada a ressuscitação cardiopulmonar de alta qualidade enquanto aguardavam a chegada do carrinho de parada. Ao chegar o carrinho, foram colocadas as pás do desfibrilador manual no tórax do paciente para checagem do ritmo e foi visto o seguinte ritmo:

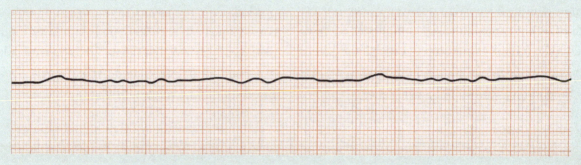

Figura 16.9. Fibrilação ventricular fina. Fonte: Acervo dos autores.

Um dos médicos que estavam no local rapidamente falou: "É uma assistolia! Vamos iniciar o protocolo CAGAD!". Mas o emergencista que havia feito o curso de ECG da Sociedade Brasileira das Ligas de Cardiologia discordou frontal e cordialmente do seu colega e imediatamente procedeu com a desfibrilação com carga máxima, retornando a RCP e as demais medidas de ressuscitação.

O paciente evoluiu com retorno da circulação espontânea e no ECG pós-parada havia um supradesnivelamento do segmento ST de parede anterior. Foi realizado um cateterismo de emergência, que evidenciou uma obstrução total da artéria descendente anterior. Após angioplastia e muitos dias na Unidade de Terapia Intensiva (UTI) intubado em ventilação mecânica, o paciente evoluiu com melhora do quadro e alta hospitalar com bom nível neurológico.

■ CONCLUSÃO

A parada cardiorrespiratória é um evento de alta morbimortalidade, cuja identificação precoce e manejo adequado dos pacientes influencia significativamente o desfecho. Desse modo, é fundamental a correta identificação das etiologias da PCR e o reconhecimento precoce dos pacientes que se encontram em instabilidade hemodinâmica e risco de PCR, para que as causas de base sejam revertidas em tempo hábil.

O tratamento da PCR e seus ritmos está essencialmente baseado nos protocolos do ACLS, que garantem padronização e maior eficácia do atendimento, no ambiente intra ou extra-hospitalar. Sabe-se que o atendimento pré-hospitalar adequado aumenta as chances de um desfecho favorável, especialmente quando há a desfibrilação precoce dos ritmos chocáveis de parada cardiorrespiratória.[1]

Por fim, o reconhecimento dos ritmos de parada é fundamental para estabelecer as condutas apropriadas em cada cenário. Por isso, familiarizar-se com os critérios eletrocardiográficos de cada ritmo e com o algoritmo do **ACLS** é imperativo para aumentar as chances de um desfecho favorável de pacientes em **PCR**.[1,3,7]

Referências bibliográficas

1. Bernoche C, Timerman S, Polastri TF, Giannetti NS, Siqueira AW da S, Piscopo A et al. Atualização da Diretriz de Ressuscitação Cardiopulmonar e Cuidados Cardiovasculares de Emergência da Sociedade Brasileira de Cardiologia. Arquivos Brasileiros de Cardiologia [Internet]. 2019; Disponível em: http://www.gnresearch.org/doi/10.5935/abc.20190203.
2. Moreira M, Montenegro S, Paola A (eds). Livro-Texto da Sociedade Braileira de Cardiologia. Manole; 2015.
3. Panchal AR, Bartos JA, Cabañas JG, Donnino MW, Drennan IR, Hirsch KG et al. Part 3: Adult Basic and Advanced Life Support: 2020 American Heart Association Guidelines for Cardiopulmonary Resuscitation and Emergency Cardiovascular Care. Circulation. 2020 oct 20;142(16_suppl_2).
4. Aehlert B (ed). ACLS Suporte Avançado de Vida em Cardiologia. 5 ed. Elsevier; 2017.
5. Jacobs I, Nadkarni V, Bahr J, Berg RA, Billi JE, Bossaert L et al. Cardiac Arrest and Cardiopulmonary Resuscitation Outcome Reports. Circulation. 2004 nov 23;110(21).
6. ACLS Provider Manual Supplementary Material. American Heart Association; 2016.
7. Soar J, Böttiger BW, Carli P, Couper K, Deakin CD, Djärv T et al. European Resuscitation Council Guidelines 2021: Adult advanced life support. Resuscitation. 2021 apr; 161:115-51.
8. Guimarães H. Registro Brasileiro de Ressuscitação Cardiopulmonar Intra-Hospitalar: Fatores Prognósticos de Sobrevivência Pós-Ressuscitação. 2011.
9. McNally B, Robb R, Mehta M, Vellano K, Valderrama A, Yoon P et al. Out-of-Hospital Cardiac Arrest Surveillance Cardiac Arrest Registry to Enhance Survival (CARES), United States, oct. 1, 2005 – dec. 31, 2010. Morbidity and mortality weekly report Surveillance summaries. 2011; 60,8:1-19.
10. Part 6: Advanced Cardiovascular Life Support. Circulation. 2000 aug 22;102(suppl_1).
11. Guimarães H, Lopes R, Flato U, Filho G. Ressuscitação cardiopulmonar: uma abordagem prática. Rev Soc Bras Clin Med. 2008; 6(3):94-104.

CAPÍTULO 17

Distúrbios Hidreletrolíticos

Lorena Guerra Gonçalves
Camila Assis Guedes
Victória Dourado Martins
Augusto Scalabrini

■ DESTAQUES

- **Valores séricos dos eletrólitos:**
- **Potássio (K⁺):** 3,5 a 5,0 mEq/L
- **Cálcio (Ca²⁺):** 8,5 a 10,5 mg/dL
- **Magnésio (Mg²⁺):** 1,8 a 3,0 mg/dL

■ INTRODUÇÃO

Os líquidos corporais contêm água e eletrólitos, sendo esses últimos substâncias que formam partículas eletricamente carregadas, os íons. O compartimento extracelular contém quantidades variáveis desses eletrólitos, predominando sódio e cloreto. Em contrapartida, o intracelular dispõe de grandes concentrações de potássio, moderadas de magnésio e pouca de cálcio e dos demais eletrólitos.[1,2]

Esse equilíbrio é dependente do transporte das substâncias entre esses compartimentos. Para tal, a membrana celular atua como barreira que permite a passagem direta de algumas substâncias e indireta de outras, utilizando-se de bombas, como a de Na^+/K^+-ATPase. Os distúrbios hidreletrolíticos consistem em alterações das concentrações ideais dos íons extra e intracelulares e consequentemente do potencial e da permeabilidade transmembrana dos íons.[1-3] No contexto da eletrocardiografia, as repercussões cardíacas decorrentes de alterações na condução elétrica são protagonizadas, principalmente, pelos cátions potássio, cálcio e magnésio.[4]

■ DISTÚRBIOS DE POTÁSSIO
Histórico e epidemiologia

A ocorrência dos distúrbios de potássio varia de acordo com o contexto do paciente, visto que no dia a dia esse íon é de fácil acesso na alimentação usual e tem sua eliminação regulada pelos rins e cólon.[5]

Hipocalemia

A hipocalemia predomina em pacientes hospitalizados, ocorrendo em aproximadamente 20% daqueles em unidades de terapia intensiva. Entre os não hospitalizados, a hipopotassemia predomina em indivíduos que fazem o uso de tiazídicos ou furosemida, e em casos de transtornos que levem a grande perda gastrintestinal.[5]

Hipercalemia

A incidência de hipercalemia varia de 1,1% a 10% nos pacientes hospitalizados, fortemente relacionada com a mortalidade, pelo risco de morte súbita. Os pacientes com prejuízo da função renal, maiores de 60 anos e aqueles em uso de fármacos inibidores da enzima conversora de angiotensina, bloqueadores do receptor de angiotensina II e inibidores do receptor de aldosterona são mais propensos a desenvolver esse distúrbio.[5]

Conceito, etiologia e fatores de risco

O potássio é o cátion mais abundante dentro das células e sua homeostase depende de fatores que interferem na distribuição buscando manter seus níveis séricos entre 3,5 e 5,0 mEq/L.[5]

Hipocalemia

A hipocalemia ocorre com potássio sérico menor que 3,5 mEq/L. Isso pode ocorrer por redistribuição, quando há aumento da insulina ou das catecolaminas e com o uso de drogas de ação beta-2 adrenérgica, na vigência de alcalose metabólica aguda ou no aumento dos hormônios tireoidianos. Além disso, nos pacientes com hiperaldosteronismo e nos submetidos a diálise peritoneal, o risco é maior. Todavia, a etiologia mais importante é pelas perdas renais, por diferentes mecanismos que favoreçam a saída de potássio. A oferta inadequada desse cátion também pode levar ao quadro, se a reposição não for feita de forma adequada.[5]

Hipercalemia

A hipercalemia consiste na elevação da sua concentração maior que 5,0 mEq/L, sendo crítica acima de 6,5 mEq/L. Esse aumento pode ocorrer por rabdomiólise, hemólise intravascular maciça, síndrome de lise tumoral e acidose. Ademais, na insuficiência renal, hipoaldosteronismo e acidose tubular também pode estar presente,

bem como no uso de diuréticos poupadores de potássio, heparina, betabloqueadores e succinilcolina.[5,6]

Fisiopatologia e quadro clínico

Hipocalemia

A hipocalemia leve pode ser assintomática ou manifestar fadiga e fraqueza muscular. Em casos graves, pode haver íleo paralítico, agravamento dos sintomas musculares, e evolução para paralisia flácida ascendente e progressiva, até levar a paralisia da musculatura respiratória. Na depleção severa, pode também haver câimbra e rabdomiólise. Palpitações, síncope e uma grande variedade de arritmias cardíacas podem ocorrer, tendo em vista atraso da repolarização ventricular, por inibição da atividade dos canais de potássio.[5,6]

Hipercalemia

Na hipercalemia, as manifestações estão relacionadas com a transmissão neuromuscular prejudicada, não são expressivas exceto em casos graves. Pode ocorrer paralisia, como na hipocalemia, com menor envolvimento de musculatura respiratória. As manifestações cardíacas têm destaque e existem alterações eletrocardiográficas típicas que podem evoluir com bloqueios e arritmias.[5,6]

Diagnóstico eletrocardiográfico

Hipocalemia

As alterações relacionadas com a hipocalemia se concentram na repolarização ventricular, havendo redução progressiva da onda T, que se torna achatada e pode até inverter, podendo estar associada a infradesnivelamento do intervalo ST. Além disso, por conta da redução da velocidade da fase 3 do potencial de ação das células condutoras cardíacas, pode haver aparecimento ou aumento expressivo de onda U, principalmente nas derivações de V4 a V6, podendo ser maior que a onda T em casos graves (Figura 17.2). Prolongamento do intervalo QT pode ocorrer, além de aumento discreto do intervalo PR também, mais raro.[3,4,6]

Hipercalemia

No caso da hipercalemia (Figura 17.1), haverá aumento da fase 3 do potencial de ação, levando a alterações que evoluirão de acordo com o aumento dos níveis de potássio. Inicialmente, têm-se ondas T apiculadas, isto

CAPÍTULO 17 ■ Distúrbios Hidreletrolíticos

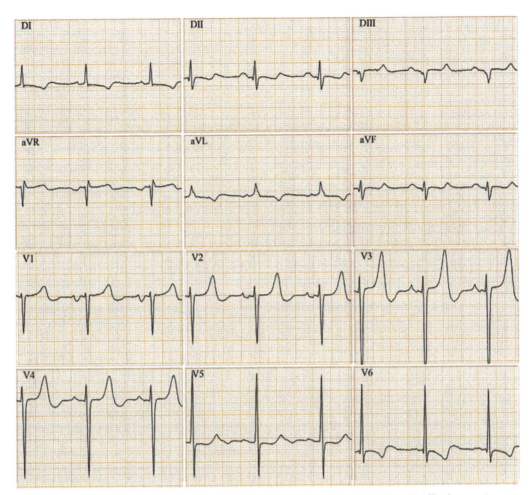

Figura 17.1. Eletrocardiograma demonstra hipercalemia. Cortesia da Dra. Natália Amarante.

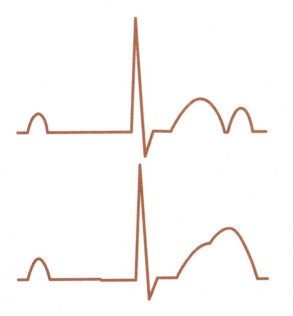

Figura 17.2. Representação esquemática da onda U, menor e maior que a onda T. Fonte: Produzida pelas autoras.

é, com amplitude aumentada e base estreita, também chamadas de ondas T em tenda, junto de encurtamento do intervalo QT. Além disso, tem-se também onda S profunda, que pode se fundir com a onda T, alargamento contínuo do complexo QRS, achatamento da onda P, podendo inclusive, deixar de ser vista, assim como aumento do intervalo PR, que aproxima a curva de um aspecto sinusoidal. Nesse momento, arritmias letais como a fibrilação ventricular podem ocorrer.[3,4,6]

Tratamento

Hipocalemia

O tratamento de reposição deve ser feito de acordo com a gravidade do déficit, para prevenir ou tratar sintomas. Preferencialmente é pela via oral, de forma gradual para prevenção de efeitos adversos. Se não for possível, opta-se pela via endovenosa, primeira escolha nos casos moderados a graves e nos sintomáticos. É importante a monitorização cardíaca e controle da velocidade da reposição. Por fim, é necessário também atenção à hipomagnesemia associada, pois esse outro íon otimiza o balanço de potássio.[6]

Hipercalemia

Tal como na hipocalemia, o tratamento da hipercalemia deve-se basear na gravidade. Assim, os sintomáticos e os com calemia acima de 6,5 mEq/L devem ser submetidos imediatamente a monitorização e a medidas para redução desses níveis. O cálcio deve ser utilizado para estabilização das membranas celulares dos cardiomiócitos, não agindo na calemia, mas antagonizando o efeito do potássio no potencial de membrana e exercendo efeito cardioprotetor. A terapia insulínica pode reduzir os níveis séricos de potássio, porém não o elimina, para isso, faz-se necessário o uso de diuréticos, resinas de troca intestinal ou diálise.[6]

■ DISTÚRBIOS DO CÁLCIO
Histórico e epidemiologia

Em pacientes hospitalizados, a prevalência de hipocalcemia e hipercalcemia é de, respectivamente, 10% a 18% e 0,17% a 3%. Neste grupo, a hipocalcemia é, na maioria das vezes, leve e requer apenas tratamento de suporte, enquanto a hipercalcemia aumenta o risco de mortalidade.[8,9]

Conceito, etiologia e fatores de risco

No adulto, há cerca de 1.000 a 1.500 mg de cálcio, tornando o Ca^{2+} o quinto elemento mais abundante no corpo.[1,7] Além de conferir e manter a integridade óssea, o cálcio exerce importantes funções na contração da musculatura lisa, esquelética e cardíaca, atuando em células de resposta rápida, células automáticas de resposta lenta, na excitabilidade neuronal e nos mecanismos de coagulação.[1,2,3,10]

Hipocalcemia

As principais causas de hipocalcemia são doença renal crônica (DRC), hipoalbuminemia, hipoparatireoidismo, hiperfosfatemia, condições que comprometam a paratireoide (p. ex., ressecção cirúrgica, radioterapia) e fármacos que reduzem a ativação da vitamina D (p. ex., fenitoína, bisfofonados).[2,7]

Hipercalcemia

Aproximadamente 90% das hipercalcemias são causadas por hiperparatireoidismo primário e por neoplasias que aumentam a reabsorção óssea, com destaque para o carcinoma de pulmão e de mama. De maneira prática, uma hipercalcemia leve e assintomática ($\geq$ 10,5 mg/dL ou 2,6 mmol/L) decorre de um hiperparatireoidismo primário, já a hipercalcemia grave e sintomática ($\geq$ 14 mg/dL ou 3,5 mmol/L) sugere a hipercalcemia da malignidade.[7-10]

Fisiopatologia e quadro clínico
Hipocalcemia

A hipocalcemia é definida por níveis plasmáticos de cálcio menores que 8,5 mg/dL (2,1 mmol/L). O aparecimento dos sintomas ocorre conforme a concentração de cálcio ionizável.[7,10] O paciente com baixos níveis séricos de cálcio pode apresentar excitabilidade neuromuscular aumentada, aumento dos níveis de paratormônio, alterações ósseas, dermatológicas e cardiovasculares, como bloqueio cardíaco e fibrilação ventricular.[2,7-10]

Hipercalcemia

Os sintomas da hipercalcemia se manifestam diante de valores acima de 12 mg/dL (> 3 mmol/L) e tendem a ser mais graves quando se desenvolvem de maneira aguda e quando associados a outras condições, como doença do sistema nervoso central e uremia.[7]

Diagnóstico eletrocardiográfico
Hipocalcemia

Na hipocalcemia há um prolongamento da fase 2 da despolarização das células rápidas, ocasionando o aumento do segmento ST e do intervalo QT. Em vista disso, o intervalo QT também estará prolongado e pode haver inversão da porção terminal da onda T. Mais comumente, observam-se as alterações em calcemias abaixo de 7 a 8 mg/dL. O prolongamento do intervalo QT pode causar a arritmia *Torsades de Pointes* que, embora rara, pode ser fatal.[3,7]

Hipercalcemia

As alterações mais características da hipercalemia referem-se à intensificação da entrada celular de cálcio durante a fase 2 e a diminuição da fase de platô, ocasionando ausência ou encurtamento do segmento ST e do intervalo QT. Em algumas situações, o segmento ST se aproxima da onda T apresentando supradesnível (ondas T bifásicas) e onda J de Osborne (deflexão positiva, ou entalhe, na parte descendente da onda T, também encontrada na hipotermia representada na Figura 17.3).[3,7,10] Os achados raros incluem o prolongamento do intervalo PR, alargamento do QRS e da onda T, aumento da amplitude da onda U e, nos casos mais graves, bradicardias.[3,7,10]

Tratamento

Hipocalcemia

A hipocalcemia crônica é tratada pela ingestão oral de cálcio dietético e suplementar, com carbonato de cálcio ou citrato de cálcio. Em pacientes com hipocalcemia, leve assintomática o aumento em 1.000 mg ao dia na ingestão de cálcio em geral é suficiente para controle.[7-10]

Hipercalcemia

Até que a causa primária seja identificada, o objetivo do tratamento é acelerar a excreção urinária do cálcio. Pacientes oligossintomáticos e com níveis cálcicos menores do que 12 mg/dL não necessitam de tratamento imediato, mas devem-se evitar fatores que agravem a hipercalcemia, especialmente desidratação e inatividade. No geral, tratam-se as elevações moderadas súbitas e a hipercalcemia grave (>14 mg/dL), independente do aparecimento de sintomas. O manejo desses pacientes visa aumentar a reidratação; promover a inibição da reabsorção óssea utilizando bifosfonatos e calcitonina; avaliar a necessidade de diuréticos de alça após a hidratação e diálise.[7-10]

■ DISTÚRBIOS DO MAGNÉSIO

Histórico e epidemiologia

O magnésio é o quarto cátion mais disponível no organismo e o segundo cátion intracelular mais importante, estando intimamente ligado ao equilíbrio de potássio.[2]

Hipomagnesemia

A hipomagnesemia no ambiente de terapia intensiva atinge prevalência de 65%, endossando a alta prevalência de hipocalcemia também nesse grupo de pacientes. Desequilíbrios gastrintestinais, tanto na UTI, quanto no pronto atendimento, 38,5% gestantes e alcoolistas crônicos podem apresentar depleção de magnésio.[8-2,12]

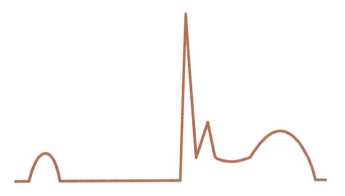

Figura 17.3. Representação esquemática da onda J de Osborn. Fonte: Produzida pelas autoras.

Hipermagnesemia

A hipermagnesemia quase sempre é resultado da doença renal crônica (DRC) em grau avançado, mas pode resultar do uso exacerbado de laxantes e antiácidos. Ademais, gestantes em reposição de magnésio intravenoso decorrente de pré-eclâmpsia podem evoluir para esse distúrbio hidreletrolítico.[10-12]

Conceito, etiologia e fatores de risco

Para homeostase hidreletrolítica os seus níveis séricos, encontram-se entre 1,8 e 3,0 mg/dL.[2]

Hipomagnesemia

Hipomagnesemia é quando os íons de magnésio presentes no plasma sanguíneo atingem valores menores que 1,8 mg/dL (0,75 mmol/L)[2]. As principais causas são: desnutrição ou inanição, má absorção, cirurgia de *bypass*, alimentação parenteral prolongada sem Mg^{2+}, dieta rica em cálcio em quantidade desproporcional ao de magnésio. Associados às causas, há fatores potencializadores da depleção iônica: uso de fármacos (p. ex., diuréticos), hiperparatireoidismo, hiperaldosteronismo, cetoacidose diabética, doença renal com perda de magnésio^{2+} [2].

Hipermagnesemia

A hipermagnesemia é a elevação de magnésio no organismo e no plasma sanguíneo em valores acima de 3,0 mg/dL (1,25 mmol/L). Esse é um distúrbio raro, já que os rins saudáveis excretam magnésio de forma eficiente.[2] As causas desse distúrbio estão associadas a problemas na excreção reduzida de magnésio ou a ingesta ou infusão em demasia. Assim, são exemplos: doenças renais como glomerulonefrite, doença renal tubulointersticial e insuficiência renal aguda. Além disso, no abuso de medicações que contém magnésio, como antiácidos, suplementos minerais e laxantes e na administração intravenosa de magnésio pode ocorrer esse distúrbio.[2]

Fisiopatologia e quadro clínico

O magnésio é obtido por meio da ingesta alimentar de vegetais verdes, grãos, nozes, carnes e frutos do mar, tendo sua absorção intestinal e excreção renal.[2] Os rins excretam magnésio presente no plasma sanguíneo em um taxa estimada em 6%, mas pouco se compreende ainda sobre os mecanismos envolvidos na regulação da excreção do magnésio plasmático.[2]

Hipermagnesemia

Os achados clínicos, normalmente aparecem quando os níveis séricos do íon estiverem maiores que 4,8 mg/dL (2 mmol/L). Verificam-se manifestações clínicas neuromusculares e cardiovasculares como: letargia, hiporreflexia, confusão mental, coma, hipotensão, arritmias e parada cardíaca.[2] Somado a isso, outros sintomas podem acometer esses pacientes: náuseas, hipoventilação associada à acidose respiratória, paralisia respiratória, hipotensão, bradicardia, redução dos reflexos tendinosos profundos e astenia.[2-10]

Hipomagnesemia

A deficiência de magnésio está comumente associada à coexistência de hipocalcemia e hipocalemia descritos anteriormente. Acerca da hipomagnesemia, pode ocorrer arritmias graves, como a taquicardia ventricular polimórfica do tipo *Torsades de Pointes*, sobretudo, em associação ao uso de digitálicos.[1]

Achados eletrocardiográficos
Hipomagnesemia

A hipomagnesemia resulta em alterações eletrocardiográficas semelhantes àquelas documentadas nos casos de hipopotassemia e hipocalcemia. Verifica-se complexo QRS alargado, intervalo PR prolongado, ondas T apiculadas e invertidas, e também, formação de ondas U.[3]

Esse distúrbio tem potencial para gerar arritmias graves, por alargamento do intervalo QT. Isso significa que a repolarização da musculatura ventricular está retardada, logo há aumento da suscetibilidade às arritmias ventriculares, como a *Torsades de Pointes*.

Hipermagnesemia

Devido à ação do magnésio enquanto bloqueador dos canais de cálcio, acontecem as repercussões cardiovasculares que são refletidas no eletrocardiograma. Logo, esse exame relata as seguintes alterações: prolongamento do intervalo PR e do complexo QRS, aumento da amplitude da onda T e encurtamento do intervalo QT.[2-3]

Tratamento
Hipermagnesemia

Interromper, imediatamente, fármacos que contém magnésio, além de realizar infusão endovenosa de cálcio nos pacientes sintomáticos, visto que este é um antagonista direto do Mg^{2+}. É possível, também, indicar diálise peritoneal ou hemodiálise.[14]

Hipomagnesemia

Manejar reposição de magnésio por via parenteral em casos sintomáticos de moderados a graves com manutenção até que a concentração plasmática seja reestabelecida aos níveis basais. Quando comprovada perda renal ou intestinal crônica, é importante avaliar a necessidade de reposição de Mg^{2+} por via oral.[10]

■ CONCLUSÃO

Potássio, cálcio e magnésio são íons fundamentais para a homeostase hidreletrolítica e se relacionam de forma direta com a execução e a inibição de funções orgânicas. Como exposto, as alterações das suas concentrações séricas podem acontecer de forma simultânea ou em sobreposição, culminando em repercussões graves para os pacientes e exigindo uma abordagem cuidadosa e interpretação precisa dos achados eletrocardiográficos.[2]

Referências bibliográficas

1. Guyton AC, Hall JE. Regulação Renal de Potássio, Cálcio, Fosfato e Magnésio; Integração dos Mecanismos Renais para o Controle dos Volumes do Sangue e do Líquido Extracelular. In: Guyton AC, Hall JE. Tratado de Fisiologia Médica. 13 ed. Rio de Janeiro: Elsevier; 2017.
2. Grossman S. Distúrbios do equilíbrio hidroeletrolítico. In: Grossman SC, Porth CM. Porth Fisiopatologia. 9 ed. Rio de Janeiro: Guanabara Koogan; 2016.
3. Ferreira T. Distúrbios Eletrolíticos. In: Reis HJL, Guimarães HP, Zazula AD, Vasque RD, Lopes RD (orgs). ECG Manual Prático de Eletrocardiograma. São Paulo: Atheneu; 2013.
4. Mattos FR, Santos ECL, Mastrocola F. Eletrocardiografia no Hospital Geral. In: Santos ECL, Figuinha FCR, Mastrocola F (orgs). Manual de Eletrocardiografia Cardiopapers. 1 ed. Rio de Janeiro: Atheneu; 2017. p. 353-362.
5. Helou CMB, Seguro AC. Distúrbios do Potássio. In: Martins MA, Carrilho FJ, Alves VAF, Castilho EA, Cerri GG, Wen CL (orgs). Clínica Médica. V. 3: Doenças Hematológicas, Oncologia, Doenças Renais e Geniturinárias. São Paulo: Manole; 2009. p 606-613.
6. Marino LO, Pinto PAL, Bonardi RC. Hipocalemia; Hipercalemia. In: Neto RAB, Souza HP, Marino LO, Marchini JFM, Alencar JCG (orgs). Medicina de Emergência: Abordagem Prática. 15 ed. São Paulo: Manole; 2019. p. 1199-1219.
7. Neto RAB, Marino LO. Hipocalcemia; Hipercalcemia. In: Neto RAB, Souza HP, Marino LO, Marchini JFM, Alencar JCG (orgs). Medicina de Emergência: Abordagem Prática. 13 ed. São Paulo: Manole; 2019. p. 925-943.
8. Tinawi M. Disorders of Calcium Metabolism: Hypocalcemia and Hypercalcemia. Cureus. 2021;13(1):e12420. Publicadas 2021 jan 1. doi:10.7759/cureus.12420.
9. Goyal A, Anastasopoulou C, Ngu M, Singh S. Hypocalcemia. [Atualizado 2021 aug 8]. In: StatPearls [Internet]. Treasure Island (FL): StatPearls Publishing. 2021 jan; Disponível em: https://www.ncbi.nlm.nih.gov/books/NBK430912/.
10. Kerry CC. Distúrbios eletrolíticos e acidobásicos. In: McPhee SJ, Papadakis MA, Rabow MW. Current Medicina: diagnóstico e tratamento. 51 ed. Porto Alegre: AMGH; 2013.
11. Nathanson LA, McClennen S, Safran C, Goldberger AL. ECG Wave-Maven: Self-Assessment Program for Students and Clinicians. Dsiponível em: http://ecg.bidmc.harvard.edu.
12. Pereira MAC, Parahyba NMX, Resende RS. Níveis séricos de magnésio na gestação e presença de câimbras. In: Repositório Institucional-FPS [Internet]. 2016. Disponível em: http://tcc.fps.edu.br:80/jspui/handle/fpsrepo/515.
13. Thaler MS. Arritmias. In: Thaler MS (org). ECG Essencial: Eletrocardiograma na prática diária. Porto Alegre: Artmed; 2013. p. 95-160.
14. Dutra VF, Tallo FS, Rodrigues FT, Vendrame LS, Lopes RD, Lopes AC. Desequilíbrios hidreletrolíticos na sala de emergência. In: Rev. Soc. Bras. Clín. Méd. [Internet]. 10(5)set-out 2012; Disponível em: https://pesquisa.bvsalud.org/portal/resource/pt/lil-652314.

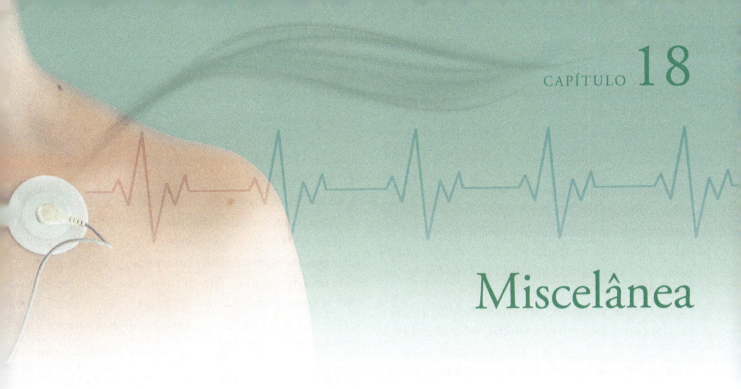

CAPÍTULO 18

Miscelânea

José Héracles Rodrigues Ribeiro de Almeida
Lígia Diniz Pereira Andriolo
Decarthon Vitor Dantas Targino

■ TROMBOEMBOLISMO PULMONAR

Introdução

O tromboembolismo pulmonar (TEP) é causado por uma obstrução decorrente de um êmbolo no tronco pulmonar, artéria pulmonar e seus ramos. Cerca de 30% dos casos de TEP apresentam simultaneamente tromboembolismo venoso (TVP), sendo 90% dos trombos oriundos dos membros inferiores (poplíteas e femorais), sistema venoso pélvico e da embolização de trombos cardíacos em pacientes com fibrilação atrial.

Como fatores de risco, temos episódios prévios de tromboembolismo, fibrilação atrial, infarto agudo do miocárdio, cirurgia recente de quadril ou joelho, fratura de membros inferiores, lesão medular, politrauma, internação recente, necessidade de imobilização, estados de hipercoagulabilidade (deficiência do fator V de Leiden, mutação do gene da protrombina, deficiência das proteínas S e C, da antitrombina, alteração da função plaquetária, trombocitopenia induzida por heparina não fracionada, síndrome do anticorpo antifosfolípide) e neoplasias.[1,2]

Fisiopatologia e achados eletrocardiográficos

A obstrução aguda de uma das artérias pulmonares ou do tronco da artéria pulmonar é capaz de gerar alterações hemodinâmicas significativas, além claro, das variações relacionadas com a ventilação pulmonar. Uma das principais mudanças hemodinâmicas é a sobrecarga de câmaras cardíacas direitas, sobretudo o ventrículo direito, cujas características anatômicas e funcionais a tornam pouco adaptável a mudanças pressóricas súbitas. Uma vez que a pressão nesta câmara aumenta subitamente, o septo interventricular de forma reacional, é empurrado em direção ao ventrículo esquerdo (VE), reduzindo a complacência deste, a um ponto em que o volume sistólico ejetado pelo VE, torna-se insuficiente para manter a perfusão tissular, uma vez que há o enchimento (diástole) ventricular esquerdo estará prejudicado. Sendo este cenário, um dos responsáveis pelo choque hemodinâmico observado no TEP maciço.[3]

Como em todo cenário de déficit de perfusão tissular, a principal alteração que observamos no eletrocardiograma, é a presença de taquicardia sinusal, de forma reacional ao quadro de algia torácica e dispneia, e compensatória em casos de abaulamento do ventrículo esquerdo, com redução da perfusão tissular. Outras variações, consequentes à sobrecarga pressórica e à isquemia transitória, podem incluir o acometimento da repolarização ventricular, gerando padrões de inversão de ondas T, e até infradesnível de segmento ST.[3]

A sobrecarga da câmara ventricular direita, pode também levar a um desvio do eixo SÂQRS para a direita, o qual num indivíduo normal corresponde a − 30° a + 90°. O eixo SÂQRS desviado para a direita pode ser verificado no eletrocardiograma como a presença de uma onda R positiva em aVF, e uma onda S profunda em DI (Figura 18.1). Assim como presença de onda Q patológica em DIII, associada à inversão de onda T nesta mesma derivação, gerando o padrão S1Q3T3 que, embora contextualizado frequentemente na literatura em cenários de TEP, não é uma alteração exclusiva desta, sendo observado em outras situações relacionadas com a sobrecarga ventricular direita, como valvopatias e cardiopatias congênitas. De forma que encontrar o padrão S1Q3T3 num ECG não é diagnóstico de TEP, assim como sua ausência de forma alguma exclui a doença.

Quadro clínico

O quadro clínico dependerá da extensão do tromboembolismo e do grau de comprometimento hemodinâmico, podendo variar de cenários assintomáticos a quadros dramáticos, como parada cardiorrespiratória. A tríade clássica: dispneia, dor pleurítica e hemoptise é rara, mas, quando presente, sugere fortemente o diagnóstico. Outros sinais e sintomas que podem estar presentes são dispneia súbita em repouso, dor torácica, tosse seca, tontura, síncope, sudorese, taquicardia, turgência jugular, edema com empastamento e dor unilateral de membro inferior, hipotensão arterial, estertores à ausculta pulmonar.

Diagnóstico e diagnóstico diferencial

A solicitação de exames diagnósticos depende da avaliação clínica quanto ao risco de TEP, a partir da análise de escores, como o de Genebra, que leva em consideração variáveis que indicam a probabilidade do quadro. Se a pontuação for menor que 3, há um risco menor do diagnóstico ser TEP.

O escore de Wells tem o mesmo intuito do escore de Genebra, mas é pouco sensível para pacientes classificados como baixo risco. Portanto, se o paciente for classificado como baixo risco por Wells, deve-se aplicar o escore PERC: se pontuar ao menos 1, a coleta de D-dímero será necessária (assim como no risco intermediário). Se o risco for alto ou D-dímero for elevado, indica-se realizar uma angiotomografia para avaliação do enchimento arterial. Além disso, a dor torácica indica a necessidade da realização de um ECG cujos achados já foram explicitados anteriormente, de uma

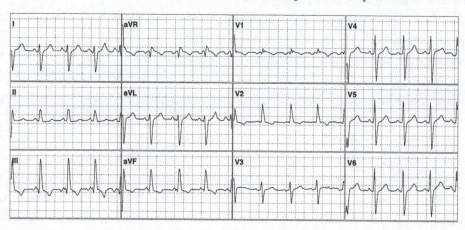

Figura 18.1. Achados eletrocardiográficos de desvio do eixo SÂQRS para a direita no TEP. Observado também bloqueio de ramo direito. Fonte: Acervo Pessoal do Dr Decarthon Vitor Dantas Targino.

radiografia de tórax para excluir demais diagnósticos diferenciais, e avaliação de achados inespecíficos presentes no TEP, como atelectasia, infiltrado pulmonar, derrame pleural, área de hipertransparência pulmonar, oligoemia pulmonar, sinal de Westermark, opacificação periférica em formato de cunha e sinal da corcova de Hampton. A angiotomografia de tórax é um dos exames mais acurados para o diagnóstico, porém só pode ser feita nos casos nos quais o paciente se encontra hemodinamicamente estável.

Outro exame que pode ser utilizado é o ultrassom (USG) *point-of-care* à beira leito na sala de emergência. Este permite avaliar a presença de hipocinesia de ventrículo direito, hipertensão pulmonar persistente, desvio paradoxal de septo interventricular, trombo livre e flutuante em AD e de dilatação de VD. O USG doppler de membros inferiores auxilia no diagnóstico de TVP concomitante.

Diagnósticos diferenciais que devem ser considerados como possibilidades diante da clínica apresentada são asma cardíaca, COVID-19, pneumonia, insuficiência cardíaca descompensada, doença pulmonar obstrutiva crônica descompensada, crise aguda de ansiedade, síndrome coronariana aguda, pericardite, entre outros.

Noções sobre a conduta adotada

A trombólise é indicada em casos de TEP maciço ou persistente associada ao suporte hemodinâmico com cristaloides, fármacos vasoativos e oxigenoterapia. A heparinização deve ser considerada (heparina de baixo peso molecular ou não fracionada), desde que sejam respeitadase suas respectivas contraindicações. Na alta, a anticoagulação via oral é indicada. O filtro de veia cava pode ser utilizado em cenários de contraindicação à anticoagulação.

■ PERICARDITE
Introdução

O pericárdio é uma membrana fibroelástica composta por dois folhetos: o visceral e o parietal que contêm entre eles cerca de 15 mL a 50 mL de um ultrafiltrado plasmático, o qual permite o deslizamento dele durante o trabalho cardíaco e reduz atritos.

A pericardite é uma inflamação do pericárdio que pode ser decorrente de infecções virais e bacterianas, doenças autoimunes, neoplasias e metástases, uremia, procedimentos (cirurgia cardíaca, ablação de fibrilação atrial, angioplastia), síndrome de Dressler, hipotireoidismo, *lupus* eritematoso sistêmico, entre outros.

Quadro Clínico

O quadro clínico pode ocorrer tipicamente como uma dor torácica pleurítica, retroesternal, que diminui quando o paciente se senta ou se inclina para a frente, associada à síndrome febril, mialgia, prostração, abafamento das bulhas cardíacas e presença de atrito pericárdico à ausculta (mais audível na borda esternal esquerda com o tronco inclinado para frente).[9]

Fisiopatologia

Embora as etiologias sejam variadas, o pericárdio tende a ter uma resposta inespecífica para os diferentes cenários de inflamação de suas camadas, com aumento da produção de fluido pericárdico. Inflamações crônicas podem, inclusive, causar fibrose e calcificação (comprometendo a diástole cardíaca), com possível progressão para pericardite constritiva. O processo inflamatório tende a gerar alterações difusas da repolarização ventricular, embora em inflamações e derrames loculados, os achados eletrocardiográficos possam ocorrer de forma regional.

Diagnóstico

No ECG, observa-se infradesnível do segmento PR, associado a uma elevação difusa do segmento ST com concavidade para cima, exceto em V1 e aVR (onda que observa-se como imagem espelhada, discreto infradesnível de ST), conforme a Figura 18.2.

A radiografia de tórax pode indicar aumento da área cardíaca na presença de derrame pericárdico. Achados laboratoriais, tais como leucocitose, e aumento de PCR, VHS, e troponina também podem ser encontrados. O ecocardiograma transtorácico permite avaliar com mais acurácia o derrame pericárdico.

Noções sobre a conduta adotada

Aproximadamente 80% dos pacientes podem ser tratados ambulatorialmente, com AINEs, como ibuprofeno em altas doses e ácido acetilsalicílico. O uso de colchicina pode reduzir o risco de recorrência.

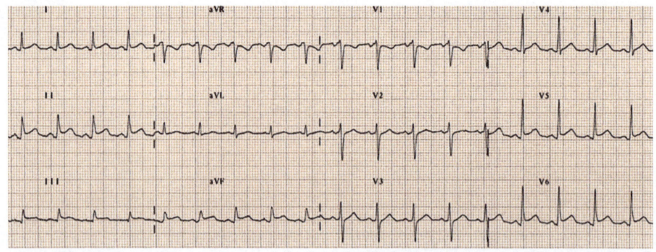

Figura 18.2. Supradesnível difuso de segmento ST e infradesnível de segmento PR, secundários à inflamação pericárdica. Fonte: Acervo Pessoal do Dr Decarthon Vitor Dantas Targino.

■ HIPOTERMIA

Introdução

Hipotermia é o estado em que a temperatura corporal central encontra-se inferior a 35°C.

Os grupos de maior suscetibilidade são os extremos de idade e indivíduos com alterações do nível de consciência (p. ex., abuso de substâncias ilícitas). Com relação a suas etiologias, pode ser acidental – exposição a condições ambientais frias; metabólicas – hipotireoidismo, insuficiência adrenal, hipopituitarismo; por disfunção hipotalâmica – trauma cranioencefálico, acidente vascular encefálico, neoplasia, sepse e iatrogênicas.

A hipotermia pode ser classificada em quatro graus:

1. I ou leve: temperatura entre 32°C e 35°C;
2. II ou moderada: temperatura entre 28°C e 32°C;
3. III ou grave: temperatura inferior a 28°C; e
4. IV: morte aparente, ausência de sinais vitais.[5]

O prognóstico depende das doenças de base e da etiologia da hipotermia. Indivíduos hígidos com hipotermia acidental leve ou moderada têm mortalidade inferior a 5%, já indivíduos com comorbidades e hipotermia grave podem evoluir a óbito em 50% dos casos.

Quadro clínico e fisiopatologia

A temperatura corporal reflete o balanço entre a produção de calor pelo metabolismo e a perda de calor a partir da evaporação, da irradiação, da condução e convecção, que ocorrem via cutânea e por meio dos pulmões. O hipotálamo recebe informações sobre a temperatura pelos receptores térmicos, respondendo a eles. Na presença de temperaturas frias, o hipotálamo promove o estímulo para a produção de calor: estimula a tireoide, libera catecolaminas e a atividade adrenal. A vasoconstrição promovida pelo sistema nervoso periférico autônomo simpático reduz a perda de calor ao diminuir o fluxo sanguíneo periférico.

A hipotermia culmina com alterações nos diversos sistemas por disfunção múltipla sistêmica. Quando ela alcança valores inferiores a 32°C, há redução das funções orgânicas. Os efeitos em cada sistema são:

- Cardiovasculares: efeitos cronotrópicos e inotrópicos negativos. Na hipotermia leve, há aumento da frequência cardíaca, do débito cardíaco e da pressão arterial. Todavia, à medida que a hipotermia progride, há diminuição de todos esses parâmetros. Além disso, podem-se observar arritmias, como bradicardia sinusal que evoluem para uma fibrilação atrial de baixa resposta, fibrilação ventricular e, por fim, assistolia. Geralmente, temperaturas abaixo de 28°C culminam com parada cardiorrespiratória.
- Pulmonares: taquipneia em fases iniciais que pode progredir para bradipneia, com o avanço do quadro. Há aumento da secreção brônquica e diminuição do reflexo de tosse, o que facilita a ocorrência de aspiração. Além disso, há deslocamento da curva de dissociação da oxiemoglobina com menos afinidade do oxigênio pela hemoglobina e edema pulmonar.
- Sistema nervoso central: incoordenação motora discreta que avança para confusão mental, letargia e coma.

- Sistema renal: perda da capacidade de concentrar a urina, com instalação de insuficiência renal aguda e distúrbios hidreletrolíticos e ácido-básicos.
- Hematológicos: ocorre hemoconcentração, hiperviscosidade sanguínea e má perfusão tissular, o que predispõe à ocorrência de tromboses. Há diminuição da função plaquetária e da cascata de coagulação, o que leva à ocorrência de hemorragias.

O paciente pode evoluir com complicações, como acidose láctica, rabdomiólise e discrasias sanguíneas.[6]

Diagnóstico

O diagnóstico depende da medição da temperatura central via esofágica ou via retal.

O ECG pode ser feito para avaliar a presença da onda J de Osborn adjacente ao complexo QRS, representado por uma elevação de segmento ST com empastamento final de complexos QRS e entalhe na porção destes. Pode-se observar ainda o prolongamento dos intervalos RR, PR e QT (Figura 18.3).

Noções sobre a conduta adotada

O manejo do paciente com hipotermia é um desafio, uma vez que ele não deve ser manipulado de forma exacerbada em virtude do risco de evolução para fibrilação ventricular. Inicia-se com cuidados gerais: monitorização e acesso venoso; retirada de roupas molhadas; aquecimento do ambiente e do paciente; oxigenação e administração volêmica com fluídos aquecidos. Em casos de PCR, AESP e assistolia são os ritmos mais observados, sendo crucial a reversão da hipotermia, de forma a aumentar as chances de retorno à circulação espontânea.

O aquecimento é passivo e ativo. O primeiro ocorre com o aquecimento do ambiente, retirada das roupas frias, aquecimento com cobertores. Esse aquecimento é lento, porém seguro; o segundo pode ser externo, por meio de calor ionizante ou manta térmica, e interno, com base na administração de fluidos endovenosos e de oxigênio aquecidos.

O aquecimento passivo é a primeira escolha para a hipotermia leve, enquanto o ativo é a primeira escolha nos demais casos de hipotermia.

■ TAMPONAMENTO CARDÍACO

Introdução

O tamponamento cardíaco pode ocorrer de forma secundária a diversas patologias, tanto cenários de trauma (p. ex., trauma torácico e procedimentos médicos, como ablação cardíaca e implante de marca-passo transvenoso), quanto quadros inflamatórios, como neoplasias e tuberculose.

O preenchimento do espaço pericárdico por líquido tende a ser bem comportado, conforme a velocidade de evolução do derrame pericárdico, em decorrência de características elásticas intrínsecas do próprio pericárdio.

Quadro clínico e fisiopatologia

A apresentação clínica pode variar conforme a velocidade de evolução da doença e encontra em cenários agudos, como dissecção de aorta,[7] seu espectro mais grave, no qual o paciente pode evoluir para choque cardiogênico em poucos minutos. Já num contexto subagudo que evolui ao longo de dias e semanas, conforme observado na pericardite idiopática (ou infecciosa, p. ex. COVID-19),[8] urêmica, e na infiltração neoplásica, o indivíduo pode cursar com dispneia ao esforço, fadiga, abafamento de bulhas cardíacas, hipotensão, dor torácica ventilatório-dependente, e em alguns casos, edema periférico. É importante frisar que há descrição na literatura médica de derrames loculados ou regionais que geram tamponamento cardíaco regional, quando apenas algumas câmaras cardíacas são comprimidas.

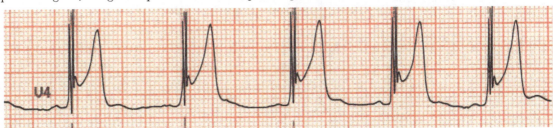

Figura 18.3. Entalhe em porção final de complexos QRS, compatível com onda J de Osborn. Fonte: Acervo Pessoal do Dr Decarthon Vitor Dantas Targino.

Outros achados clínicos podem incluir a presença de elevação da pressão venosa jugular, taquicardia e presença de pulso paradoxal.

O pericárdio normal contém cerca de 15 mL a 50 mL de plasma ultrafiltrado. Quando este limite é ultrapassado, aumenta-se o risco de comprometimento do enchimento cardíaco adequado. Uma vez que a diástole cardíaca fica prejudicada, os efeitos deletérios sobre o *status* hemodinâmico do indivíduo começam a surgir e culminam com hipoperfusão tissular, o que torna crucial a rápida identificação do tamponamento cardíaco.

Diagnóstico

O diagnóstico é realizado pela junção de suspeita clínica com a identificação de sinais referentes ao tamponamento cardíaco por meio de exames de imagem:

- Radiografia de tórax: exame que proporciona achados com reduzida especificidade e sensibilidade, sendo observado em alguns casos aumento inespecífico da silhueta cardíaca. Em cenários de evolução lenta, pode-se observar um derrame pericárdico mais extenso (coração em moringa).
- Ecocardiograma transtorácico: permite avaliação minuciosa das dimensões do derrame pericárdico, no qual se observa a presença de colapso de câmaras cardíacas devido ao comprometimento diastólico.[9]

Entre os achados eletrocardiográficos, observa-se baixa voltagem dos complexos QRS, uma vez que há uma interface líquida que prejudica a captação adequada da atividade elétrica cardíaca. Considera-se baixa voltagem de complexos QRS em plano frontal amplitude inferior a 5 mm e menor que 10 mm em plano horizontal (derivações precordiais). Outro achado clássico decorre do fato de o excesso de líquido pericárdico gerar movimentos pendulares do órgão dentro do espaço pericárdico, ora se aproximando da parede torácica anterior e consequentemente dos eletrodos (o que gera complexos QRS com maior amplitude), ora se distanciando destes (o que origina complexos QRS de amplitude menor). Essa alternância elétrica é denominada *swinging heart* (Figura 18.4). É importante ressaltar que, embora esses achados denotem derrame pericárdico volumoso, o contexto clínico direciona e corrobora o diagnóstico de tamponamento cardíaco.

Noções sobre a conduta tomada

A abordagem do derrame pericárdico deve ser feita rapidamente, uma vez que pode levar a colapso circulatório e PCR, mediante a remoção do excesso de líquido. O tratamento invasivo pode ocorrer de forma percutânea pela pericardiocentese ou de cirurgia aberta, pela drenagem pericárdica.[10]

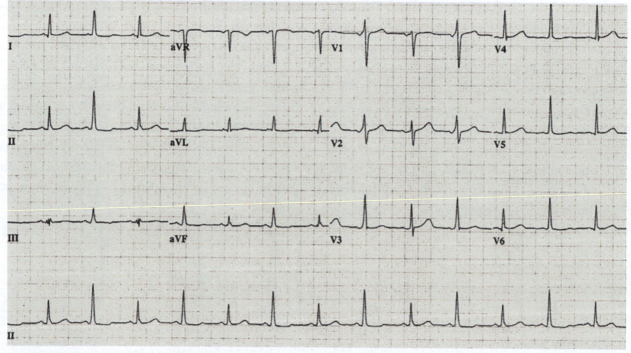

Figura 18.4. Variação de amplitude de complexos QRS em cenário de tamponamento cardíaco. Fonte: Acervo Pessoal do Dr Decarthon Vitor Dantas Targino.

CAPÍTULO 18 ■ Miscelânea

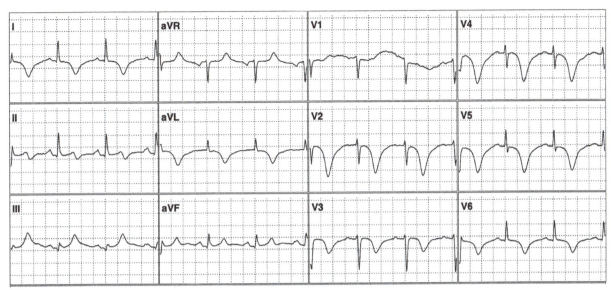

Figura 18.5. Onda T cerebral (ondas T invertidas, profundas e com base alargada). Fonte: Acervo Pessoal do Dr Decarthon Vitor Dantas Targino.

■ ONDA T CEREBRAL

Introdução

As alterações eletrocardiográficas na vigência de um insulto neurológico agudo são frequentes e extremamente interessantes do ponto de vista acadêmico. Múltiplas alterações são conhecidas desde o início do século XX sem muita elucidação sobre o processo fisiopatológico envolvido até o momento.

Fisiopatologia

A fisiopatologia que envolve a relação entre aumento de pressão encefálica e alterações eletrocardiográficas ainda é pouco conhecida. Algumas teorias indicam que contextos patológicos, como hemorragia subaracnóidea, metástases cerebrais, acidente vascular encefálico associado a edema cerebral, possam acionar estímulos parassimpáticos e simpáticos que culminariam com alterações na repolarização ventricular.

Diagnóstico

Observa-se no ECG a presença de ondas T difusamente invertidas/negativas, simétricas e com base alargada (Figura 18.5). O achado dessas alterações é mais comum em casos de hemorragia subaracnóidea.

Em alguns casos, as alterações eletrocardiográficas podem manifestar-se também, como infradesnível de segmento ST, identificação de ondas U, assim como elevação de segmento ST (com morfologia semelhante às encontradas nos casos de coronariopatia ou pericardite).[11]

Noções sobre a conduta tomada

A conduta a ser tomada depende do quadro neurológico instaurado, sendo necessário o esclarecimento entre etiologia isquêmica ou hemorrágica, muitas vezes diferenciada na tomografia computadorizada de crânio.

Além do tratamento de suporte inicial nesses pacientes, algumas condutas específicas devem ser instauradas. O uso de trombolíticos assim como a trombectomia podem ser indicados nos processos isquêmicos, enquanto em casos hemorrágicos a clipagem cirúrgica ou endoscópica passa a ser outro método para o tratamento, principalmente em casos aneurismáticos.[12] A reversão do quadro agudo está relacionada com a melhora do padrão eletrocardiográfico.

Referências bibliográficas

1. Mann DL, Zipes DP, Libby P, Bonow RO. Braunwald Tratado de doenças cardiovasculares. 10 ed. Rio de Janeiro: Elsevier; 2018.
2. Junior CVS, Timerman A, Stefanini E. Tratado de Cardiologia SOCESP. 2 ed. São Paulo: Manole; 2009.
3. Kumar V, Abbas AK, Aster JC. Robbins Patologia Básica. Trad. da 9 ed. Rio de Janeiro: Elsevier; 2013.
4. Giesbrecht GG. Cold stress, near drowning and accidental hypothermia: a review. aviat. Space Environ Med. 2000; 71 (7): 733.
5. Durrer B, Brugger H, Syme D. The medical on-site treatment of hypothermia: ICAR-MEDCOM recommendation. High Alt Med Biol. 2003.

6. Brown DJ, Brugger H, Boyd J, Paal P. Accidental hypothemia. N England J Med. 2012.

7. Gilon D, Mehta RH, Oh JK et al. Characteristics and in-hospital outcomes of patients with cardiac tamponade complicating type A acute aortic dissection. Am J Cardiol. 2009; 103:1029.

8. Diaz-Arocutipa C, Saucedo-Chinchay J, Imazio M. Pericarditis in patients with COVID-19: a systematic review. J Cardiovasc Med. (Hagerstown) 2021; 22:693.

9. Sagristà-Sauleda J, Permanyer-Miralda G, Evangelista A et al. Correlation between clinical and Doppler echocardiographic findings in patients with moderate and large pericardial effusion: implications for the diagnosis of cardiac tamponade. Am Heart J. 1999; 138:759.

10. Uramoto H, Hanagiri T SO. Video-assisted thoracoscopic pericardiectomy for malignant pericardial effusion. Anticancer Res. 2010; 30(11):4691.

11. Cereda C, Ghika J, Maeder P et al. Strokes restricted to the insular cortex. Neurology. 2002; 59:1950-5.

12. Powers WJ et al. Guidelines for the early management of patients with acute ischemic stroke. 2019 update to the 2018 guidelines for the early management of acute ischemic stroke: a guideline for healthcare professionals from the American Heart Association/American Stroke Association. Stroke. 2019; 50(12): e344-e418.

CAPÍTULO 19

Casos Clínicos e Resolução Comentada

Carlos Gun
Cauê Augusto Sauer
Matheus Toscano Paffer
Monizze Victória Rocha Sentalin

Neste capítulo serão apresentados casos clínicos de extrema importância para seguimento. Considere as perguntas listadas adiante para treinamento.

■ QUESTIONÁRIO

1. Quais os fatores de risco para o(a) paciente?

2. Análise do ECG.

3. Hipótese diagnóstica.

4. Quais exames complementares solicitar?

5. Quais devem ser a conduta e o tratamento?

CASOS CLÍNICOS E RESOLUÇÃO COMENTADA

Caso clínico 1

Paciente JML do sexo feminino, 20 anos, estudante de medicina, foi a uma consulta de rotina no cardiologista após ser acometida pela COVID-19. A paciente nega queixas no aparelho cardiovascular e teve exame físico sem alterações, com FC 60 bpm e PA 110 × 80 mmHg. Durante a consulta foi realizado o ECG, conforme a Figura 19.1.

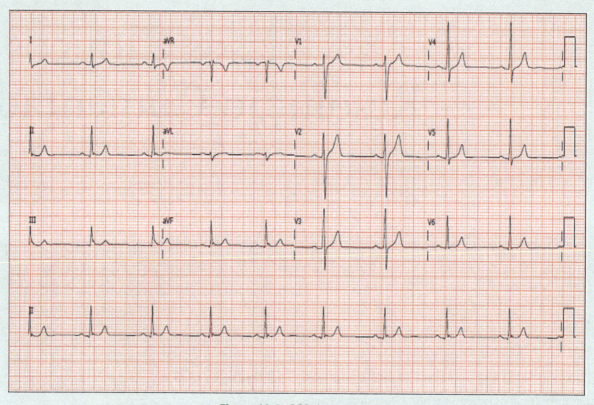

Figura 19.1. ECG da paciente.

Comentário: Ao atender a um paciente no ambulatório de Cardiologia, mesmo que ele tenha afecções cardíacas (embora este não seja o caso da paciente em questão), é possível que o ECG não apresente nenhuma alteração. No caso abordado, a paciente, jovem, está com frequência cardíaca dentro da normalidade e não possui história de qualquer doença que possa alterar o seu ECG.

Durante a análise de um ECG, observe os seguintes passos:

1. Identificação e padronização.
2. Eixo do coração.
3. Frequência cardíaca.
4. Ritmo sinusal ou irregular.
5. Onda P.
6. Intervalo PR.
7. Complexo QRS.
8. Segmento ST.
9. Onda T.
10. Intervalo QT.

CAPÍTULO 19 ■ Casos Clínicos e Resolução Comentada

Caso haja alguma dúvida com relação a algum desses passos, consulte o capítulo correspondente neste livro.

Identificação e Padronização ⇒ O seguinte ECG de fato pertence à paciente JML, com nenhuma alteração, compatível com o quadro clínico da paciente.

Eixo do Coração ⇒ QRS positivo em DI, DII, DIII e AVF, negativo em AVR e isoelétrico em AVL, correspondendo a um eixo cardíaco de 60°, estando dentro da normalidade (−30° a 90°).

Frequência Cardíaca ⇒ Divisão de 300 pelo número de quadrados grandes no intervalo R-R ou divisão de 1500 pelo número de quadradinhos pequenos no intervalo R-R. 1500:26 = 58 bpm. Logo, frequência cardíaca normal.

Ritmo Sinusal ou Irregular ⇒ Onda P positiva em DI e avF, de mesma morfologia e sempre seguidas do complexo QRS, estando, portanto, em ritmo sinusal.

Onda P ⇒ Analisando DII e aVF, tem-se que tamanho de 2,0 mV e duração < 110 ms, normal.

Intervalo PR ⇒ Normal, entre três e cinco quadradinhos (120 a 200 ms).

Complexo QRS ⇒ Normal, entre dois e três quadradinhos (80 a 120 ms).

Segmento ST ⇒ Sem alteração da linha de base.

Onda T ⇒ Positiva e simétrica, normal.

Intervalo QT ⇒ Normal, entre 340 e 440 ms.

Caso clínico 2

A paciente JML gostou da forma como a consulta foi conduzida pelo cardiologista e decidiu levar sua mãe, MCL, 38 anos, empresária, que também acometida pela COVID-19. Esta paciente não tinha queixas no aparelho cardiovascular, seu exame físico era sem alterações, FC de 74 bpm e PA de 125 × 85 mmHg e o ECG realizado durante a consulta está reproduzido na Figura 19.2.

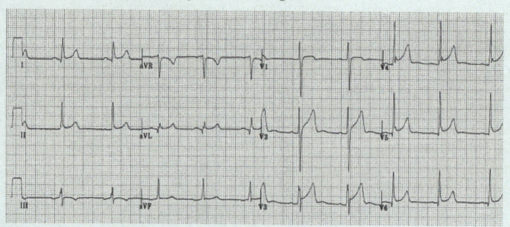

Figura 19.2. ECG da paciente.

Comentário: Existem variações dentro da normalidade dos ECGs que dependem do paciente. Entre elas, temos a repolarização precoce.

Observe os mesmos passos neste ECG:

1. Identificação e Padronização.
2. Eixo do coração.
3. Frequência cardíaca.
4. Ritmo sinusal ou irregular.
5. Onda P.
6. Intervalo PR.
7. Complexo QRS.
8. Segmento ST.
9. Onda T.
10. Intervalo QT.

As dúvidas devem ser esclarecidas mediante a consulta aos demais capítulos.

Identificação e Padronização ⇒ O seguinte ECG de fato pertence à paciente MCL, com uma variação dentro da normalidade do ECG, a repolarização precoce é compatível com o quadro clínico da paciente.

Eixo do coração ⇒ QRS positivo em DI, DII, DIII e AVF, negativo em AVR e isoelétrico em AVL, correspondendo a um eixo cardíaco de 60°, estando dentro da normalidade (−30° a 90°).

Frequência Cardíaca ⇒ Divisão de 300 pelo número de quadrados grandes no intervalo R-R ou Divisão de 1500 pelo número de quadradinhos pequenos no intervalo R-R. 1500:26 = 58 bpm. Logo, frequência cardíaca normal.

Ritmo Sinusal ou Irregular ⇒ Onda P positiva em DI e aVF, de mesma morfologia e sempre seguidas do complexo QRS, estando, portanto, em ritmo sinusal.

Onda P ⇒ Analisando DII e aVF, tem-se tamanho de 2,0 mV e duração < 110 ms, normal.

Intervalo PR ⇒ Normal, entre três e cinco quadradinhos (120 a 200 ms).

Complexo QRS ⇒ Normal, entre dois e três quadradinhos (80 a 120 ms).

Segmento ST ⇒ Elevação côncava, com alteração morfológica no final do complexo QRS.

Onda T ⇒ simétrica e ampla, da mesma polaridade do QRS.

Intervalo QT ⇒ Normal, entre 340 e 440 ms.

Caso clínico 3

Paciente PTP, 65 anos, sexo masculino, advogado, procurou o ambulatório de cardiologia com queixa de palpitações e dispneia que começaram e terminaram espontaneamente há 3 semanas. Paciente nega outras queixas e, ao exame físico, foi encontrado ritmo cardíaco irregular, com FC: 120 bpm e PA: 130 × 80 mmHg. O ECG do senhor FMP está representado na Figura 19.3.

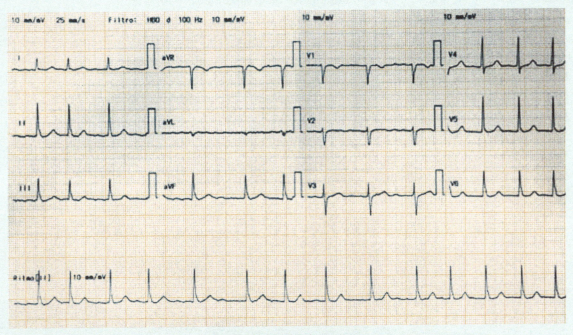

Figura 19.3. ECG do paciente.

Comentário: Fatores de risco para FA: idade avançada, doença arterial coronariana, hipertensão, doença da valva mitral, entre outras. O sintoma principal é a palpitação, todavia este é um sintoma inespecífico e muitos pacientes se apresentam assintomáticos. No diagnóstico, o ECG torna-se imprescindível, seja este um ECG simples, seja um Holter de 24 horas. Os principais objetivos do tratamento são aliviar os sintomas e diminuir o risco de AVC.

O primeiro passo do tratamento é estratificar a necessidade de uso de anticoagulantes por meio de scores, como o CHA2DS2-VASc. Deve-se prescrevê-los com parcimônia. Além destes, pode ser usado betabloqueador, bloqueador de canal de cálcio não di-hidropiridínico e/ou antiarrítmico, como a amiodarona. Em casos de instabilidade hemodinâmica, a cardioversão pode ser necessária.

Durante a análise de um ECG, observe os seguintes passos:

1. Identificação e padronização.
2. Eixo do coração.
3. Frequência cardíaca.
4. Ritmo sinusal ou irregular.
5. Onda P.
6. Intervalo PR.
7. Complexo QRS.
8. Segmento ST.
9. Onda T.
10. Intervalo QT.

As dúvidas devem ser esclarecidas mediante a consulta aos demais capítulos.

Identificação e padronização → O ECG de fato pertence ao paciente PTP, que possui um quadro de palpitações há 3 semanas; apesar de inespecífico, este é o principal sintoma da fibrilação atrial. No canto superior esquerdo, nota-se a padronização do eletro N25 mm/s.

Eixo do coração → QRS positivo em DI, DII, DIII e AVF, negativo em AVR e isoelétrico em AVL, correspondendo a um eixo cardíaco de 60°, estando dentro da normalidade (−30° a 90°).

Frequência cardíaca → No caso de ter um ritmo cardíaco irregular, multiplica-se o número de QRS do DII longo por 6, visto que o DII longo faz uma leitura de 10 segundos. No caso deste paciente, 14 QRS × 6 = 84 bpm.

Ritmo Sinusal ou Irregular → *Pela ausência de onda P, o ritmo é considerado irregular.*

Onda P → *Um dos critérios para diagnóstico da fibrilação atrial é a ausência de onda P, como no ECG em questão.*

Intervalo PR → *Ausência de onda P.*

Complexo QRS → Normal, entre dois e três quadradinhos (80 a 110 ms).

Segmento ST → Sem alteração da linha de base.

Onda T → Sem inversão e simétrica, dentro da normalidade da onda T.

Intervalo QT → Normal, entre 340 e 440 ms.

Caso clínico 4

Paciente SPF, 75 anos, sexo masculino, médico aposentado, procura emergência cardiológica com queixas de palpitações com início e término espontâneos há 2 semanas, todavia os sintomas recomeçaram 2 horas antes da consulta e ainda não haviam melhorado. O paciente relata ser hipertenso, em uso de anlodipino 5 mg 1×/dia e hidroclorotiazida 25 mg 2×/dia. No exame físico: ritmo cardíaco irregular, FC: 130 bpm e PA: 145 × 95 mmHg. Foi realizado o ECG, reproduzido na Figura 19.4.

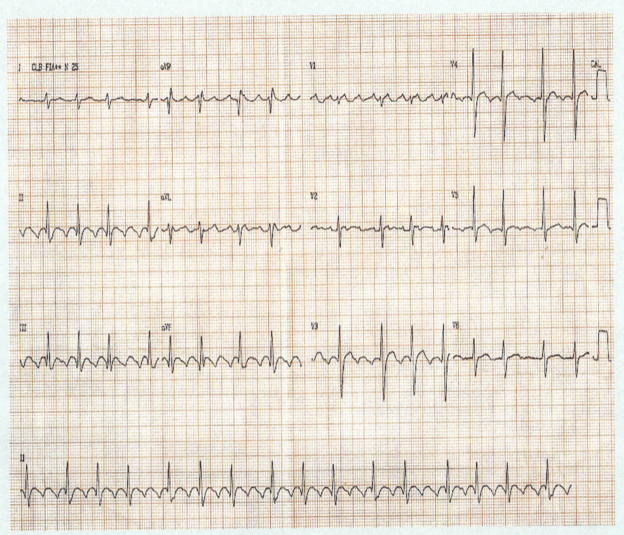

Figura 19.4. EGC do paciente.

Comentário: O *flutter* atrial ocorre em maior frequência em pacientes idosos com doenças associadas, como hipertensão e insuficiência cardíaca, porém pode ocorrer também em pacientes sem história de doenças cardiovasculares. O sintoma principal é a palpitação, podendo apresentar também angina e dispneia, entretanto além de serem sintomas inespecíficos, muitos pacientes se apresentam assintomáticos. No diagnóstico, o ECG se torna imprescindível, seja um ECG simples, seja um Holter de 24 horas. O tratamento mais eficaz é a cardioversão elétrica. O tratamento para controlar o *flutter* atrial pode ser feito com betabloqueadores e bloqueadores de canal de cálcio não di-hidropiridínicos.

Durante a análise de um ECG, observe os seguintes passos:

1. Identificação e padronização.
2. Eixo do coração.
3. Frequência cardíaca.
4. Ritmo sinusal ou irregular.
5. Onda P.
6. Intervalo PR.
7. Complexo QRS.
8. Segmento ST.
9. Onda T.
10. Intervalo QT.

As dúvidas devem ser esclarecidas mediante a consulta aos demais capítulos.

Identificação e padronização → O seguinte ECG de fato pertence ao paciente SPF, que apresenta um quadro de palpitações há 2 semanas; embora inespecífico, é o principal sintoma do *flutter* atrial. Além disso, o paciente é hipertenso e idoso, corroborando com a suspeita de *flutter* atrial. No canto superior esquerdo, nota-se a padronização do eletro N25 mm/s.

Eixo do coração → QRS positivo em DII, DIII e AVF e isoelétrico em DI, AVR e AVL, sendo mais isoelétrico em DI, correspondendo a um eixo cardíaco de 90°, estando dentro da normalidade (−30° a 90°).

Frequência cardíaca → No caso de se apresentar um ritmo cardíaco irregular, multiplica-se o número de QRS do DII longo por 6, visto que o DII longo faz uma leitura de 10 segundos. No caso deste paciente, 16 QRS × 6 = 96 bpm.

Ritmo Sinusal ou Irregular → O achado característico do *flutter* atrial é a presença de onda F, sendo um ritmo irregular.

Onda P → A onda P se encontra com a morfologia e frequência alteradas, sendo chamada de onda F.

Intervalo PR → Presença de onda F.

Complexo QRS → Normal, entre dois e três quadradinhos (80 a 110 ms).

Segmento ST → Sem alteração da linha de base.

Onda T → Sem inversão e simétrica, dentro da normalidade da onda T.

Intervalo QT → Normal, entre 340 e 440 ms.

Caso clínico 5

TTP, 49 anos, sexo feminino, nutricionista, procurou atendimento médico por sentir astenia há 3 semanas. O paciente relatou que vem apresentando um aumento progressivo do sintoma e negou queixas associadas. No exame físico, ausculta CV bradicárdica, FC: 35 bpm e PA: 90 × 60 mmHg. Foi solicitado um ECG para a paciente, conforme Figura 19.5.

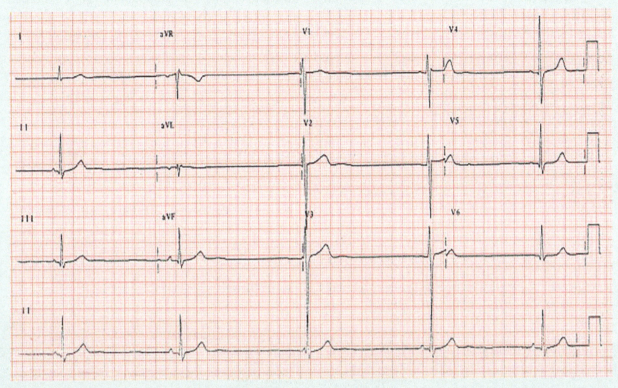

Figura 19.5. ECG do paciente.

Comentário: A bradicardia sinusal pode ocorrer pelo processo de envelhecimento natural e estar acompanhada de hipotensão postural, ou sem nenhuma causa de base. Seus principais sintomas são: tontura, astenia, síncope e dispneia, ou seja, sintomas inespecíficos, assim o ECG é necessário para distinguir se é uma arritmia sinusal ou causada por algum bloqueio atrioventricular, por exemplo. O tratamento no caso de um paciente estável, será buscar e tratar a causa de base, caso seja possível. No caso de instabilidade hemodinâmica, a primeira linha de tratamento é o uso de atropina.

Durante a análise de um ECG, observe os seguintes passos:

1. Identificação e padronização.
2. Eixo do coração.
3. Frequência cardíaca.
4. Ritmo sinusal ou irregular.
5. Onda P.
6. Intervalo PR.
7. Complexo QRS.
8. Segmento ST.
9. Onda T.
10. Intervalo QT.

As dúvidas devem ser esclarecidas mediante a consulta aos demais capítulos.

Identificação e padronização → O seguinte ECG de fato pertence à paciente TTP, cujo quadro de astenia se apresenta há 3 semanas; apesar de inespecífico, este é um dos principais sintomas de bradicardia.

Eixo do coração → QRS positivo em DI, DII, DIII e AVF, negativo em AVR e isoelétrico em AVL, correspondendo a um eixo cardíaco de 60°, estando dentro da normalidade (−30° a 90°).

Frequência cardíaca → No caso de apresentar um ritmo cardíaco irregular, multiplica-se o número de QRS do DII longo por 6, visto que o DII longo faz uma leitura de 10 segundos. No caso deste paciente, 5 QRS × 6 = 30 bpm.

Ritmo Sinusal ou Irregular → Onda P positiva em DI e aVF, de mesma morfologia e sempre seguidas do complexo QRS, estando, portanto, em ritmo sinusal.

Onda P → Analisando DII e aVF, observa-se tamanho de 2,0 mV e duração < 110 ms, normal.

Intervalo PR → Normal, entre três e cinco quadradinhos (120 a 200 ms).

Complexo QRS → Normal, entre dois e três quadradinhos (80 a 110 ms).

Segmento ST → Sem alteração da linha de base.

Onda T → Positiva e simétrica, normal.

Intervalo QT → Normal, entre 340 e 440 ms.

Caso clínico 6

DCO, 82 anos, sexo masculino, engenheiro aposentado, deu entrada em SPA com quadro de síncope enquanto lia seu jornal. Hipertenso, em uso de hidroclorotiazida 25 mg/1×dia. Paciente relatou cansaço há uma semana e negou outras queixas. No exame físico, ausculta cardíaca bradicárdica, FC: 35 bpm e PA: 130 × 80 mmHg. O ECG correspondente encontra-se na Figura 19.6.

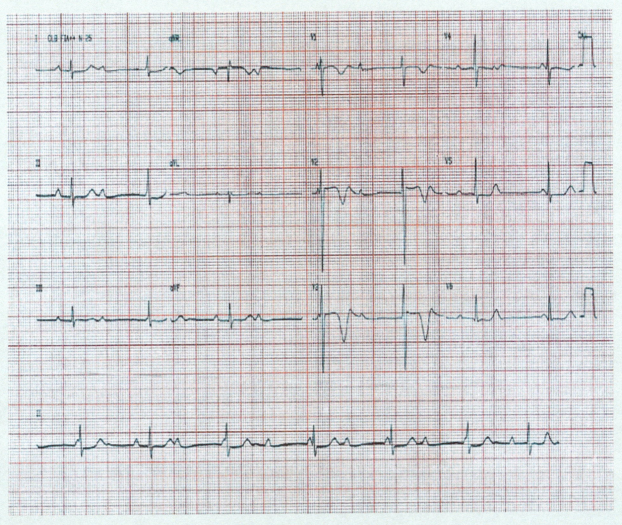

Figura 19.6. ECG do paciente.

Comentário: O bloqueio atrioventricular total tem como causa mais comum o processo de envelhecimento, todavia pode haver outras causas, como doença isquêmica, doença de Lyme. Os principais sintomas são a astenia e tontura, sendo necessário o ECG para poder diferenciar de outras bradiarritmias, inclusive diferenciar o tipo de bloqueio atrioventricular. O primeiro passo do tratamento é afastar causas reversíveis, como a doença de Lyme e pós-SCA em até uma semana. Afastada essas causas, pode-se usada atropina ou recorrer ao implante de marca-passo transcutâneo.

Durante a análise de um ECG, observe os seguintes passos:

1. Identificação e Padronização.
2. Eixo do coração.
3. Frequência cardíaca.

4. Ritmo sinusal ou irregular.
5. Onda P.
6. Intervalo PR.
7. Complexo QRS.
8. Segmento ST.
9. Onda T.
10. Intervalo QT.

As dúvidas devem ser esclarecidas mediante a consulta aos demais capítulos.

Identificação e padronização ⇒ O ECG de fato pertence ao paciente DCO, que apresenta um quadro de síncope em repouso, um dos sintomas do BAVT.

Eixo do coração ⇒ QRS positivo em DI, DII, DIII e AVF, negativo em AVR e isoelétrico em AVL, correspondendo a um eixo cardíaco de 60°, estando dentro da normalidade (−30° a 90°).

Frequência cardíaca ⇒ No caso de apresentar um ritmo cardíaco irregular, multiplica-se o número de QRS do DII longo por 6, visto que o DII longo faz uma leitura de 10 segundos. No caso deste paciente, 7 QRS × 6 = 42 bpm.

Ritmo Sinusal ou Irregular ⇒ Existe uma completa dissociação entre onda P e complexo QRS, achado característico do BAVT, portanto o ritmo é irregular.

Onda P ⇒ Completamente dissociada do complexo QRS.

Intervalo PR ⇒ Completa dissociação da onda P com complexo QRS.

Complexo QRS ⇒ Normal, entre dois e três quadradinhos (80 a 110 ms).

Segmento ST ⇒ Sem alteração da linha de base.

Onda T ⇒ Positiva e sim ética, normal.

Intervalo QT ⇒ Alargado, maior que 440 ms.

CAPÍTULO 19 ■ Casos Clínicos e Resolução Comentada

Caso clínico 7

JGH, mulher, 60 anos, negra, hipertensa controlada com losartana, tabagista. Consulta de rotina. Afirmou que vinha sentindo pontadas no peito na realização de atividade física (caminha 4× semana, 1 hora), e que naquele momento, sentia essas dores também em repouso. Negou irradiação ou outros sintomas associados. Pai falecido de IAM aos 80 anos.

Exame Físico: Bom estado geral, acianótica, afebril, anictérica, hidratada, corada. (IMC 30 kg/m^2). FR de 18 rpm. FC de 83 bpm. PA de 129 × 94 mmHg. SatO$_2$ de 95%. Bulhas cardíacas normofonéticas em dois tempos, sem sopros, ritmo regular. Pulsos palpáveis e simétricos. Perfusão capilar adequada.

Tórax simétrico de expansibilidade adequada, com MV+ bilateralmente sem RA.

Abdome flácido. Timpânico, RHA+, indolor. Fígado não palpável.

Membros inferiores e superiores sem alteração.

Exame laboratorial (Alteração): Troponina elevada 1,0 ng/mL (VR: < 0,004 ng/mL).

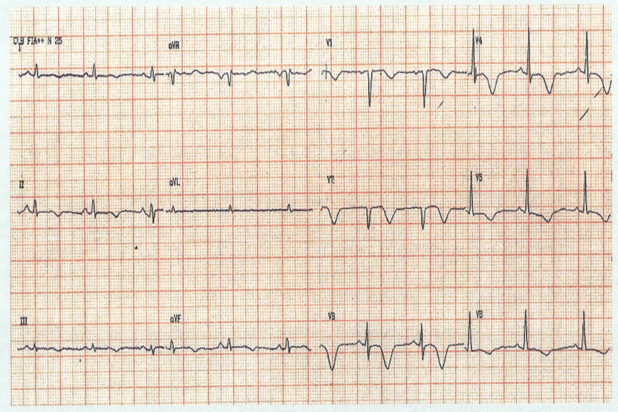

Figura 19.7. ECG da paciente.

Comentário: Fatores de risco da paciente: hipertensão, tabagismo e histórico familiar de infarto. Feitos ECG e marcadores cardíacos laboratoriais, pode ser solicitada uma angiografia coronária tardia (24 a 48 horas), se apresentar instabilidade. A conduta requer uso precoce de AAS (três comprimidos de 100 mg) e antagonista de ADP (bloqueadores de P2Y12, como ticagrelor 180 mg, prasugrel 60 mg ou clopidogrel 300 mg), para dupla antiagregação plaquetária, e anticoagulante, em virtude da caracterização da dor torácica tipicamente anginosa, para profilaxia de novo evento isquêmico. Tratamento conservador, com acompanhamento e realização de teste de esforço.

Conduta e tratamento

Durante a análise de um ECG, observe os seguintes passos:

1. Identificação e padronização.
2. Eixo do coração.
3. Frequência cardíaca.
4. Ritmo sinusal ou irregular.
5. Onda P.
6. Intervalo PR.
7. Complexo QRS.
8. Segmento ST.
9. Onda T.
10. Intervalo QT.

As dúvidas devem ser esclarecidas mediante a consulta aos demais capítulos.

Identificação e padronização ⇒ O seguinte ECG de fato pertence à paciente JGH, cujo quadro clínico caracteriza-se por *angina instável ou infarto agudo do miocárdio sem supra de ST*. Ambos os quadros possuem dor em repouso, de duração maior que 20 minutos, com progressivo aumento de intensidade, frequência e duração, podendo irradiar. O ECG pode apresentar-se normal, com alterações inespecíficas ou com infra de ST. O que de fato difere as duas possibilidades, é a presença de enzimas cardíacas (troponina) aumentada no IAM sem SST.

No canto superior esquerdo, nota-se a padronização do eletro N25 mm/s.

Eixo do coração ⇒ QRS positivo em DI, DII e aVF, porém mais isoelétrico em DIII, estando entre 0° e 30°, normal.

Frequência cardíaca ⇒ Divisão de 300 pelo número de quadrados grandes no intervalo R-R ou Divisão de 1500 pelo número de quadradinhos pequenos no intervalo R-R. 1500:23 = 65 bpm. Logo, frequência cardíaca normal.

Ritmo sinusal ou irregular ⇒ Onda P positiva em DI e aVF, de mesma morfologia e sempre seguidas do complexo QRS, estando, portanto, em ritmo sinusal.

Onda P ⇒ Analisando DII e aVF, observa-se tamanho de 2,0 mV e duração < 110 ms, normal.

Intervalo PR ⇒ Normal, entre três e cinco quadradinhos (120 a 200 ms).

Complexo QRS ⇒ Normal, entre dois e três quadradinhos (80 a 110 ms).

Segmento ST ⇒ Sem alteração da linha de base.

Onda T ⇒ Invertida e simétrica em todas as derivações, indicando coronariopatia.

Intervalo QT ⇒ Normal, entre 340 e 440 ms.

Caso clínico 8

HKS, 63 anos, homem, pardo, hipertenso e diabético. Chegou ao pronto socorro de madrugada com dor precordial há duas horas, irradiada para membro superior esquerdo e região mandibular, com episódios de vômito e sudorese fria desde início da dor. Relatou que há dias vinha sentindo "pontada no peito" a esforços, mas que dessa vez, acordou com essa dor intensa (9/10). Mãe falecida de infarto 15 anos antes. Uso irregular de metformina, anlodipino e losartana.

Exame físico: Regular estado geral, acianótico, afebril, anictérico, hidratado, descorado (++/4). Sobrepeso (IMC 33 kg/m^2). FR de 25 rpm. FC de 107 bpm. PA de 163 × 94 mmHg. SatO$_2$ 95%.

Bulhas cardíacas normofonéticas em dois tempos, sem sopros, ritmo regular. Pulsos palpáveis e simétricos. Perfusão capilar adequada.

Tórax simétrico de expansibilidade adequada, com MV+ bilateralmente sem RA.

Abdome flácido e globoso. Timpânico, RHA+, indolor. Fígado não palpável.

Membros inferiores edemaciados (++/4). Extremidades quentes e sudoreicas.

Exame laboratorial (Alterações): Marcadores de Necrose Miocárdica: CK-MB 7,1 ng/mL (VR: < 5,0 ng/mL). Troponina 2,3 ng/mL (VR: < 0,004 ng/mL).

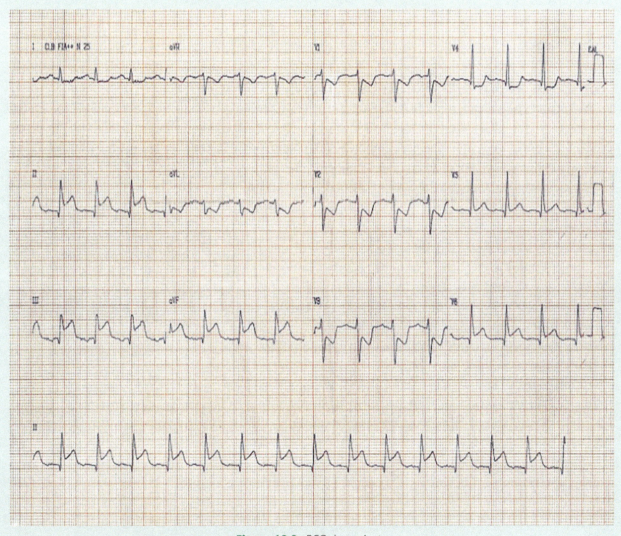

Figura 19.8. ECG do paciente.

Comentário: Fatores de risco: hipertensão, diabetes e histórico familiar de infarto. Feitos ECG e análises laboratoriais, demonstrando as alterações e a urgência da conduta e do tratamento, é necessário intervenção invasiva imediata, coronariografia em até 24 horas e transferência para centro hemodinâmico de referência, para cateterismo imediato (< 2 horaa). Antes disso, a conduta precoce requer uso de AAS (300 mg oral) com antagonista de ADP (bloqueadores de P2Y12, como ticagrelor 180 mg, prasugrel 60 mg ou clopidogrel 300 mg).

Conduta e Tratamento

Durante a análise de um ECG, observe os seguintes passos:

1. Identificação e padronização.
2. Eixo do coração.
3. Frequência cardíaca.
4. Ritmo sinusal ou irregular.
5. Onda P.
6. Intervalo PR.
7. Complexo QRS.
8. Segmento ST.
9. Onda T.
10. Intervalo QT.

As dúvidas devem ser esclarecidas mediante a consulta aos demais capítulos.

Identificação e padronização ⇒ O ECG de fato pertence ao paciente HKS, cujo quadro clínico caracteriza um *infarto agudo do miocárdio*, em virtude de dor irradiada de duração prolongada, sem alívio ou fator desencadeante e com fatores concomitantes, como vômito e sudorese. O ECG apresenta-se alterado, *com supra de ST* nas paredes acometidas, além de marcadores enzimáticos.

No canto superior esquerdo, nota-se a padronização do eletro N25 mm/s.

Eixo do coração ⇒ QRS positivo em DI, DII e aVF, porém mais isoelétrico em aVL, estando entre 30° e 60°, normal.

Frequência cardíaca ⇒ Divisão de 300 pelo número de quadrados grandes no intervalo R-R ou Divisão de 1500 pelo número de quadradinhos pequenos no intervalo R-R. 1500:15 = 100 bpm. Logo, frequência cardíaca normal, embora no limite.

Ritmo sinusal ou irregular ⇒ Onda P positiva em DI e aVF, de mesma morfologia e sempre seguidas do complexo QRS, estando, portanto, em ritmo sinusal.

Onda P ⇒ Analisando DII e aVF, apresenta tamanho de 2,0 mV e duração < 110 ms, normal.

Intervalo PR ⇒ Normal, entre três e cinco quadradinhos (120 a 200 ms).

Complexo QRS ⇒ Normal, entre dois e três quadradinhos (80 a 110 ms).

Segmento ST ⇒ Alteração da linha de base, com supra de ST em DII, DIII e aVF, indicando infarto de parede anterior; e infra de ST em V1, V2 e V3; presença de ponto J (final do segmento RS e início de onda ST).

Onda T ⇒ Sem alterações.

Intervalo QT ⇒ Normal, entre 340 e 440 ms.

Caso clínico 9

Paciente CCI, sexo masculino, 50 anos, hipertenso há 10 anos. Chegou ao ambulatório com queixa de dispneia progressiva a esforços no último ano. Relata que nos últimos 15 dias tem acordado no meio da noite com súbita falta de ar e tosse, aliviadas ao sentar-se na cama e que melhoravam ao dormir com quatro travesseiros.

Apresentava-se moderadamente descorado, taquicárdico, dispneico. PA 165 × 94 mmHg. Ictus palpável no 6º EICS E na linha axilar anterior. Ritmo irregular, presença de B3, sopro sistólico regurgitativo em focos da ponta. Turgência jugular e reflexo hepatojugular presente. MV abolidos em terço inferior direito com crepitantes bilaterais. Edema moderado de membros inferiores.

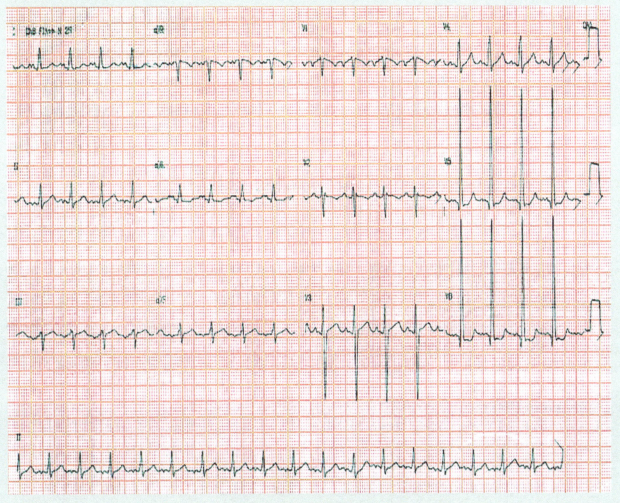

Figura 19.9. ECG do paciente.

Comentário: Fator de risco: hipertensão. Podem ser solicitados outros exames comprobatórios, como radiografia de tórax, ecocardiografia e níveis plasmáticos de peptídeo natriurético. A conduta e o tratamento incluem diuréticos, inibidores de enzima conversora de angiotensina, bloqueadores do receptor da angiotensina II, betabloqueadores, antagonista de aldosterona, inibidores de neprilisina e até, possivelmente, marca-passo ou desfibriladores implantáveis especializados, conforme necessidade e gravidade do quadro, além de mudanças de estilo de vida e dieta.

Conduta e Tratamento

Durante a análise de um ECG, observe os seguintes passos:

1. Identificação e padronização.
2. Eixo do coração.
3. Frequência cardíaca.
4. Ritmo sinusal ou irregular.
5. Onda P.
6. Intervalo PR.
7. Complexo QRS.
8. Segmento ST.
9. Onda T.
10. Intervalo QT.

As dúvidas devem ser esclarecidas mediante a consulta aos demais capítulos.

Identificação e padronização ⇒ O ECG de fato pertence ao paciente CCI, cujo quadro clínico caracteriza uma *insuficiência cardíaca congestiva descompensada*, com acometimentos de câmaras cardíacas esquerda e direita. De sinais e sintomas correspondentes à insuficiência cardíaca esquerda, encontram-se dispneia progressiva, tosse, dispneia paroxística noturna, ortopneia, ictus desviado, presença de B3, cardiomegalia com sopro sistólico, e alterações na ausculta pulmonar. Correspondentes à direita, turgência jugular, edema de membros inferiores. O ECG apresenta-se alterado, *com sobrecarga de ventrículo esquerdo*.

No canto superior esquerdo, nota-se a padronização do eletro N25 mm/s.

Eixo do coração ⇒ QRS positivo em DI, DII e aVF, porém mais isoelétrico em aVL, estando entre 30° e 60°, normal.

Frequência cardíaca ⇒ Divisão de 300 pelo número de quadrados grandes no intervalo R-R ou Divisão de 1500 pelo número de quadradinhos pequenos no intervalo R-R. 1500:13 = 115 bpm. Logo, frequência cardíaca normal, embora no limite.

Ritmo sinusal ou irregular ⇒ Onda P positiva em DI e aVF, de mesma morfologia e sempre seguidas do complexo QRS, estando, portanto, em ritmo sinusal.

Onda P ⇒ Analisando DII e aVF, observa-se tamanho de 2,0 mV e duração < 110 ms, normal.

Intervalo PR ⇒ Normal, entre três e cinco quadradinhos (120 a 200 ms).

Complexo QRS ⇒ Normal, entre dois e três quadradinhos (80 a 110 ms). Critério de Sokolow-Lyon: soma-se onda R em V5 ou V6 com onda S em V1, sendo o resultado maior que 35 mm.

Segmento ST ⇒ Sem alterações.

Onda T ⇒ Sem alterações.

Intervalo QT ⇒ Normal, entre 340 e 440 ms.

Referências bibliográficas

1. ABC Cardiol: Arquivos brasileiros de Cardiologia [Internet]; 2021 [citado em 2021 cct 04]. Disponível em: https://abccardiol.org/.
2. Arq. Bras. Cardiol. Diretrizes. Diretrizes da Sociedade Brasileira de Cardiologia sobre Angina Instável e Infarto Agudo do Miocárdio sem Supradesnível do Segmento ST – 2021; 117(1): 181-264.
3. Pretto et al. Embolia gordurosa no diagnóstico diferencial de "Cor Pulmonale" Agudo: Relato de Caso. Arq Bras Cardiol: Imagem cardiovasc. 2015; 28(3):185-189.
4. Manual MSD [Internet]; 2014. Disponível em: https://www.msdmanuals.com/pt-br/profissional/resourcespages/history
5. M. A. Viana, T. L. Quinteiro. 101 Desafios em Eletrocardiograma. 1 ed. Editora Sanar; 2019.
6. Guyton AC, Hall JE. Tratado de Fisiologia Médica. 11 ed. Rio de Janeiro: Guanabara Koogan; 2002. 11, O Eletrocardiograma Normal; 129-137.
7. Guyton AC, Hall JE. Tratado de Fisiologia Médica. 12 ed. Rio de Janeiro: Guanabara Koogan; 2002. 12, Derivações Eletrocardiográficas; 137-153.
8. Guyton AC, Hall JE. Tratado de Fisiologia Médica. 13 ed. Rio de Janeiro: Guanabara Koogan; 2002. 13, Arritmias Cardíacas e sua Interpretação Eletrocardiográfica; p. 137-153.
9. Tratamento do infarto agudo do miocárdio sem supradesnivelamento do segmento ST e da angina instável [Internet]. CUREM; [citado em 2021 sep]; Disponível em: https://blog.curem.com.br/topicos/cardiologia/tratamento-do-infarto-agudo-do-miocardio-sem-supradesnivelamento-do-segmento-st-e-da-angina-instavel.
10. Nicolau et al. SBC diretrizes. Diretrizes da Sociedade Brasileira de Cardiologia sobre Angina Instável e Infarto Agudo do Miocárdio sem Supradesnível do Segmento ST. 2021.